Les dépenses fiscales dans les pays de l'OCDE

OCDE

ORGANISATION DE COOPÉRATION ET DE DÉVELOPPEMENT ÉCONOMIQUES

L'OCDE est un forum unique en son genre où les gouvernements de 30 démocraties œuvrent ensemble pour relever les défis économiques, sociaux et environnementaux que pose la mondialisation. L'OCDE est aussi à l'avant-garde des efforts entrepris pour comprendre les évolutions du monde actuel et les préoccupations qu'elles font naître. Elle aide les gouvernements à faire face à des situations nouvelles en examinant des thèmes tels que le gouvernement d'entreprise, l'économie de l'information et les défis posés par le vieillissement de la population. L'Organisation offre aux gouvernements un cadre leur permettant de comparer leurs expériences en matière de politiques, de chercher des réponses à des problèmes communs, d'identifier les bonnes pratiques et de travailler à la coordination des politiques nationales et internationales.

Les pays membres de l'OCDE sont : l'Allemagne, l'Australie, l'Autriche, la Belgique, le Canada, la Corée, le Danemark, l'Espagne, les États-Unis, la Finlande, la France, la Grèce, la Hongrie, l'Irlande, l'Islande, l'Italie, le Japon, le Luxembourg, le Mexique, la Norvège, la Nouvelle-Zélande, les Pays-Bas, la Pologne, le Portugal, la République slovaque, la République tchèque, le Royaume-Uni, la Suède, la Suisse et la Turquie. La Commission des Communautés européennes participe aux travaux de l'OCDE.

Les Éditions OCDE assurent une large diffusion aux travaux de l'Organisation. Ces derniers comprennent les résultats de l'activité de collecte de statistiques, les travaux de recherche menés sur des questions économiques, sociales et environnementales, ainsi que les conventions, les principes directeurs et les modèles développés par les pays membres.

Cet ouvrage est publié sous la responsabilité du Secrétaire général de l'OCDE. Les opinions et les interprétations exprimées ne reflètent pas nécessairement les vues de l'OCDE ou des gouvernements de ses pays membres.

ISBN 978-92-64-07691-4 (imprimé)
ISBN 978-92-64-07692-1 (PDF)

DOI 10.1787/9789264076921-fr

Publié en anglais : Tax Expenditures in OECD Countries

Les corrigenda des publications de l'OCDE sont disponibles sur : *www.oecd.org/editions/corrigenda*.

Avant-propos

Dans tous les pays membres de l'OCDE, l'administration collecte ses recettes par le biais de l'impôt et redistribue cet argent public, souvent sous la forme de dépenses obligatoires allouées à des programmes sociaux d'éducation ou de santé. Le système d'imposition inclut généralement des « dépenses fiscales » – c'est-à-dire des dispositions qui permettent à certaines catégories de contribuables, comme les dirigeants de petites entreprises, les retraités, les mères qui ont un emploi ou encore les personnes ayant réalisé certaines actions, telles que des dons à des œuvres caritatives, de payer moins d'impôts.

L'usage des dépenses fiscales par les administrations se répand et croît. Alors que nous traversons une période où les budgets nationaux sont sous la menace du vieillissement des populations et d'évolutions cycliques défavorables, il devient urgent d'éviter les programmes publics inefficaces, dont certains peuvent recourir aux dépenses fiscales.

Cet ouvrage étudie l'emploi des dépenses fiscales dans dix pays membres de l'OCDE : Allemagne, Canada, Corée, Espagne, États-Unis, France, Japon, Pays-Bas, Royaume-Uni et Suède. Il aidera les hauts fonctionnaires et le public à mieux comprendre certaines des questions politiques et techniques qui sous-tendent le recours aux dépenses fiscales. Il met en lumière les tendances clés et les pratiques fructueuses, et traite d'un large éventail de questions budgétaires nationales telles que l'élaboration de la politique fiscale, l'efficacité des impôts et du budget, la responsabilisation budgétaire et l'établissement des règles.

L'ouvrage résulte d'un projet lancé par la Division du budget et des dépenses publiques (BUD) à la Direction de la gouvernance publique et du développement territorial (GOV), sous les auspices du Groupe de travail des Hauts responsables du budget de l'OCDE. La coordination a été assurée par Barry Anderson, chef de division (GOV/BUD). L'auteur du rapport est Joseph J. Minarik, consultant auprès de l'OCDE qui travaille au *Committee for Economic Development*, un organisme non-gouvernemental basé à Washington DC. Stephen Matthews et Jens Lundsgaard du Centre de politique et d'administration fiscales de l'OCDE (CTP) et Chris Heady, ancien administrateur au CTP, ont apporté un précieux concours au rapport.

L'ouvrage a bénéficié des réunions et séminaires organisés en 2008 et 2009 par le Groupe de travail des Hauts responsables du budget ainsi que le Groupe de travail n°2 sur l'analyse des politiques et les statistiques fiscales. On y trouve également les résultats d'un questionnaire adressé à certains pays membres de l'OCDE. L'auteur exprime sa reconnaissance pour la participation et les discussions lors des réunions et pour les réponses au questionnaire. Toute interprétation erronée de ces sources d'information lui serait imputable.

Le Groupe de travail des Hauts responsables du budget de l'OCDE a pour mission de rendre plus efficace la répartition des ressources et la gestion dans le secteur public. Il organise chaque année des sessions portant sur des sujets qui intéressent les autorités budgétaires. Certaines ont un caractère périodique – par exemple, les réunions du réseau sur la gestion budgétaire (comptabilité sur la base des droits constatés) ainsi que de celles qui étudient les performances et les résultats. Hormis ces rencontres, d'autres thèmes sont abordés de façon ponctuelle, à la demande du Groupe de travail. C'est le cas du projet relatif aux dépenses fiscales.

Ce livre contient des...

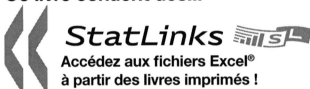

StatLinks

**Accédez aux fichiers Excel®
à partir des livres imprimés !**

En bas à droite des tableaux ou graphiques de cet ouvrage, vous trouverez des *StatLinks*. Pour télécharger le fichier Excel® correspondant, il vous suffit de retranscrire dans votre navigateur Internet le lien commençant par : *http://dx.doi.org*.
Si vous lisez la version PDF de l'ouvrage, et que votre ordinateur est connecté à Internet, il vous suffit de cliquer sur le lien.
Les *StatLinks* sont de plus en plus répandus dans les publications de l'OCDE.

Table des matières

Partie I

Aperçu des dépenses fiscales

Chapitre 1
Introduction

Ce chapitre introduit sommairement le concept et l'historique des dépenses fiscales. Nous essayons d'abord de définir la notion des dépenses fiscales et détaillons ensuite les différents types de dépenses fiscales. Une brève discussion des différentes méthodes utilisées pour les évaluer suit. Nous donnons plusieurs exemples concrets des dépenses fiscales dans différents pays et concluons par une discussion des critiques du concept de dépenses fiscales.

Qu'est-ce qu'une dépense fiscale ?

Les dépenses fiscales sont des « provisions du droit fiscal, des réglementations ou des pratiques réduisant ou reportant l'impôt dû pour une petite partie des contribuables par rapport au système fiscal de référence » (Anderson, 2008). Une dépense fiscale est un manque à gagner pour l'État, tandis que pour le contribuable, il s'agit d'une réduction de l'impôt dû. Dans de nombreux pays membres de l'OCDE, les dépenses fiscales sont communément appelées : « allégements fiscaux », « subventions fiscales » et « aides fiscales » (Schick, 2007).

Dans la pratique, il est difficile de définir les dépenses fiscales car « certaines mesures ne peuvent pas être facilement classifiées comme faisant partie du système fiscal de référence ou d'une exception à celui-ci » (Whitehouse, 1999). Premièrement, il faut définir l'organisation fiscale de base (ou « référence »). La plupart des experts conviendraient que les éléments structuraux d'un système ne doivent pas être considérés comme dépenses fiscales contrairement aux éléments des programmes.

Aux yeux de Kraan (2004), « le système fiscal de référence comprend : la structure des taux, les conventions comptables, la déductibilité des paiements obligatoires, des dispositions visant à faciliter la gestion et des dispositions concernant les obligations fiscales internationales. »

Puisque les dépenses fiscales ne sont pas réellement des dépenses, les montants « dépensés » sont notionnels ; autrement dit, ils sont basés sur des hypothèses et des estimations du comportement des contribuables dans telle ou telle situation.

Quelles sont les différentes formes de dépenses fiscales ?

Les dépenses fiscales peuvent prendre un certain nombre de formes différentes :

- **déductions :** montants déduits du revenu de référence pour obtenir la base d'imposition ;

- **exonérations :** montants exclus de la base d'imposition ;

- **réduction de taux :** taux d'imposition réduit appliqué à une catégorie de contribuables ou de transactions imposables ;

- **report d'impôt :** délai de paiement de l'impôt ;

- **crédits :** montants déduits de l'impôt dû (Anderson, 2008).

Encadré 1.1. Exemples de dépenses fiscales

- Frais quotidiens associés à l'activité professionnelle : repas et frais de représentation, frais de transport, etc.

- Déduction des intérêts (immobilier) : crédit pour le remboursement des prêts immobiliers avec une déduction spécifique pour les intérêts ;

- Intérêts des comptes d'épargne (plafonné) ;

- Investissements des entreprises ;

- Allègement pour frais de garde d'enfants ;

- Taux d'imposition réduit pour les PME (petites et moyennes entreprises) ;

- Crédit d'impôt pour les revenus de pension ;

- Déductions de dons philanthropiques ;

- Déduction pour économies d'énergie (énergies renouvelables, etc.) ;

- Mutuelle de santé subventionnée par l'employeur.

Comment évalue-t-on des dépenses fiscales ?

On évalue les dépenses fiscales en utilisant la méthode du manque à gagner, c'est-à-dire l'impôt qui aurait été dû si l'avantage fiscal était supprimé, et sans modification du comportement économique des contribuables (Whitehouse, 1999). Comme l'explique Anderson (2008), il existe d'autres méthodes pour évaluer les dépenses fiscales :

- **perte (gain) initiale de recettes :** montant de la réduction (de l'augmentation) de la recette fiscale qu'entraîne l'adoption (l'abolition) d'une dépense fiscale, présumant que cette adoption (abolition) n'aura aucun effet sur les comportements des contribuables et les recettes issues des autres taxes ;

- **perte (gain) finale de recettes :** montant de la réduction (de l'augmentation) de la recette fiscale qu'entraîne l'adoption (l'abolition) d'une dépense fiscale, considérant le changement de comportement des contribuables et les conséquences sur les recettes issues des autres taxes que cette adoption (abolition) induira ;

- **équivalent en dépense :** dépense directe qu'il faudrait effectuer avant impôt pour obtenir le même effet après impôt sur le revenu des contribuables que celui de la dépense fiscale, si la dépense directe bénéficie du traitement fiscal applicable à ce type de subvention ou de transfert entre les mains du bénéficiaire.

Tendances en matière de dépenses fiscales

Les dépenses fiscales – définies comme « un transfert de ressources publiques, réalisé en réduisant des obligations par rapport à un système fiscal de référence, plutôt qu'en procédant à des dépenses directes » (Kraan, 2004) – préoccupent sérieusement les experts budgétaires et fiscaux depuis près d'un demi-siècle[1]. La préoccupation est double : d'une part, les dépenses fiscales pourraient avoir des effets préjudiciables sur la politique budgétaire et fiscale ; d'autre part, pour des raisons politiques et techniques, elles pourraient être plus faciles à mettre en œuvre, et donc moins susceptibles d'être réexaminées sérieusement et abrogées que des programmes de dépenses équivalents mais plus directs. Pourtant, cette pratique fait partie du système fiscal de tous les pays développés. Certaines dépenses fiscales sont défendues en tant qu'instruments judicieux de la politique fiscale et on ne propose nulle part de les supprimer complètement. Dans l'intérêt de la politique fiscale et budgétaire, elles semblent constituer aujourd'hui un bon sujet d'enquête.

Bien que le concept de dépenses fiscales ait été d'abord distingué et analysé aux États-Unis, l'ensemble des pays se préoccupe aujourd'hui du problème. On a constaté en effet que l'usage des dépenses fiscales était étendu et croissant (Polockova Brixi, Valenduc et Swift, 2004). En toutes circonstances, la possibilité qu'une voie détournée de répartition des ressources suscite des « dépenses » publiques inefficaces serait inquiétante. À un moment où les budgets sont souvent menacés par le vieillissement de la population et une évolution conjoncturelle défavorable, l'inquiétude est encore plus grande.

C'est pourquoi l'OCDE a décidé de s'intéresser à ce problème, en même temps qu'à d'autres questions budgétaires liées et similaires. Le Groupe de travail des hauts responsables du budget a inscrit au programme de sa réunion de 2004 à Madrid l'examen d'un document intitulé « Dépenses hors budget et dépenses fiscales » (Kraan, 2004), qui se situe dans le sillage de travaux antérieurs sur le même sujet réalisés par le Centre de politique et d'administration fiscales (OCDE, 1984 ; OCDE, 1996 ; OCDE, 2003). Le document « Transparence budgétaire – les meilleures pratiques de l'OCDE » (OCDE, 2002) fait état des meilleures pratiques de base à utiliser dans le traitement des dépenses fiscales. La Banque mondiale a exprimé des préoccupations analogues dans son rapport *Tax Expenditures – Shedding Light on Government Spending through the Tax System* (Polockova Brixi, Valenduc et Swift, 2004). L'attention portée à ce thème a contribué à l'amélioration et au développement des procédures de publication, de révision et de contrôle des dépenses fiscales dans les pays membres de l'OCDE (Koiwa, 2006). Mais on peut encore beaucoup progresser sur ces points. On ressent le besoin d'une plus grande compréhension du problème, de l'évolution des dépenses fiscales et des pratiques fructueuses en matière d'adoption, de présentation dans les documents budgétaires et de réexamen.

Un sérieux problème se pose actuellement à ce propos : certains pays membres de l'OCDE ont adopté ou envisagent des règles budgétaires qui s'appuient sur un plafonnement des dépenses. Le traitement qu'elles réservent aux dépenses fiscales est très important ; en effet, un contrôle budgétaire systématiquement moindre à leur égard, par opposition aux dépenses étroitement définies, pourrait faire passer par les systèmes fiscaux des pays concernés des montants croissants de ce qui serait – et souvent devrait être – des « dépenses ».

Il ressort de toutes ces considérations qu'il serait opportun de continuer à s'intéresser à l'emploi des dépenses fiscales, et même de le faire davantage. Ce document traite le sujet sous plusieurs angles. Une partie essentielle consiste en une enquête sur la situation actuelle, et sur l'évolution du nombre des dépenses fiscales et leur effet sur les recettes dans plusieurs pays de l'OCDE. L'analyse de ces données fera apparaître les facteurs sous-jacents qui ont conduit à l'extension des dépenses fiscales ainsi que les conséquences de cette tendance sur les impôts, le rendement et les budgets.

On distinguera ensuite les bonnes pratiques en matière de présentation des dépenses fiscales. On évoquera les problèmes de leur réexamen (quand il existe) dans les procédures de politique budgétaire, y compris certaines idées qui ont été proposées, sans être appliquées. Enfin, on replacera les pratiques couronnées de succès dans le cadre des règles budgétaires, en particulier celles qui portent sur les dépenses. L'ensemble de ces analyses devrait couvrir une large gamme de questions de finances publiques : élaboration des politiques, efficacité fiscale et budgétaire, responsabilité budgétaire et fixation de règles.

Définition opérationnelle des dépenses fiscales

Pour qualifier une disposition fiscale particulière de dépense fiscale, une définition large et générale ne suffit pas. Les pays ont trouvé des critères spécifiques différents. En 1987, aux Pays-Bas, un groupe de travail chargé de cette mission a comparé les pratiques d'autres pays ; il a recensé cinq critères, pour finalement en rejeter trois et accepter les deux autres. Dans ce cas particulier, le groupe de travail a écarté la poursuite d'un objectif de politique non budgétaire, la conversion d'une disposition en dépenses directes et l'avantage accordé à une catégorie limitée de contribuables, alors même que ces critères étaient utilisés ailleurs. Il a retenu, en vue d'analyses futures, la réduction des recettes et l'écart par rapport à un système fiscal de référence (van den Ende, Haberham et den Boogert, 2004). On pourrait en conclure que les définitions opérationnelles des dépenses fiscales varient sensiblement selon les pays, mais qu'un élément commun revient fréquemment : une certaine notion de déviation par rapport à un système fiscal de référence. En pratique, on peut penser qu'une partie des autres critères sont, dans une certaine mesure, objectifs – notamment la perte de recettes, la conversion en un programme de dépenses ordinaires et l'existence d'une catégorie limitée de bénéficiaires. En revanche, la conception d'un système fiscal de référence peut donner lieu aux plus grandes différences de jugement.

En fait, la conception d'une fiscalité de référence diffère selon les experts et les pays. On lit, dans le résumé précité de la Banque mondiale, que la référence ou « la norme comprend la structure des taux, les conventions comptables, la déductibilité des frais obligatoires, les dispositions pour faciliter l'administration de l'impôt et les obligations fiscales internationales » (Swift, Polockova Brixi et Valenduc, 2004), ce qui fait écho à des travaux antérieurs de l'OCDE (Kraan, 2004). Mais chacun de ces points laisse une grande latitude au jugement et, quand on observe les pratiques nationales, chacune d'entre elles apparaît d'une certaine façon unique.

Le Canada définit la référence avec une très grande précision : « La référence des systèmes d'impôt sur le revenu des personnes et sur les bénéfices des sociétés inclut les taux et les tranches du barème en vigueur, l'unité d'imposition, le cadre temporel de la taxation, la prise en compte de l'inflation dans le calcul du revenu et les mesures visant à réduire ou à éliminer la double imposition (des bénéfices de sociétés) » (Seguin et Burr, 2004). Des décisions particulières, consistant par exemple à choisir comme unité d'imposition l'individu plutôt que la famille, et l'inclusion de la méthode spécifiquement canadienne pour éviter la double imposition des dividendes conduisent à des différences de définition des dépenses fiscales par rapport à d'autres pays. En contraste avec cette précision, la Corée et le Japon n'ont pas encore défini un système fiscal de référence et distinguent plutôt les dépenses fiscales (ou ce que l'on appelle au Japon « les mesures fiscales spéciales ») par un écart vis-à-vis de principes non explicites. D'autres pays ont leurs propres méthodes avec des degrés de spécificité variables et des normes de politique sans équivalent ailleurs.

Comme le choix d'une référence ou d'un autre étalon de mesure change sensiblement d'un pays à l'autre, la définition des dépenses fiscales en vigueur dans un pays donné peut être très différente de celle d'un autre. Selon Polackova Brixi, Valenduc et Swift (2004), les différences de références sont si grandes que ces auteurs choisissent de ne pas présenter de données comparatives dans leur enquête internationale.

Aux yeux de Kraan (2004), le problème du désaccord dans le choix d'un système fiscal de référence…

…est enraciné dans les différents points de vue que l'on a sur la base d'imposition à retenir comme norme. Cette base est la somme monétaire entre les mains des ménages à laquelle l'impôt devrait s'appliquer : revenus, valeur ajoutée, bénéfices, ventes…par exemple. La définition de la base d'imposition retenue comme norme est un exercice très politique. Pour cette raison, les tentatives faites dans le passé pour définir les dépenses fiscales en termes de base d'imposition normative…n'ont pas été très réussies. Elles n'ont conduit ni à un accord international, ni à des accords nationaux sur le concept de dépense fiscale. Ainsi, une autre définition des dépenses fiscales fait abstraction de la base d'imposition retenue comme norme. Elle utilise plutôt le critère plus neutre de « système fiscal de référence ». En ce sens, les dépenses fiscales sont des dérogations au système fiscal de référence. La référence n'a aucune signification normative. Des dérogations en vue d'arriver à la base d'imposition retenue comme norme peuvent être parfaitement appropriées. Les dépenses fiscales peuvent donc l'être aussi[2].

Ainsi, Kraan définit plus spécifiquement le terme « référence » en ne lui donnant pas de contenu normatif. On présume que les différents spécialistes pourraient trouver plus facilement un terrain d'entente si une convergence à propos de la nature de la référence n'exigeait pas un accord équivalent sur ce qu'est le bon ou le meilleur système fiscal ; mais on ne note pas encore de progrès sur ce point.

Critiques du concept de dépense fiscale

Le concept de dépense fiscale est controversé depuis son apparition, une grande partie des critiques rejoignant la préoccupation de Kraan à propos du choix de la fiscalité de référence. Une récente étude de la Commission fiscale conjointe du Congrès américain (*Joint Committee on Taxation*) résume et révise les critiques, tout en proposant une solution différente conforme aux lignes générales de ce que Kraan a suggéré pour tenter que l'on s'accorde davantage sur l'utilité du concept (Joint Committee on Taxation, 2008)[3]. La conception de la Commission conjointe est trop nouvelle pour se prêter à une évaluation, mais, en abordant le présent document, il faut comprendre les critiques de la méthodologie actuelle qu'elle tire de la littérature économique. Citons quelques-uns des points essentiels :

- Selon certains critiques américains, le système fiscal normal n'ayant jamais été établi, à partir de principes de base, avec une rigueur suffisante pour servir de référence, on pourrait faire de mauvais choix en recensant les dépenses fiscales[4]. Certains pensent, comme Kraan, que les analystes ont des valeurs trop différentes pour arriver à un consensus sur la nature de la référence (Burman, 2003).

- Des critiques considèrent le système fiscal normal comme un moyen détourné ou un objectif au service d'un certain type de « réforme » fiscale ; une référence centrée sur les impôts directs ferait, par exemple, obstacle à la mise en place d'un impôt assis sur la consommation (Bartlett, 2001).

- Le fait que l'on centre depuis peu le concept de dépense fiscale sur des questions de politique fiscale peut être interprété comme l'abandon de sa motivation avouée d'origine : comparer les dispositions fiscales avec les programmes de dépenses ordinaires ayant des objectifs similaires (Shaviro, 2004).

- Selon un autre type d'argumentation, le concept de dépense fiscale implique que l'on considère la politique fiscale comme « exceptionnelle » – c'est-à-dire que l'on ait la conviction qu'elle doit rester parfaitement claire et efficace, alors que tous les compromis politiques compliqués sont renvoyés au volet dépenses du budget, où ils ont naturellement leur place (Logue, 2000).

Relativement à ces critiques, le présent ouvrage poursuit un objectif très pragmatique, qui est l'amélioration de la politique économique. Pour cela, les différences entre les méthodologies nationales des dépenses fiscales en général et des systèmes fiscaux de référence en particulier ne doivent pas faire obstacle à l'analyse. Certes, elles peuvent empêcher un classement des divers systèmes fiscaux selon le critère de l'évitement de ces dépenses, mais il ne serait guère utile. En effet, comme le dit Kraan, on ne présume pas que toutes les dépenses fiscales soient nocives et on ne doit pas le faire ; leur dénombrement dans les différents pays ne peut donc être une mesure des mérites relatifs de leurs systèmes fiscaux.

On ne part pas ici du principe que le système fiscal de référence ou normal d'un pays quelconque doive servir de modèle à l'analyse des dépenses fiscales de tous les pays ou du système fiscal réel du pays en question ou de tout autre. La motivation est plutôt la suivante : compte tenu des problèmes de politique qui pourraient résulter des dépenses fiscales (on les décrit ci-après), une disposition reconnue comme telle dans un pays donné mérite d'être examinée, ce qui peut ou non inciter à la modifier ou à l'abroger. Il peut être aussi justifié d'examiner les mécanismes budgétaires et fiscaux qui aboutissent à plus ou moins de dépenses fiscales. Certains systèmes de mesure de ces dépenses pourraient sembler, après discussion, conduire davantage à ce type d'analyse et, à ce titre, valoir la peine d'être examinés.

En ce qui concerne les critiques exprimées ci-dessus, autres que celles portant sur le choix de la référence, on ne suggère pas que la gestion fiscale doive être séparée de la politique et que la gestion des dépenses doive s'y enliser. Les ressources budgétaires étant rares, toutes les décisions de répartition prises par les gouvernements doivent être aussi efficaces que possible. On présume que les dépenses fiscales ayant des objectifs de politique valables doivent être comparées à des programmes éventuels de dépenses qui réaliseraient les mêmes objectifs. On devrait envisager la suppression, la réduction ou le remplacement par des programmes de dépenses mieux ciblés et plus visibles des dépenses fiscales qui répondent aux profils négatifs – celles qui bénéficient à des catégories réduites et moins dignes d'intérêt, celles qui ne sont pas transparentes, etc. Il faut être réaliste : ces décisions seront prises dans un contexte politique sans doute peu favorable à ce que l'on pourrait caractériser comme un relèvement des impôts pour financer un État plus important sans changement de ses missions. C'est pourquoi les pionniers dans ce domaine pensaient qu'il fallait accorder une attention particulière aux dépenses fiscales.

Notes

1. Voir Surrey (1973), inspiré de travaux effectués par l'auteur au service de l'État à la fin des années 1960, a peut-être constitué la première explication complète du concept.

2. Kraan (2004), page 131.

3. Le nouveau cadre proposé ressemble un peu aux méthodes employées en Corée et au Japon, dans la mesure où, plutôt que de définir un « système fiscal normal », la Commission distinguerait des exceptions aux « intentions du Congrès », ressortant en partie de la loi fiscale elle-même. Mais il est dit dans le document de la Commission que la liste des dispositions qui en résulterait – dont certaines seraient appelées « subventions fiscales » et d'autres « distorsions structurelles induites par la fiscalité », au lieu de « dépenses fiscales » – comprendrait à peu près les mêmes éléments ; les auteurs espèrent que le changement de dénomination aboutirait surtout à un processus plus défendable.

4. Cet argument avait été avancé antérieurement par Boris I. Bittker (1969).

Bibliographie

Anderson, Barry (2008), présentation PowerPoint lors de la réunion du Réseau OCDE-Asie des Hauts responsables du budget, 10-11 janvier 2008, Bangkok, Thaïlande, *www.oecd.org/dataoecd/40/6/39944419.pdf.*

Bartlett, Bruce (2001), « The End of Tax Expenditures as We Know Them? », *Tax Notes,* vol. 92, n°3.

Bittker, Boris I. (1969), « Accounting for Federal 'Tax Subsidies' in the National Budget », *National Tax Journal,* vol. 22, n°2.

Burman, Leonard E. (2003), « Is the Tax Expenditure Concept Still Relevant? », *National Tax Journal*, vol. 56, n°3.

Ende, Leo van den, Amir Haberham, et Kees den Boogert (2004), « Tax Expenditures in the Netherlands » dans Polockova Brixi, Valenduc et Swift (2004), *Tax Expenditures – Shedding Light on Government Spending through the Tax System*, Banque mondiale, Washington DC, pp. 134-136.

Joint Committee on Taxation (Commission fiscale conjointe du Congrès américain) (2008), *A Reconsideration of Tax Expenditure Analysis* (JCX-37-08), Congrès américain, Washington DC.

Koiwa, Tetsura (2006), « Recent Issues on Tax Expenditures in OECD Countries », document non publié, OCDE.

Kraan, Dirk-Jan (2004), « Dépenses hors budget et dépenses fiscales », *Revue de l'OCDE sur la gestion budgétaire*, vol. 4, n°1, OCDE, Paris, pp. 121-142.

Logue, Kyle (2000), « If Taxpayers Can't be Fooled, Maybe Congress Can: A Public Choice Perspective on the Tax Transition Debate », *University of Chicago Law Review*, vol. 67.

OCDE (1984), *Tax Expenditures: A Review of Issues and Country Practices,* OCDE, Paris.

OCDE (1996), *Dépenses fiscales : Expériences récentes,* OCDE, Paris.

OCDE (2003), *Statistiques des recettes publiques 2003 – Études spéciales : Note par le Secrétariat,* OCDE, Paris.

Polockova Brixi, Hana, Christian M.A. Valenduc, et Zhicheng Li Swift (2004), *Tax Expenditures – Shedding Light on Government Spending through the Tax System,* Banque mondiale, Washington DC, pp. 1-3.

Schick, Allen (2007), « Off-budget Expenditure: An Economic and Political Framework », *OECD Journal on Budgeting,* vol. 7, n°3, OCDE, Paris.

Seguin, Marc, et Simon Burr (2004), « Federal Tax Expenditures in Canada » dans Polockova Brixi, Valenduc, et Swift (2004), *Tax Expenditures – Shedding Light on Government Spending through the Tax System,* Banque mondiale, Washington DC, p. 99.

Shaviro, Daniel (2004), « Rethinking Tax Expenditures and Fiscal Language », *Tax Law Review,* vol. 57, n°2.

Surrey, Stanley S. (1973), *Pathways to Tax Reform: The Concept of Tax Expenditures,* Harvard University Press, Cambridge, Massachusetts, États-Unis.

Swift, Zhicheng Li, Hana Polockova Brixi, et Christian M.A. Valenduc (2004), « Tax Expenditures: General Concept, Measurement, and Overview of Country Practices » dans Polockova Brixi, Valenduc, et Swift (2004), *Tax Expenditures – Shedding Light on Government Spending through the Tax System,* Banque mondiale, Washington DC, p. 3.

Whitehouse, Edward (1999), « The Tax Treatment of Funded Pensions », *Social Protection Discussion Paper Series,* Banque mondiale, Washington DC.

Chapitre 2
Contexte politique et pratiques

Ce chapitre met en lumière les raisons pour lesquelles les dépenses fiscales sont adoptées et quand elles peuvent être efficaces. Après l'identification des différentes allégations théoriques des effets nocifs des dépenses fiscales, leur multiplication et leur croissance sont expliquées ; notamment le cas particulier des dépenses fiscales destinées à « rendre le travail rentable ». Enfin, ce chapitre analyse les pratiques politiques impliquées dans la mise en œuvre des dépenses fiscales comme l'information, le réexamen et la surveillance, la procédure législative et la promulgation.

Les arguments de politique économique

Les toutes premières analyses jugeaient ouvertement les dépenses fiscales comme une forme inférieure de politique budgétaire. On disait qu'elles étaient inéquitables, coûteuses et créaient des distorsions, mais aussi qu'elles avaient tendance à augmenter rapidement en nombre et en importance, tout en résistant aux efforts d'éradication. On y voyait en fait un élément qui n'avait pas sa place dans la panoplie des alternatives aux programmes publics. Pourtant, les dépenses fiscales restent une caractéristique de tous les systèmes fiscaux, beaucoup étant souvent estimées efficaces autant que politiquement inexpugnables. On doit les considérer avec réalisme comme une solution de substitution aux instruments de politique économique – les programmes de dépense et peut-être la réglementation – dont les procédures d'adoption et de révision ont leurs propres faiblesses, et qui introduisent leurs propres distorsions économiques et politiques. Logiquement et dans l'intérêt du débat, il convient de distinguer les effets nocifs des dépenses fiscales existantes de leur tendance à se multiplier et à croître en dépit de ces faiblesses et de ces échecs. Mais il importe d'abord de comprendre pourquoi les dépenses fiscales restent une composante des systèmes fiscaux dans le monde entier.

Pourquoi les dépenses fiscales sont-elles adoptées et quand peuvent-elles être efficaces ?

Les dépenses fiscales existent parce que l'on voit des raisons légitimes à leur emploi. Elles ont un rôle à jouer ; elles sont largement utilisées et peu demandent de les supprimer complètement[1]. Si l'on suppose tout d'abord que l'État a de bonnes raisons d'intervenir (par exemple en cas de défaillance du marché ou pour fournir des biens utiles), il y a des situations dans lesquelles les dépenses fiscales ont de grandes chances de réussir ou même constituent le meilleur outil de politique pour atteindre les objectifs recherchés.

Économies administratives d'échelle et de gamme

Il peut s'avérer coûteux de poursuivre certains objectifs publics au moyen de programmes de dépenses publiques de type classique. Comme l'avantage découlant des dépenses fiscales prend habituellement la forme de la réduction d'un impôt qui serait de toute façon dû, les agences dépensières ne sont pas obligées d'engager des actions administratives pour gérer un programme et effectuer des versements. Quand les informations en rapport sont déjà communiquées par le contribuable, dans le cadre du système fiscal, le coût administratif marginal de leur gestion est inférieur à celui d'une communication en double à une agence dépensière. Lorsque la dépense fiscale a pour effet de ne pas communiquer certaines formes de revenus aux fins d'imposition, il en résulte des économies de gestion.

Limitation des possibilités d'abus ou de fraude

Les programmes de dépenses sous forme d'aides aux personnes exigent en général que celles-ci donnent des informations et qu'elles soient vérifiées par l'agence dépensière avant le versement de l'aide. Lorsqu'une vérification détaillée n'est pas nécessaire, un avantage fiscal accordé sur la seule la base de la déclaration faite par le contribuable peut être efficace sur le plan du coût. De telles situations peuvent se produire quand un employeur verse des revenus ou règle des frais fiscalement privilégiés. Il s'agit, par exemple, des prestations offertes par les employeurs en matière d'assurance, de garde d'enfant ou d'éducation ou encore de la retenue à la source effectuée par l'employeur de l'impôt dû aux échelons publics provinciaux ou locaux. Il est possible que l'employeur communique les montants correspondants à l'administration fiscale en même temps que des informations sur les salaires imposables du personnel. Les informations données par les employeurs permettent de contrôler celles communiquées par les salariés, ce qui s'apparente à la communication parallèle des dépenses par l'acheteur et le vendeur dans le cadre de la TVA. Dans d'autres exemples, le fait qu'une entité distincte soit disponible pour vérifier des données, telles que des versements d'intérêts ou de retraites, peut efficacement dissuader la communication de renseignements erronés sans qu'une agence dépensière doive procéder à une vérification préalable.

Une gamme de choix appropriée pour les contribuables

En ce qui concerne les subventions destinées à l'épargne retraite ou à la santé, il peut y avoir toutes sortes de préférences privées. Dans ces cas et dans d'autres, on peut ne pas considérer comme importantes les distinctions entre différentes activités qui remplissent les conditions d'une aide de l'État. L'intervention d'une agence dépensière dans ces choix pourrait être jugée inappropriée ou inutile ; on peut juger plus efficace une simple procédure de communication de données et de vérification dans le cadre du système fiscal.

Mesure de la capacité contributive

Les déductions ou les exclusions du revenu peuvent se justifier en tant que mesures appropriées de l'aptitude à payer l'impôt ou comme nécessaires pour mesurer exactement le revenu. Mais, dans plusieurs applications du concept de dépense fiscale, ces déductions ou exclusions peuvent être considérées comme des caractéristiques structurelles du système fiscal plutôt que comme des dépenses fiscales.

Allégations théoriques : quand et pourquoi les dépenses fiscales sont-elles nocives ?

Certains allèguent que beaucoup de dépenses fiscales ne sont pas justifiées par les avantages administratifs précités et ne se sont pas avérées les meilleurs instruments pour atteindre leurs objectifs. On peut répertorier les défauts qui leur sont attribués depuis longtemps en se référant à la taxonomie, également ancienne, des objectifs de la politique fiscale : équité, efficacité, simplicité et responsabilité budgétaire.

Équité

Il est dit que les dépenses fiscales ont tendance à donner des résultats inéquitables, à cause de la probabilité que des catégories de contribuables non méritantes les obtiennent et à cause de leur mode opératoire une fois qu'elles ont été inscrites dans la loi.

Les dépenses fiscales sélectives et lucratives sont le plus souvent celles qui procurent des avantages aux revenus du capital[2] ou à des personnes travaillant à leur compte, plutôt qu'aux salariés. En général, les détenteurs de la richesse, les entreprises, perçoivent les revenus les plus élevés[3]. Les contribuables à haut revenu sont les plus susceptibles de profiter des avantages fiscaux en faveur de l'épargne retraite et du logement qui existent dans de nombreux pays.

On peut soutenir, avec au moins une apparence de raison, que les catégories favorisées sont les plus aptes à influer sur le processus législatif, même s'il est difficile de juger si ce biais a plus d'effets sur l'adoption de mesures fiscales que de programmes de dépenses. À cela s'ajoute le fait que les dépenses fiscales peuvent être établies par la pratique ou la réglementation aussi bien que par la loi. Il ne serait pas surprenant que les personnes ayant le plus de ressources soient les mieux à même d'aller au-delà des instructions fiscales relativement (mais en général pas absolument) simples pour examiner en détail les règles et les pratiques.

Une fois qu'elles sont en place, les dépenses fiscales bénéficient largement plus aux contribuables aisés qu'à la masse. Tout d'abord, les premiers étant davantage imposés, ils ont aussi plus à gagner des dépenses fiscales. Dans la mesure où celles-ci sont complexes et obligent à des formalités compliquées ceux qui souhaitent en profiter, les plus riches, ont très probablement davantage de connaissances financières et techniques ou d'aides rémunérées pour tirer parti de ces possibilités.

En outre, dans le cadre d'un système progressif, toute dépense fiscale qui diminue le revenu imposable ou en diffère la détermination bénéficie le plus aux contribuables situés dans les tranches supérieures. Les personnes qui ne sont pas imposables ne profitent aucunement des dépenses fiscales structurées de cette façon[4]. Cet effet, qui a été qualifié de « subvention à l'envers », est considéré comme un inconvénient des dépenses fiscales en tant qu'outil de politique (Surrey et McDaniel, 1980 ; Gravelle, 2005). On peut le contrecarrer en recourant aux crédits d'impôt récupérables, c'est-à-dire à des crédits d'impôt d'un montant fixe, quel que soit le revenu, et payables en totalité aux contribuables même si ce montant dépasse l'impôt dû – au prix d'un surcroît de complexité. Ce problème peut être d'une grande importance et sera au cœur de l'analyse, présentée plus loin, des dépenses fiscales conçues pour « rendre le travail rentable ».

L'estimation empirique des effets de distribution des dépenses fiscales est une entreprise importante et complexe. Les estimations quantitatives de l'incidence des dépenses fiscales sur les recettes sont généralement d'utilité limitée, parce qu'elles sont effectuées pour chacune d'entre elles ; et comme elles s'appuient sur la méthode du manque à gagner (perte de recettes), elles n'intègrent pas la réaction comportementale des contribuables. La Commission fiscale conjointe du Congrès américain (Joint Committee on Taxation, 2007) donne périodiquement des estimations de l'effet sur la distribution de certaines dépenses fiscales au titre de l'impôt sur le revenu ; son rapport annuel le plus récent le fait pour 11 dispositions. Burman, Geissler et Toder (2008) ont formulé des estimations pour les « dépenses fiscales ne concernant pas les entreprises », qu'ils définissent comme « toutes les dépenses fiscales figurant sur les déclarations d'impôt sur le revenu, à l'exception de celles portant sur les impôts payés par les entreprises, par exemple les amortissements et les crédits d'impôt ». Ces estimations représentent à peu près 90 % des pertes de recettes qui résultent de ces dépenses fiscales. Leur conclusion est la suivante : « Les dépenses fiscales concernant l'impôt sur le revenu bénéficient aux contribuables dans toutes les catégories de revenus. Elles bénéficient plus aux contribuables à revenu élevé qu'à ceux ayant des revenus modestes, en termes absolus et relativement à leurs revenus, mais moins par rapport aux impôts qu'ils paient. L'effet distributionnel de la suppression des dépenses fiscales dépend des modalités de répartition de l'économie budgétaire ainsi réalisée ». Deux points sont essentiels : d'abord, toute évaluation de l'incidence des dépenses fiscales sur la distribution, comme toute évaluation de changements fiscaux structurels, peut apparaître différente selon que l'on met l'accent sur les modifications de l'impôt dû ou sur celles du revenu après impôt. Ensuite, les effets distributionnels ultimes des dépenses fiscales dépendent beaucoup des réactions comportementales **à la fois** des contribuables **et** des autorités ; celles-ci peuvent remplacer les dépenses fiscales par des programmes de dépenses ordinaires, distribuer les recettes tirées de leur réduction en procédant à des allégements d'impôt structurels ou encore affecter les recettes à la diminution du déficit budgétaire.

Efficience et effectivité

Les dépenses fiscales existantes se prêtent mal à une évaluation et à l'arbitrage avec des programmes de dépenses réalistes – qui pourraient poursuivre des objectifs similaires. C'est en partie à cause de la division habituelle du travail dans les organes législatifs, où la politique fiscale et les programmes de dépenses relèvent souvent de la compétence de commissions différentes. C'est aussi en raison de la nature des dépenses fiscales, qui bénéficient aux personnes et aux entreprises sous forme d'une réduction de l'impôt dû. Il peut être difficile de mesurer les effets des dépenses fiscales sur le comportement des personnes et des entreprises, comme de les comparer aux produits des programmes de dépenses publiques. Enfin, les dépenses fiscales et les dépenses ordinaires ayant une finalité identique se présentent rarement comme des programmes vraiment équivalents. Comme les dépenses fiscales opèrent par la voie du système fiscal, elles peuvent avoir des effets différents sur les contribuables en fonction de leurs taux marginaux d'imposition spécifiques ou de leur statut – imposable ou non imposable – selon le montant de leurs revenus. Les programmes de dépenses étant rarement conçus avec une référence aussi explicite au statut fiscal, ils fonctionnent sans doute différemment.

De même, la gestion de programmes ne fait généralement pas partie des compétences de base de l'administration fiscale, contrairement au simple recouvrement de l'impôt. L'emploi des dépenses fiscales peut donner lieu à des progrès d'efficience ou à des économies d'échelle ou d'envergure, parce que les données nécessaires figurent déjà dans les formulaires fiscaux ; la procédure existante de déclaration peut donc remplir une fonction supplémentaire. Mais ces progrès d'efficience résultent simplement de l'absence d'une véritable nécessité de gestion d'un programme. Il est possible que l'administration fiscale ne dispose pas de l'expertise en matière de programmes permettant de déterminer l'éligibilité ; l'avantage d'un traitement rapide des déclarations d'impôt peut avoir pour contrepartie une surveillance insuffisante. À cet égard, il existe une différence intrinsèque entre l'administration d'une dépense fiscale et, par exemple, celle d'une subvention publique. En général, l'octroi d'une subvention est basé sur une demande, qui sera acceptée ou rejetée avant que l'on envoie le chèque et que le produit de la subvention soit utilisé. En revanche, le bénéficiaire d'une dépense fiscale fonctionnellement équivalente prend habituellement un engagement financier, puis réclame la réduction d'impôt correspondante. Ainsi, à la différence de la subvention, il arrive que le contribuable s'engage financièrement avant que sa demande puisse être contestée – on peut soutenir que cela rend plus difficile, ou parfois même impossible, à l'État de supprimer l'avantage fiscal réclamé. Le besoin de données supplémentaires pour apprécier l'éligibilité peut aller à l'encontre de l'intérêt d'une limitation du nombre de formulaires fiscaux et de la quantité de renseignements qu'ils contiennent. Sans parler de la fraude délibérée et non détectée, cela peut avoir pour conséquence que les objectifs des programmes de dépenses fiscales ne soient pas vraiment respectés ou le soient à un coût net plus élevé qu'avec la gestion d'un programme de dépenses.

Tant l'efficience dans la réalisation des objectifs des dépenses fiscales que la facilité d'évaluation de leur succès relatif sont réduites par l'effet de la subvention à l'envers. Le moyen le plus simple d'appliquer une dépense fiscale est sans doute d'exclure ou de déduire du revenu imposable un élément de revenu ou de dépense. Dans certains cas, il pourrait être approprié d'omettre simplement une partie du revenu. Toutefois, dans le cadre d'un impôt progressif sur le revenu, avec un certain montant d'abattement inconditionnel, l'incitation comportementale à gagner cet élément de revenu exclu ou à faire cette dépense serait supérieure pour les personnes à revenu élevé, inférieure pour les personnes à revenu modéré et peut-être nulle pour celles à revenu faible. Dans des cas comme l'encouragement fiscal à épargner pour la retraite ou à souscrire une assurance médicale, on peut juger ce mécanisme absolument pervers – il incite le plus ceux qui en ont le moins besoin – mais c'est pourtant une pratique commune, au moins dans certains pays.

Même s'il est difficile d'évaluer les dépenses fiscales, ne pas le faire risque d'être encore plus problématique. Elles figurent généralement dans la législation à caractère permanent, contrairement aux dépenses votées annuellement et aux programmes obligatoires ou de droits à prestation, qui doivent parfois faire l'objet d'une nouvelle autorisation au bout de quelques années. D'où l'impression que les bénéficiaires éventuels qui sont familiers des rouages de l'élaboration des politiques ont la possibilité d'obtenir un avantage durable, voire même perpétuel, en faisant adopter une dépense fiscale plutôt qu'un programme de dépenses. Par souci d'objectivité, on doit faire remarquer que le réexamen et le suivi des programmes de dépenses, en particulier de nature obligatoire, sont souvent imparfaits.

La présentation des dépenses fiscales dans le budget comporte aussi des faiblesses. Elles sont rarement rapprochées de programmes de dépenses équivalents. Faire apparaître ensemble leurs coûts permettrait d'apprécier plus facilement ces derniers et d'envisager des arbitrages[5]. Si l'on ajoute à cela la division des responsabilités législatives entre politique des dépenses et politique fiscale, une attitude de négligence peut se manifester, de sorte que les inefficiences échappent au contrôle pendant des années.

Complexité

À l'instar des systèmes fiscaux eux-mêmes, les dépenses fiscales sont quelquefois complexes. Mais certains de leurs aspects peuvent rendre la complexité de l'ensemble supérieure à celle des différentes parties, aux yeux du public comme dans la réalité. Au fur et à mesure que les dispositions légales, les règlements, les instructions et les formulaires s'accumulent, le degré de compréhension de la fiscalité nécessaire pour s'y retrouver dans le système peut excéder les capacités de beaucoup de non initiés. Les dispositions ajoutées marginalement, même si elles ne s'appliquent pas à un contribuable en particulier, brouillent sa vision de ce qu'il doit savoir. Dans une simple logique de système, les interactions potentielles des dépenses fiscales supplémentaires peuvent croître géométriquement[6].

Pour le contribuable de base, quand la masse des procédures fiscales devient de plus en plus impressionnante, le sentiment d'inéquité d'être tenu à l'écart d'avantages inconnus, mais dont il suppose que d'autres bénéficient, peut être démoralisant. De même, la manipulation d'interactions imprévues des dépenses fiscales est de nature à rendre moins efficiente l'allocation des ressources et à réduire les recettes relativement à ce qui était attendu ou nécessaire, tout en portant atteinte à l'équité réelle et ressentie. Le manque de transparence des dépenses fiscales peut donc vraiment affaiblir l'efficacité de l'État.

Suffisance des recettes

Même si les dépenses fiscales peuvent parfois être considérées comme un usage optimal des ressources publiques, elles réduisent toujours les recettes[7], et peuvent donc justifier un arbitrage avec un abaissement général des taux d'imposition. Si les dépenses fiscales ou leurs interactions sont utilisées avec opportunisme ou si leur coût pour les recettes de l'État est simplement sous-estimé au départ, les recettes seront inférieures à ce qui était attendu ou nécessaire.

La perte de recettes générée par une dépense fiscale peut être plus difficile à estimer que le coût d'un programme de dépenses publiques. Certes, même le coût d'un programme autorisé annuellement peut être imprévisible ; on en a un exemple remarquable avec les programmes de travaux publics de grande envergure et à long terme, qui peuvent donner lieu à des dépassements de coûts, tandis que les retards entraînent des coûts supplémentaires dus à l'inflation cumulée. De plus, il arrive que les contribuables utilisent les dépenses fiscales à un degré différent de ce qui a été anticipé. Une estimation erronée du coût pour les recettes publiques peut se traduire par des déficits budgétaires imprévus.

Le coût des dépenses fiscales peut aussi être incertain simplement en raison de difficultés de mesure liées à la progressivité des taux marginaux qui caractérise l'impôt sur le revenu. Le coût d'une dépense fiscale sous forme de déduction ou d'exclusion, et même de certains crédits d'impôt qui cessent de s'appliquer quand le revenu augmente, peut fluctuer quand les contribuables passent d'une tranche du barème à une autre. Ce phénomène peut découler de variations imprévues de l'inflation aussi bien que de la croissance économique réelle, car l'ajustement des paramètres fiscaux en fonction de l'inflation n'intervient généralement qu'avec un délai. Cette imprévisibilité rend le coût « mesuré » d'une dépense fiscale beaucoup moins utile en tant qu'objectif budgétaire.

Mais la critique des dépenses fiscales pour des motifs budgétaires doit être équitable. Le coût des dépenses fiscales en vigueur peut augmenter du fait de la croissance économique réelle ou de l'inflation, selon des modalités qui peuvent susciter des préoccupations injustifiées. Ainsi, une accélération de la croissance peut faire passer les contribuables dans les tranches supérieures du barème progressif, même si elles sont indexées ; d'où une hausse du coût mesuré des dépenses fiscales qui opèrent par déduction ou exclusion du revenu – alors que cette accélération accroît les recettes nettes et fait baisser parallèlement le déficit budgétaire. Compte tenu de la nature spécifique des estimations du coût des dépenses fiscales, qui sont faites distinctement pour chacune d'entre elles, le passage d'un contribuable à un taux d'imposition marginal supérieur, sous l'effet de la progression du revenu, peut majorer le coût mesuré de multiples dépenses fiscales prenant la forme d'exclusion et de déduction du revenu. Un ralentissement de la croissance économique réelle peut avoir un effet disproportionné de freinage des dépenses fiscales, parce que le même mécanisme joue en sens inverse. Il peut aussi arriver que le ralentissement de la croissance augmente le nombre de contribuables ayant droit à des dépenses fiscales sous forme de complément ou de remplacement du salaire, et donc aussi le coût mesuré. Aux États-Unis, au moins, même le nombre des dépenses fiscales, aussi bien que leur coût estimé, peut changer d'une année sur l'autre sans intervention du législateur. Certaines dépenses fiscales ne sont pas spécifiquement créées par la loi, mais résultent plutôt, au fil du temps, de pratiques justifiées par l'interprétation des règles. Ainsi, il est arrivé que des dépenses fiscales soient « découvertes » par les experts qui en dressent la liste, et que leur nombre évolue donc en l'absence d'action législative. C'est pourquoi on ne devrait utiliser le coût pour les recettes publiques et le nombre des dépenses fiscales qu'avec une analyse des sources de changement et de leurs rapports avec les questions de politique sous-jacentes.

Une question de définition

Aux yeux de certains, le fait de désigner une disposition ou une pratique touchant aux recettes comme une « dépense fiscale » présume qu'elle est nocive – cette présomption étant justifiée ou non. Dans une certaine mesure et dans certains cas, cette présomption dépend de la définition utilisée par un pays ou un expert donné. Ainsi, on pourrait soutenir qu'une dépense fiscale particulière se justifie parce qu'elle tient compte de la capacité contributive – comme le ferait un abattement pour les contribuables handicapés. Pourtant, selon certaines définitions, une disposition fiscale qui définit l'aptitude à payer n'est pas considérée comme une dépense fiscale. De façon analogue, une disposition qui simplifie et facilite l'administration du système – comme le fait d'employer un montant monétaire fixe pour un abattement au lieu d'être obligé de faire un calcul précis – n'est pas considérée comme une dépense fiscale dans certains pays[8]. Une telle définition, qui revient en fait à ne pas désigner comme dépense fiscale toute mesure méritoire, pourrait être jugée tendancieuse par certains. Mais les exemples de ce type montrent bien que la définition des dépenses fiscales donnée par un expert particulier est de nature à influer implicitement sur la tonalité implicite du débat. Soyons explicites : dans cet ouvrage, on ne présume pas que la désignation comme dépense fiscale est forcément péjorative, mais que chaque disposition ou pratique fiscale, désignée ou non comme dépense fiscale doit être évaluée sur la base de ses mérites propres – comme doit l'être tout programme de dépenses dans un monde de ressources rares.

Allégations pratiques : comment s'explique la multiplication et la croissance des dépenses fiscales ?

Le nombre des dépenses fiscales

On peut soutenir qu'il est moins difficile d'intégrer à la législation des dépenses fiscales que des programmes de dépenses, et cela pour plusieurs raisons. Comme on l'a indiqué auparavant, les textes fiscaux suivent leur parcours propre dans la procédure législative et sont examinés par des commissions plus expertes en fiscalité qu'en programmes. Ainsi, dans la recherche du même objectif on risque de ne pas bien évaluer les mérites relatifs des dépenses fiscales et de programmes de dépenses alternatifs. Il peut être plus facile d'ajouter des dispositions généralement sans rapport avec le sujet à un projet fiscal qu'à un projet de dépenses qui pourrait être centré sur un programme ou un objectif unique ; cela permet d'augmenter le nombre des dépenses fiscales comprises dans un seul projet de loi.

L'occasion peut se présenter de créer des dépenses fiscales marginalement justifiables, qui n'existeraient pas pour des programmes de dépenses ordinaires d'intérêt et de finalité similaires. Il est probablement moins difficile de justifier un allégement fiscal que de nouvelles charges. Il peut aussi être plus aisé de proposer une réduction d'impôt en faveur d'une personne qui s'engage dans une activité particulièrement louable que de demander d'adresser matériellement un chèque du Trésor public à cette même personne. Il arrive donc parfois que les dépenses fiscales soient la solution la plus séduisante dont disposent les intérêts privés qui recherchent une aide publique pour des activités de leur choix. La perception de cette différence de traitement contribue peut-être à répandre un sentiment d'inéquité et à saper le moral des contribuables. Les subventions à des secteurs spécifiques tombent sans doute en particulier sous le coup de cette critique. Mais on pourrait objecter à l'abrogation de ce type de dépenses ciblées que la valeur des subventions a été intégrée aux prix de marché des actifs et que les acquéreurs récents perdraient une partie de leurs investissements si les avantages fiscaux étaient éliminés. (On pourrait évidemment présenter les mêmes arguments à propos des subventions sectorielles figurant dans le budget des dépenses.)

Dans certains pays, on peut avoir l'impression que les recettes fiscales se trouvent à un niveau habituel, en pourcentage du PIB. Cette impression peut exister aussi bien quand le ratio recettes / PIB est relativement élevé que quand il est habituellement bas. En période favorable, les recettes augmentant et le déficit diminuant, on peut facilement se persuader que c'est le moment d'alléger les impôts. L'adoption d'une loi fiscale est alors plus probable et, compte tenu de la volonté sous-jacente de réduire les impôts, il y a des chances qu'elle prenne la forme de nouvelles dépenses fiscales[9]. Mais cela pourrait aussi constituer l'occasion d'abroger ou de diminuer certaines d'entre elles et de se servir des recettes ainsi obtenues pour procéder à un allégement fiscal structurel encore plus important. Mais, comme les catégories qui perdraient un avantage relatif du fait de l'abrogation se mobilisent facilement, on risque de suivre la voie de la simplicité, consistant à éviter ces choix difficiles et à effectuer un allégement structurel plus limité qui ne gênerait personne. Dans cette logique, on peut penser qu'une réduction plus ambitieuse de multiples dépenses fiscales s'inscrirait plutôt dans le cadre d'une rationalisation budgétaire. Aucune règle bien établie ne favorise l'une ou l'autre de ces solutions.

La complexité du code des impôts et l'impression d'inéquité qu'il donne peuvent découler autant du nombre de dépenses fiscales que de l'importance des pertes de recettes générées par elles. La quantité de documents juridiques, de réglementations, d'instructions et de formulaires n'est pas nécessairement proportionnelle à ce que coûtent les dépenses fiscales en termes de recettes. Sur le plan de la gestion, de la complication et de l'inéquité, le préjudice créé par plusieurs petites dépenses fiscales peut être supérieur à celui causé par une seule disposition plus importante.

La croissance des dépenses fiscales

Comme les dépenses fiscales échappent souvent à un examen systématique et critique, elles peuvent se développer progressivement et éviter d'être réformées, réduites ou supprimées.

La pratique habituelle est que la législation fiscale soit permanente et ne fasse pas l'objet d'une nouvelle autorisation ou d'un réexamen du législateur à intervalles réguliers[10]. Contrairement aux dotations budgétaires, qui doivent être revotées chaque année, ou même aux programmes de droits à prestation qui sont soumis à une réautorisation périodique, cette situation place les dépenses fiscales dans une position beaucoup moins vulnérable. Certes, l'objectivité oblige à dire que les experts budgétaires dénoncent aussi régulièrement la qualité de la révision des programmes de dépenses, en particulier les programmes obligatoires ou de droits à prestation à caractère légalement permanent, qui sont parfois qualifiés d'« incontrôlables » dans les débats de politique publique. Même le contrôle des dépenses budgétaires annuelles est souvent considéré comme déficient.

De même, les dépenses fiscales tendent à être moins transparentes que les programmes de dépenses ordinaires. Elles ne sont généralement pas mises en parallèle avec ceux qui ont des objectifs similaires. Cette faiblesse dans la présentation empêche de voir les arbitrages inévitables entre des programmes fiscaux et de dépenses analogues ; elle diminue les chances de réformer, réduire ou supprimer les dépenses fiscales pour poursuivre les mêmes objectifs de manière différente. En fait, dans beaucoup de pays, il a fallu consentir de grands efforts pour obtenir que les dépenses fiscales soient tout simplement présentées ou figurent quelque part dans la documentation budgétaire.

La nature des dépenses fiscales diffère aussi sur des points importants de celle des programmes de dépenses. Un responsable américain a décrit cette différence en se référant aux analystes budgétaires comme à des comptables qui calculent ce que coûtent les programmes de dépenses. Il a ensuite comparé les fonds dépensés et les fonds « virtuels », qui sont les impôts non recouvrés à cause des dépenses fiscales ; la différence importante est la réaction comportementale à ces dernières, qui est fondamentalement incertaine et ne peut être comptabilisée. Cette différence de nature limite l'analyse comparative des dépenses fiscales et des programmes de dépenses, ce qui rend plus difficile de justifier la réduction ou l'élimination des premières. Cette situation rend aussi la conception de mécanismes de plafonnement des dépenses fiscales plus délicates que pour les programmes de dépenses faisant l'objet de dotations annuelles ou même peut-être que pour les dépenses obligatoires.

Dans la mesure où les dépenses fiscales échappent aux révisions, elles contribuent à créer des problèmes budgétaires à long terme – comme tout programme de dépenses négligé de la même façon. Tout changement de situation au fil du temps aurait probablement pour effet de réduire leur efficacité, plutôt que de l'augmenter, ce qui diminuerait progressivement le rendement de la réduction continue (et peut-être même croissante) des recettes publiques. Les taux d'imposition devraient être supérieurs, à moins que ce ne soient le déficit et la dette de l'État, tandis que d'autres priorités plus importantes seraient négligées.

En outre, même si l'on avance des arguments solides d'efficacité ou d'équité à l'encontre d'une dépense fiscale, son abrogation ou sa réforme risque de se heurter à un obstacle supplémentaire : il s'agirait d'une augmentation d'impôt, option inenvisageable par de nombreux courants politiques. Schick (2007) fait à ce propos une observation intéressante : si l'abrogation de dépenses fiscales et l'affectation des recettes qui en résultent à des programmes de dépenses sont politiquement impossibles, en raison d'une aversion radicale à l'égard des relèvements d'impôts, cela signifie que l'on ne peut concrètement remplacer les dépenses fiscales en vigueur par des programmes de dépenses[11].

Les dépenses fiscales destinées à « rendre le travail rentable » sont-elles un cas particulier important ?

Résumons les arguments exposés jusqu'à présent : les dépenses fiscales peuvent être des instruments inférieurs de la politique économique qui portent atteinte à l'efficacité, à l'équité et à la simplicité du système fiscal et de l'action publique en général, tout en faisant peser une menace d'insuffisance des recettes. À des moments importants, il peut être plus facile de les faire voter que des programmes de dépenses ordinaires, mais pas toujours en raison de leurs mérites. De plus, les dépenses fiscales sont en général moins transparentes ainsi que moins sujettes à des révisions et à des corrections, malgré leurs éventuelles déficiences. Certains faits récents, que l'on examinera ultérieurement de plus près, laissent penser que, comme nous le disons ici, le nombre et l'importance des dépenses fiscales sont en progression. Tout ceci justifie de prêter attention à ce phénomène, y compris en examinant les bonnes pratiques en matière d'information et de réexamen.

Cela étant dit et reconnu, ce que l'on appelle les incitations fiscales à travailler – conçues pour renforcer l'attrait de la participation à la population active aux yeux de ceux qui perçoivent des salaires comparativement bas – constituent une catégorie qui pourrait appeler une évaluation séparée et quelque peu différente[12]. On a l'impression que cette catégorie très limitée de dépenses fiscales représente une part significative de leur croissance au cours des 20 dernières années. Si cette impression devait s'avérer exacte, on pourrait cesser de considérer comme préoccupante l'augmentation de leur nombre et de leur coût pour les recettes publiques – selon l'évaluation que l'on fait des mérites du modèle de crédit d'impôt récupérable rentabilisant le travail. Cela ne réduirait pas l'importance d'une gestion prudente de toutes les dépenses fiscales, y compris celles-ci.

L'objectif de rentabiliser l'activité professionnelle recueille un large accord. Beaucoup s'inquiètent que les prestations versées aux adultes inactifs les dissuadent de rejoindre le marché du travail, à cause de leur générosité et des taux d'imposition élevés pour les financer. Comme on peut penser qu'il serait inhumain de les réduire, il ne resterait aux politiques publiques qu'à faire en sorte que le travail rapporte plus.

Les initiatives possibles en dehors la sphère étatique sont très peu nombreuses et sans doute insatisfaisantes. L'augmentation du salaire minimum légal peut être une mesure positive sous l'angle de l'équité, mais elle augmente aussi les coûts des entreprises. Dans certaines circonstances, ce peut être un arbitrage acceptable ; dans d'autres, il risque de menacer la création d'emplois, la stabilité des prix ou les deux.

L'État peut choisir de réduire l'impôt sur le revenu payé par les petits salariés, en relevant le seuil d'imposition ou en diminuant les taux de prélèvement dans les tranches les plus basses. Cela augmente le revenu des salariés qui atteignent effectivement le seuil d'imposition. Mais, pour ceux qui sont en dessous, ces mesures sont sans effet, et, pour ceux qui sont au-dessus du seuil, mais à proximité, le gain fiscal et l'effet potentiel sur le revenu du salarié sont faibles.

Aux niveaux de salaires les plus bas, où l'impôt dû est de toute façon nul ou presque, il reste la possibilité d'une forme quelconque de complément salarial en numéraire, à financement public – d'où l'intérêt des mesures de « rentabilisation du travail » prises dans la période récente. On peut opposer aux compléments publics du salaire une objection qui s'appliquerait aussi bien à l'instrument fiscal qu'à celui des dépenses : tout programme de cette nature sert de subvention aux employeurs, qui créent des emplois mal rémunérés ; le résultat est qu'il y a davantage d'emplois à bas salaire et moins de « bons » emplois que ce ne serait le cas autrement. Mais cet argument revient à dire que le produit marginal du salarié est déterminé par le produit marginal de l'emploi. Si des travailleurs qualifiés se retrouvent dans des emplois à bas salaire subventionnés par l'État, et à moins que les compléments de salaire soient, de façon inopportune, supprimés brutalement plutôt que progressivement, les employeurs devraient trouver des moyens d'améliorer leurs bénéfices en donnant à ces personnes des fonctions utilisant pleinement leurs compétences. Les pays qui ont adopté des programmes de rentabilisation du travail concluent que leurs populations de travailleurs potentiels, que l'on n'aurait pas intérêt à employer à un niveau de salaire minimum socialement acceptable, sont assez nombreuses pour que ces subventions ne perturbent pas le fonctionnement du marché du travail. Ainsi, dans certains pays développés, mais, il est vrai, pas dans tous, on pense que la question qui se pose n'est pas de savoir s'il doit y avoir une politique de transferts pour inciter à travailler, mais plutôt quelle forme elle doit prendre.

On pourrait inclure dans cette catégorie de dépenses fiscales les dispositions qui dédommagent les parents en activité d'une partie du coût de la garde d'enfants d'âge préscolaire, et de celle des enfants scolarisés avant et après les heures de classe ; mais certains pourraient soutenir qu'elles donnent simplement une mesure plus exacte du coût de l'obtention de revenus salariaux. Le même raisonnement peut être appliqué aux politiques destinées à couvrir les frais quotidiens associés à l'activité professionnelle, comme les dépenses de transport. La partie la plus importante de cette catégorie de dépenses fiscales est le complément de salaire, en général sous forme d'un pourcentage du revenu salarial qui devient dégressif quand celui-ci dépasse un certain montant.

Origine et problèmes de politique

La mesure qui a montré la voie dans cette catégorie de dépenses fiscales a été le crédit d'impôt sur les revenus du travail (*earned income tax credit*, EITC) aux États-Unis. Inscrite dans la loi en 1974, elle a été élargie progressivement depuis. Bien que controversée à la fois pour des raisons politiques et administratives, elle semble bien enracinée dans le système américain. L'histoire de ses débuts peut être utile pour appréhender la question plus générale du rôle des dépenses fiscales dans les systèmes fiscaux actuels et les pratiques utiles à la gestion de ces mécanismes dans d'autres pays.

En 1974, les États-Unis connaissaient une récession due en grande partie à la désorganisation du marché pétrolier mondial. L'impôt sur le revenu n'était pas encore indexé sur l'inflation et, malgré la faiblesse de l'économie, son produit en pourcentage du PIB restait supérieur à la moyenne historique. Il y avait un accord assez général sur la nécessité d'un allégement fiscal en tant que stimulant économique, malgré l'inflation, et les contribuables la demandaient pour compenser l'effet sur le niveau de vie de la hausse du prix du pétrole et de l'alourdissement de la fiscalité. En même temps, les difficultés des travailleurs à bas salaire suscitaient une pression en faveur de la hausse du salaire minimum fédéral[13]. L'intérêt se manifestant pour une politique visant à « rendre le travail rémunérateur », même si cette formule n'avait pas encore sa notoriété actuelle.

Un programme de dépenses ayant le même effet que l'EITC aurait été théoriquement faisable, mais pas institutionnellement acceptable. Les programmes de transfert existants, notamment l'aide aux familles ayant des enfants à charge (*aid to families with dependent children*, AFDC) étaient en partie financés au niveau fédéral, mais gérés par les états. Ces programmes des états ne couvraient généralement pas les personnes en activité (sauf dans quelques états et seulement pour les salaires extrêmement bas). Si le gouvernement fédéral avait exigé une expansion des dispositifs en vigueur ou la création d'un nouveau programme, de cette ampleur et de ce coût, cela aurait été considéré comme abusif. L'autre solution, c'est-à-dire la création d'un nouveau programme fédéral de dépenses et d'une bureaucratie en proportion aurait aussi été jugée excessive. Dans le cas des États-Unis, la charge administrative supplémentaire du lancement d'un nouveau programme fédéral ou de l'extension des programmes des états aurait été massive. En 2004, plus de 22 millions de contribuables ont demandé à recevoir de l'EITC (Internal Revenue Service, 2004). Moins de deux millions de familles bénéficient du programme qui a succédé à l'AFDC, sous la dénomination d'aide temporaire aux familles nécessiteuses (*temporary assistance to needy families*, TANF) (Acs et Loprest, 2007). Même en tenant compte de la baisse du nombre de bénéficiaires du programme de transferts, de la générosité accrue de l'EITC depuis les années 1970 et d'une participation double à ces programmes, il est clair que l'application de l'EITC sous forme de programme de dépenses aurait énormément augmenté la charge de travail exigée par les programmes existants.

En tant qu'alternative, la dépense fiscale avait l'avantage d'utiliser l'appareil administratif fiscal en place, notamment les obligations d'information des employeurs, ce qui pouvait permettre un double usage de ces ressources, au lieu de faire deux fois le même travail (comme on l'a indiqué précédemment). La disponibilité des données fiscales contribue éventuellement au suivi de la régularité. En outre, on ne pouvait logiquement développer dans la mesure souhaitable les programmes fédéraux en vigueur qui subventionnaient les achats d'alimentation (bons d'alimentation) et de logements (logements publics et loyers). Comme ces programmes avaient déjà pour but de donner accès à ce qui est nécessaire pour vivre, il n'aurait peut-être pas été jugé approprié de procurer davantage de ces biens et services pour récompenser le travail, avec comme seul effet, dans le second cas, de faire monter le prix d'une offre relativement fixe de logements.

Une hausse du salaire minimum n'aurait pas suffi à remplir l'objectif de « rentabilisation du travail ». Étant donné que l'inflation s'accélérait déjà, il était risqué d'ajouter aux charges des employeurs. De plus, le salaire minimum ne bénéficiait pas seulement à des travailleurs adultes, mais aussi à des adolescents occupant des emplois à temps partiel. On tenait à cibler plus finement l'aide, en allant jusqu'à la réserver aux familles ayant des enfants.

Même si l'idéologie anti-impôt était moins répandue à cette époque que quelques années plus tard, il y avait une préférence politique pour accorder l'aide sous la forme d'un allégement fiscal. On avait aussi une prédilection pour une mesure globale d'allégement dont on pourrait démontrer qu'elle traitait équitablement les contribuables à bas revenu, alors même que beaucoup d'entre eux ne payaient pas d'impôt sur les revenus compte tenu des dispositions fiscales déjà assez favorables à leur égard.

L'ensemble de ces éléments allait nettement dans le sens d'un crédit d'impôt récupérable basé sur les revenus salariaux. La même conjonction de facteurs, sous réserve bien sûr de différences liées aux situations particulières, a persisté et s'est apparemment retrouvée dans d'autres pays. Ces impératifs de politique publique ont fait du crédit d'impôt récupérable rentabilisant le travail une norme et une composante durable de la panoplie des politiques de certains pays membres de l'OCDE, mais pas de tous, au moins en raison de l'apparente absence d'une solution de rechange viable.

Les avantages relatifs aux programmes de dépenses obligatoires

Sachant que tout complément salarial destiné à des familles défavorisées doit être une source de revenu fiable, un programme de dépenses destiné à « rendre le travail rentable » devrait avoir un caractère obligatoire ou donner droit à des prestations permanentes, et non faire l'objet de dotations budgétaires annuelles[14]. En général, quand les experts fiscaux procèdent à une comparaison théorique des avantages et des inconvénients d'une dépense fiscale et d'un programme de dépenses ordinaires, sur le plan administratif, législatif et de la transparence, ils retiennent l'hypothèse d'un programme de dépenses voté annuellement. Pourtant, il est plus pertinent de comparer une dépense fiscale visant à rentabiliser le travail à un programme de dépenses obligatoires. En effectuant cette comparaison, il semble que l'on arrive à des conclusions différentes.

Il y a des différences opérationnelles de degré plutôt que de nature entre un programme de dépenses fiscales de ce type et un programme de dépenses obligatoire. Ainsi, le second peut ou non être réexaminé et contrôlé plus souvent par le législateur que le premier. Les programmes de dépenses obligatoires sont peut-être autant critiqués pour défaut de transparence, de révision, de surveillance et d'action législative que les dépenses fiscales. La manière dont un crédit d'impôt récupérable est comptabilisée dans le budget – comme programme de dépenses, réduction d'impôt ou combinaison des deux – peut avoir une certaine incidence sur le degré de supervision et de transparence.

Les dépenses fiscales sont aussi un motif de préoccupation parce qu'elles peuvent se développer excessivement et parce qu'elles ne sont pas réduites en période de tension budgétaire. Sur le premier point, il n'est pas évident qu'une dépense fiscale rentabilisant le travail progresserait davantage qu'un droit à prestation équivalent. Si elle devait le faire, parce qu'elle atteindrait plus efficacement les bénéficiaires éligibles, cela serait très probablement considéré comme un avantage, tant pour aider des familles méritantes que pour augmenter les chances de succès du programme dans l'encouragement au travail. Sur le second point, la réduction, en période difficile, d'un programme d'aide aux détenteurs de bas revenus pourrait être à la fois inhumaine et contre-productive d'un point de vue macroéconomique ; il semble donc qu'il n'y ait pas plus de raisons de s'inquiéter des dépenses fiscales visant à rentabiliser le travail que de l'alternative des programmes de dépenses obligatoires.

Comme les dispositifs de rentabilisation du travail sont liés aux revenus d'activité, lesquels sont évidemment communiqués à l'administration fiscale, le choix de cette solution peut faire l'économie d'un deuxième traitement des informations sur les salaires et l'emploi par les services administrant les dépenses, au moins dans certains cas. Une fois que l'investissement initial est fait, l'administration fiscale peut calculer le montant de la prestation et les conditions de suppression progressive, si elles sont applicables, à partir des informations émanant des employeurs dont elle dispose déjà. On peut penser qu'en faisant entrer les petits salariés dans le système fiscal pour obtenir une prestation, on augmente les chances qu'ils respectent leurs obligations fiscales ultérieures quand leurs salaires auront augmenté (si c'est le cas).

On pourrait donner l'inclusion comme argument à l'appui d'une dépense fiscale de ce type, de préférence à un programme de dépenses obligatoires. Un gouvernement humain, qui souhaite verser des compléments aux travailleurs à bas salaire, peut penser qu'ils accepteront plus volontiers ce qui est présenté comme un remboursement d'impôt que ce qui peut être considéré comme une aide sociale. De même, ce gouvernement peut penser qu'il trouvera plus probablement des travailleurs ignorant leurs droits dans le cadre de l'administration d'un programme fiscal qu'avec un programme de dépenses. Un contribuable qui adresse une déclaration pour demander le remboursement de la retenue à la source sur son salaire, et qui est apparemment éligible, mais ne réclame pas le crédit d'impôt récupérable incitant à travailler, peut être contacté par l'administration fiscale pour vérifier son éligibilité. Il n'est pas évident que les administrateurs d'un programme de dépenses auraient la possibilité de contacter un petit salarié qui ne se serait simplement pas manifesté pour réclamer un complément de salaire.

Les inconvénients éventuels : le développement des crédits d'impôt récupérables visant à rentabiliser le travail

Dans la période récente, le coût de ces dépenses fiscales a sensiblement augmenté dans tous les pays. À la réflexion, on peut citer au moins dix motifs possibles d'augmentation de ce coût en valeur absolue ou relativement aux prévisions initiales :

1. Des programmes de dépenses existants ont pu être convertis en nouvelles dépenses fiscales de rentabilisation du travail.

2. On a pu créer de nouvelles dépenses de cette nature.

3. On a pu rendre plus généreuses celles qui existent.

4. La croissance démographique (y compris par immigration) a pu augmenter le nombre d'ayants droit.

5. La récession a pu, en faisant baisser le revenu de certains salariés, leur donner droit à ces dépenses fiscales.

6. Un déclin économique à long terme a pu avoir le même effet.

7. Une amélioration de la gestion et de l'information a pu aboutir à trouver davantage de personnes éligibles et à les encourager à faire valoir leurs droits.

8. Les dépenses fiscales sont peut-être efficaces : comme elles rendent le travail rémunérateur, il se peut que le nombre de personnes en activité augmente.

9. La manipulation et/ou la fraude peuvent augmenter les coûts.

10. Des estimations et des projections erronées ont peut-être minoré les coûts futurs.

De tous ces motifs d'augmentation des abandons de recettes ou des dépenses sous forme de crédits d'impôt récupérables, seuls les deux derniers sont vraiment inquiétants. Il faut à l'évidence lutter contre la fraude, ce qui demande une surveillance accrue, et il convient de résoudre les erreurs d'estimation. Mais les autres causes potentielles sont plus rassurantes, à commencer par le succès des programmes grâce à un taux de participation supérieure de la main-d'œuvre ou à une meilleure information des bénéficiaires.

Les autres sources éventuelles de développement des dépenses fiscales sont au moins quelque peu ambiguës. Si elles remplacent des programmes similaires de dépenses obligatoires, les observateurs voudront être sûrs que ce n'est pas pour échapper à une nécessaire surveillance. Mais, en l'absence de ce genre de manipulation, ils ont besoin d'une évaluation simple des mérites relatifs des programmes de dépenses obligatoires et de dépenses fiscales. En instaurant ces dépenses ou en augmentant les montants versés, on peut simplement chercher à rendre le travail plus rémunérateur, ce que certains experts jugeront peut-être louable. Une croissance démographique imprévue ou des changements de la situation macroéconomique, de nature conjoncturelle ou cyclique, devraient être intégrés dans la planification des programmes, mais n'indiqueraient pas forcément que les programmes de dépenses ordinaires seraient plus valables que les dépenses fiscales.

Les problèmes des dépenses fiscales visant à rentabiliser le travail

L'utilisation des crédits d'impôt récupérables comme complément du salaire est indéniablement complexe. Aux États-Unis, on estime que le crédit d'impôt au titre des revenus d'activité (EITC) est l'une des dispositions les plus compliquées du système fiscal. Comme les crédits les plus généreux sont réservés aux salariés ayant des enfants, on applique des règles complexes pour définir les familles et s'assurer qu'un seul des deux parents séparés demande le crédit d'impôt. Certaines dispositions déduisent les revenus du capital des revenus du travail, afin que des personnes aisées subissant des pertes temporaires de revenus du patrimoine, et percevant incidemment un revenu salarial, ne bénéficient pas du crédit. D'autres pays se heurtent sûrement à des complications similaires. La double intervention de l'administration fiscale et des employeurs décharge, dans une certaine mesure, les contribuables et les administrateurs de programmes de dépenses du contrôle de conformité de ces crédits d'impôt récupérables ; cela par rapport à une situation où il s'agirait de programmes de dépenses ordinaires au lieu de dépenses fiscales. Toutefois, comme c'est le cas d'autres dépenses fiscales, le crédit d'impôt récupérable pour valoriser le travail est sans doute sous-administré, ce qui l'expose à des erreurs et à la fraude.

Les dépenses fiscales visant à rentabiliser le travail posent certains problèmes nouveaux et uniques. La vocation normale de l'administration fiscale est de recouvrer des fonds, non d'en distribuer. Sa fonction habituelle est de faire en sorte que les personnes physiques déclarent des revenus qui pourraient sinon être dissimulés. Les agences fiscales sont peut-être moins à même de traiter les cas de personnes qui prétendent avoir gagné plus, et non moins. Un nouveau type d'abus peut en résulter[15]. Il y a lieu de croire que les pays où existe un crédit d'impôt récupérable visant à rendre le travail rentable se sont maintenant adaptés à ce nouveau défi, mais, comme les ressources de l'État sont toujours limitées, cela reste un sujet de préoccupation.

Sur un plan administratif plus général, les crédits d'impôt récupérables donnent une dimension nouvelle au travail de l'administration fiscale, en raison à la fois de l'interaction avec les contribuables et de la nature des données demandées. Des rapports plus étroits avec les agences dépensières pourraient être utiles, mais, comme l'une des justifications importantes des crédits récupérables est que leur gestion peut être une utilisation double de la procédure fiscale normale, un rôle éventuel des administrateurs de dépenses irait quelque peu à l'encontre des raisons du choix d'une dépense fiscale.

Les crédits d'impôt récupérables visant à rendre le travail rentable posent un deuxième problème sans équivalent. Par définition, la plupart de leurs bénéficiaires disposent de budgets serrés et ont un besoin immédiat de ce supplément de fonds. Les États-Unis n'ont jamais réussi à faire des versements en temps réel aux bénéficiaires de l'EITC, en raison du mode de calcul annuel de l'impôt sur le revenu. Le crédit fait l'objet d'un versement unique après le traitement des déclarations d'impôt dans les premiers mois de l'année suivante. On a créé un mécanisme qui permet aux entreprises de payer leurs salariés sous forme de retenue à la source négative, mais il est rarement utilisé, car les entreprises y voient une lourde charge administrative. Certaines formules de versement de prestations en temps réel peuvent être financièrement risquées pour l'employeur, s'il s'avère que la demande du salarié est injustifiée. Il y a une autre complication : le montant réel de l'EITC est déterminé à partir des déclarations d'impôt annuelles, alors qu'un versement en temps réel exigerait des estimations hebdomadaires ou mensuelles à partir du début de l'année. L'administration fiscale américaine est toujours réticente à verser des crédits d'impôt à l'avance ; elle craint qu'un changement ultérieur de situation n'augmente l'impôt dû par le contribuable et qu'elle ne puisse jamais récupérer l'excédent déjà versé ou seulement au prix de sérieux inconvénients pour le contribuable.

D'autres pays ont traité différemment ce problème. Le Canada et la France paient un crédit d'impôt récupérable sous forme d'acomptes périodiques pendant une année donnée, en se référant aux revenus du contribuable et aux autres éléments de son éligibilité au cours de l'année précédente. Cela simplifie assurément le versement du crédit d'impôt en temps réel, mais peut aboutir à l'octroyer à une famille devenue aisée (par exemple celle d'un étudiant qui vient d'être diplômé) un an après qu'il était vraiment nécessaire. L'Allemagne fait simplement gérer par les services de l'État chargés de distribuer des prestations un programme de complément de salaire – que l'on pourrait caractériser à ceci près comme un crédit d'impôt récupérable – et ne le considère pas comme une dépense fiscale (Koiwa, 2006).

Enfin, tous les crédits d'impôt récupérables posent des problèmes de transparence, dans la mesure où ils empêchent de mesurer exactement la dimension de l'État. On peut certes soutenir qu'il n'y a pas de différence importante entre un crédit d'impôt récupérable et un transfert obligatoire procurant le même avantage, mais les analystes budgétaires doivent s'inquiéter du fait que, dans le premier cas, les dépenses et les recettes mesurées de l'État sont moindres que dans le deuxième[16].

Les conventions comptables concernant les crédits d'impôt récupérables sont importantes pour les comparaisons internationales et les analyses portant sur les différents états. Le coût budgétaire total de ces crédits peut être comptabilisé soit comme une réduction de recettes, soit comme une dépense. Il peut aussi être divisé, la fraction reversée en numéraire étant traitée comme une dépense et le solde comme une réduction de l'impôt dû. Chacune de ces solutions a ses partisans. Certains préconisent la comptabilité intégrale en charges, au motif qu'elle constitue le reflet le plus exact des motivations concrètes du programme et l'incitation la plus directe à analyser les arbitrages possibles avec des programmes de dépenses similaires (Koiwa, 2006). D'autres pensent qu'en divisant le coût entre la réduction d'impôt et les remboursements de fonds, on donne la mesure la plus exacte de l'effet sur la dimension de l'État, sachant que la fraction non remboursable du crédit est une réduction de recettes et que la fraction récupérable est une prestation en numéraire. Mais la division du coût peut être incertaine, parce que, pour diverses raisons, notamment le moral des contribuables, les paiements en numéraire peuvent être assimilés à des remboursements d'impôts autres que l'IRPP (impôt sur le revenu des personnes physiques) comme les taxes sur les salaires ou les cotisations de sécurité sociale. Le fait que le dispositif soit qualifié de programme fiscal pourrait militer en faveur d'un traitement fiscal intégral. Ceux qui, pour des raisons politiques, souhaiteraient présenter ce programme comme une réduction d'impôt ou minimiser la dimension mesurée de l'État choisiraient cette solution. Toutefois, en traitant seulement un crédit d'impôt récupérable comme une réduction d'impôt, on le rendrait moins transparent dans la procédure budgétaire, car les analystes ignoreraient le montant du crédit qui s'impute sur l'impôt et celui du solde. Le programme se prêterait donc moins à un examen et à une surveillance efficaces. Le même argument pourrait s'appliquer si on traitait le programme seulement comme une dépense, bien que ce traitement puisse être plus proche de l'exactitude que le traitement comme réduction de recettes, si la part récupérable du crédit est la plus importante.

En résumé, les crédits d'impôt récupérables visant à rentabiliser le travail et les programmes de dépense équivalents jouent un rôle important, voire essentiel, dans les économies prospères contemporaines. Plusieurs pays ont choisi le modèle de crédit d'impôt récupérable avec une apparence de succès. En présence d'une inégalité significative des revenus salariaux et d'incitations limitées à travailler pour les personnes les moins qualifiées, le versement d'un complément de salaire au moyen du système fiscal est de nature à récompenser l'effort sans alourdir les charges des employeurs. L'appareil administratif fiscal peut sans doute être utilisé pour gérer le programme à un coût marginal moins élevé que s'il était traité comme un programme de dépenses, même si ce choix est, dans une certaine mesure, un arbitrage au détriment du contrôle et de la gestion du programme en temps réel. Bien qu'il en résulte d'indéniables complications pour les systèmes fiscaux, elles ne seraient pas évitées, mais seulement traitées différemment, si les programmes étaient gérés par des agences dépensières. Le nombre croissant de ces dépenses fiscales montre que beaucoup de pays concluent que c'est le meilleur instrument de politique publique pour rendre le travail rémunérateur.

L'augmentation apparente du nombre et de l'importance des dépenses fiscales dans la période récente est troublante ; elle justifie que l'on recherche les conséquences sur l'efficacité de l'État et la suffisance des ressources budgétaires. Dans la mesure où ce développement découle d'efforts pour rendre le travail rentable, il peut être un peu moins inquiétant et être moins le signe d'une situation nouvelle et plus périlleuse. Cependant, il reste nécessaire de maximiser l'efficacité de la répartition de ressources publiques rares et de limiter les déficits budgétaires excessifs ; il est important pour cela de gérer prudemment toutes les dépenses fiscales, y compris celles qui visent à rendre le travail rentable.

Dépenses fiscales et pratiques de politique

En théorie, la fonction du gouvernement consiste à tout envisager en permanence. Rien ne l'empêche d'examiner tous les instruments de politique publique disponibles pour réaliser chaque objectif et de choisir le plus efficace, même en l'absence de règles et de principes directeurs. On trouve dans l'histoire récente de nombreux exemples de solution de problèmes grâce à la volonté politique, mais sans procédure officialisée. Il y a peu d'exemples de solution de problèmes avec une procédure officielle, mais sans volonté politique apparente. Même si cette réflexion peut sembler un truisme, il est bon de rappeler que l'absence de règle ne doit pas freiner l'analyse et que même les règles les plus rigoureuses ont besoin de l'analyse pour fonctionner.

C'est aussi vrai pour les dépenses fiscales que pour les autres problèmes de politique. Les analystes de l'action publique ne doivent pas se dispenser d'exposer les défauts des institutions actuelles, sous prétexte qu'une procédure en vigueur devrait résoudre les problèmes ou parce que l'absence de procédure rend leur solution impossible.

Toutefois, dans le monde réel, et à la marge, les procédures peuvent être utiles. Des procédures et des règles de qualité peuvent contribuer à lutter contre un état d'esprit de négligence à l'égard de ce que l'on ne voit pas, qui peut empêcher de débattre les questions importantes. Mais, une fois que le débat commence, il incombe à la volonté politique et à la force de l'analyse de conduire à l'action.

Les règles ont le pouvoir de mettre les questions importantes à l'ordre du jour, au moins formellement. Elles peuvent aussi forcer les responsables à reconnaître explicitement, par leurs votes et leurs déclarations, qu'ils enfreignent des pratiques largement acceptées. Les règles et les procédures peuvent aussi forcer les tenants d'un point de vue ou d'un autre, à expliciter les prémisses non exprimées de leurs arguments. Sur ces points importants, les procédures peuvent être utiles.

À l'évidence, on a escamoté des ordres du jour déterminés par des règles et enfreint des pratiques saines. Il est toujours possible au législateur de modifier une loi existante qui avait été soigneusement élaborée. Pourtant, les analystes des politiques publiques ne doivent pas ignorer la procédure, car elle constitue parfois le meilleur instrument disponible pour exposer les faits. On aura la preuve ultime de l'utilité des procédures et des règles à l'égard des dépenses fiscales, quand les partisans d'une mesure favorisant des intérêts étroits chercheront à la faire classer comme dépense fiscale.

Cette section distinguera trois catégories de questions pratiques : l'information, le réexamen et la surveillance, la procédure législative. Le chapitre suivant traitera la place des dépenses fiscales dans la procédure budgétaire, qui est un problème majeur.

Quelles sont donc les pratiques en matière d'information et de traitement des dépenses fiscales qui ont réussi à maximiser la responsabilité budgétaire, le contrôle, la transparence et l'efficacité administrative ?

L'information

Encore une fois, en théorie et dans un monde idéal, les autorités peuvent ajouter et soustraire des données de n'importe quelle source concernant les dépenses fiscales ainsi que les comparer à des données correspondantes sur les dépenses ordinaires qui figurent dans le budget. Elles peuvent aussi comparer les données relatives aux dépenses fiscales à d'autres données de recettes pour déterminer l'incidence des dépenses fiscales sur la base de ressources fiscales.

Toutefois, dans ce monde idéal, les autorités peuvent aussi comparer entre elles les données sur les dépenses ordinaires, de source quelconque, ainsi qu'organiser à leur guise la surveillance des programmes de dépenses. Mais on considère que la bonne pratique de base est d'instaurer des procédures prévoyant un contrôle régulier de ces programmes (quant à savoir si elle est pleinement respectée, c'est une autre question). Il n'y a pas de raison que les dépenses fiscales, qui allouent incontestablement des ressources nationales rares, soient réexaminées de façon moins stricte et fréquente que les programmes de dépenses.

L'inclusion des données dans le budget est une norme fondamentale de l'information sur les dépenses fiscales. Aux fins de comparaison, c'est simplement commode. En profondeur, il est plus important que les données sur les dépenses fiscales aient le même statut et la même qualité dans le budget que celles concernant les autres dépenses.

Des débats ont eu lieu sur le choix de l'agence qui devrait établir les données : celle chargée des recettes fiscales ou celle chargée des programmes. Certains préfèrent que les données proviennent des agences de programmes. Si l'on ne considère que la source des estimations de dépenses fiscales, cette préférence ne paraît pas bien fondée. On peut faire de très importantes économies d'échelle dans l'estimation des renonciations de recettes dues aux multiples dépenses fiscales. Il y a aussi des avantages de cohérence méthodologique. Si les différentes agences de programmes faisaient leurs propres estimations des diverses dépenses fiscales, concernant par exemple l'impôt sur le revenu, cela ajouterait probablement les coûts de création et de maintenance d'une pluralité de modèles ; en outre, il y aurait des disparités conceptuelles et qualitatives entre les estimations. Il semblerait logique que toutes les estimations soient établies par l'administration fiscale. Mais celle-ci devrait certainement coopérer avec les agences de programmes à l'obtention et au contrôle de la qualité des données servant à l'estimation qui n'émanent pas directement des déclarations d'impôts ou d'autres documents fiscaux. Cette coopération n'entraînerait pas de coût supplémentaire significatif et devrait élever la qualité.

Il y a une seconde norme, qui consiste à faire figurer les dépenses fiscales dans le budget à proximité des programmes de dépenses poursuivant des objectifs similaires. Il serait bon que ces informations s'ajoutent à celles qui figurent dans une partie distincte du budget consacrée aux dépenses fiscales, plutôt que de s'y substituer. L'objectif est d'inciter à une comparaison des programmes de dépenses fiscales avec les programmes de dépenses ordinaires, afin de faire apparaître les choix et les arbitrages. Mais mettre en parallèle les dépenses fiscales et les autres dépenses ne revient pas tout à fait à comparer des éléments de même nature ; il s'agit plutôt, comme on l'a suggéré auparavant, de comparer des fonds avec « ce qui aurait pu être des fonds ». Il peut paraître réaliste d'envisager l'élimination d'un programme de dépenses pour financer le lancement (ou le développement) d'un autre ; mais il n'est peut-être pas aussi faisable politiquement de supprimer une importante dépense fiscale et d'espérer consacrer cette ressource supplémentaire à une majoration des dépenses, même pour des programmes ayant manifestement le même objectif, et cela parce que le niveau des impôts et la dimension de l'État sont perçus comme limités. Toutefois, si les objectifs sont les mêmes et s'il s'avère que les dépenses fiscales sont moins efficaces que les programmes de dépenses, il peut être tout à fait réaliste d'envisager l'élimination de l'une d'entre elles pour en financer une autre ou pour financer une réduction des taux d'imposition. Une autre façon d'éviter de poursuivre un même objectif par deux moyens serait d'éliminer le programme de dépenses. Par ailleurs, comme on l'a indiqué précédemment, le montant d'une dépense fiscale ne correspond en général pas exactement à la variation des recettes résultant de l'abrogation de cette dépense. C'est pourquoi les comparaisons des dépenses fiscales avec les programmes de dépenses ne peuvent pas avoir tout à fait les mêmes modalités que les évaluations des programmes de dépenses ; elles n'en sont pas moins très souhaitables.

Les données de dépenses fiscales juxtaposées aux dépenses ordinaires dans le budget se prêtent sans doute plus naturellement à des comparaisons entre les programmes de dépenses et la fraction remboursable des crédits d'impôt récupérables. Les autorités doivent se demander si l'évolution des préférences du public et des technologies peut modifier la balance des avantages entre les crédits d'impôt récupérables et les programmes de dépenses, de sorte que le passage de l'une à l'autre de ces méthodes susciterait probablement moins d'inquiétude à propos du niveau de la fiscalité.

La spécificité des crédits d'impôt récupérables pose un problème de présentation : faut-il indiquer le montant total du crédit dans les dépenses ou dans les recettes, ou faut-il le diviser entre la partie récupérable, inscrite comme dépense, et la partie imputée sur l'impôt dû, inscrite comme perte de recettes ? Selon Koiwa (2006), la présentation en tant que dépenses, au lieu de la division entre dépenses fiscales et dépenses normales, met en lumière l'arbitrage entre les deux, d'où un meilleur contrôle budgétaire et fiscal. C'est peut-être exact, mais, si les deux parties de la dépense fiscale sont présentées dans le budget au côté des dépenses ordinaires, la différence de contrôle risque d'être minimale ; de plus, la comptabilisation en dépense de la fraction du crédit qui réduit l'impôt dû exagère la dimension de l'État[17]. Ce choix semble discutable.

Réexamen et surveillance

Outre la présentation des dépenses fiscales dans le budget, au côté des données sur les dépenses ordinaires faites dans le même domaine, un objectif encore plus important de la procédure est d'obtenir une évaluation officielle périodique des dépenses fiscales dans les documents budgétaires ou ailleurs. Après tout, l'intérêt de toute présentation des dépenses fiscales est de comparer leur efficacité à celle des programmes de dépenses alternatifs ou d'une baisse générale des taux d'imposition. Cette évaluation peut contribuer à des changements de politique permettant une répartition plus efficace des ressources publiques.

Or, il n'est pas facile d'obtenir ces analyses et de maintenir durablement un degré élevé d'engagement. Un gouvernement élu, qui a d'autres priorités, ne souhaite pas détourner l'attention de son programme au profit d'autres problèmes, tels que les dépenses fiscales. Il se gardera d'irriter ceux dont il attend le soutien sur ses thèmes prioritaires en soulevant des problèmes de dépenses fiscales qui risquent, de toute façon, d'être politiquement impossibles à traiter. Les experts du gouvernement ne souhaitent pas mécontenter leurs supérieurs politique en engageant de tels combats ou consacrer beaucoup d'efforts à ce qu'ils considèrent peut-être comme une perte de temps.

Les gouvernements élus disposent de moyens puissants pour discréditer l'examen des dépenses fiscales. On peut bouleverser les analyses budgétaires en changeant le système fiscal de référence, notamment en passant d'un impôt sur le revenu à un impôt sur la consommation, ce qui fait sortir de la définition les dépenses fiscales qui réduisent les prélèvements sur les revenus du capital. Si elles ne les éliminent pas totalement, elles peuvent même faire ressortir un abandon de recettes négatif. Le seul fait de modifier fréquemment le système fiscal de référence peut beaucoup diminuer l'intérêt des analyses.

Une analyse sérieuse des dépenses fiscales se heurte aussi à la conviction qu'elles reflètent l'idée que tous les revenus appartiennent à l'État ; il vaut donc mieux conserver toute dépense fiscale, même si elle introduit des distorsions et est inefficace, plutôt que la supprimer[18]. On peut citer comme exemple des désaccords sur ce point la manière dont l'instance de contrôle et d'analyse non partisane du Congrès américain a conclu une recommandation de s'intéresser davantage aux recettes fiscales :

> Au moment où nous définissons les contours d'un État convenant à ce siècle, le gouvernement fédéral ne peut considérer comme intangible la totalité de ses programmes, fonctions et activités actuels. Les engagements et les opérations dépassés sont une gêne pour le futur, qui peut affaiblir la capacité de la nation à rendre l'État plus conforme aux exigences d'un monde et d'une société en mouvement. Pour retrouver notre flexibilité budgétaire et mettre la panoplie des activités fédérales en harmonie avec les tendances et les défis du 21ème siècle, on doit réexaminer le fondement de l'ensemble des dépenses, impôts, politiques, fonctions et activités d'importance majeure qui existent au niveau fédéral en analysant leurs résultats ainsi qu'en vérifiant s'ils sont encore pertinents et relativement prioritaires dans notre société changeante (GAO, *Government Accountability Office* – Instance de contrôle des comptes de l'État fédéral – 2005).

L'administration alors en fonction a donné la réponse suivante qui, comme de coutume, figure dans le même rapport :

> L'analyse du GAO dans ce rapport est profondément erronée et l'administration aurait tort de suivre ses recommandations. Le GAO croit que l'administration devrait accorder plus d'attention aux dépenses fiscales quand elle établit le budget, à cause de « la gravité du déséquilibre budgétaire à long terme de la nation ». L'administration rejette toute tentative d'y remédier par des augmentations d'impôts (OMB, *Office of Management and Budget* – Bureau de la gestion publique et du budget – 1998).

Un gouvernement ayant de tels principes semble évidemment peu susceptible d'analyser avec une grande fermeté les mérites des dépenses fiscales. Aux États-Unis, on a deux exemples clairs de ce mode de raisonnement. En premier lieu, les programmes de dépenses du budget américain sont soumis à un instrument de notation, dans le cadre du programme d'évaluation PART (*Program Assessment Rating Tool*). On lit dans le budget que « ces évaluations ont permis de s'assurer qu'il existe pour tous les programmes des définitions claires et spécifiques du succès, des mesures de performance pour suivre ce succès et des plans concrets d'amélioration » (OMB, 2008). Or, PART ne s'applique pas aux dépenses fiscales. En deuxième lieu, le rapport de la Commission des affaires gouvernementales du Sénat (Committee on Government Affairs, 1993) sur la Loi de 1993 relative aux performances et aux résultats de l'action publique (*Government Performance and Results Act*, GPRA) demande à l'exécutif d'effectuer une série d'analyses pour apprécier l'effet des différentes dépenses fiscales sur la réalisation des objectifs de performance des agences. Le dernier budget intégral, établi 15 ans plus tard, ne contient que trois pages de commentaires généraux sur les problèmes de mesure, dont la remarque que les données actuelles ne permettent pas une évaluation systématique des dépenses fiscales.

Pour être honnête à l'égard de l'administration américaine du moment, il faut dire que la précédente, issue de l'autre grand parti politique, n'a pas non plus beaucoup progressé sur ce point. Il y a de nombreuses raisons institutionnelles à cela (Burman, 2003). Toutes les dépenses fiscales sont soutenues par des groupes de pression politiques, sans lesquels elles n'existeraient pas. Elles sont aussi protégées par des institutions, dont la continuité législative et l'absence d'obligation de révision périodique, de sorte que tout débat sur l'une d'entre elles est facilement interprété comme une attaque. Un gouvernement qui a d'autres priorités ne souhaite pas en détourner l'attention et générer des actions de rejet à leur égard en soulignant les défauts d'autres programmes politiquement inattaquables. Ses experts ne voudront pas s'aliéner leurs supérieurs politiques en faisant une analyse critique de ces programmes dans les mêmes circonstances.

Il peut y avoir des moyens d'assurer une analyse rigoureuse des dépenses fiscales, même en l'absence d'engagement politique du gouvernement élu. Aux États-Unis, le service de recherche du Congrès, qui n'a pas de caractère partisan, établit à peu près tous les deux ans une synthèse résumée[19]. Elle comprend l'estimation du coût pour les recettes publiques de chaque dépense fiscale, son autorisation législative, une description de la mesure et de son incidence, sa justification au moment de l'adoption, une appréciation présentant les arguments pour et contre cette mesure, une analyse de distribution, quand elle est disponible et pertinente, enfin des références bibliographiques. De cette façon, la synthèse donne le dernier état des connaissances disponibles sur chaque dépense fiscale sans intervention politique – mais, de ce fait même, sans l'impulsion réformatrice générale par une responsabilité politique assumée.

Dans un esprit un peu plus sélectif, le Bureau d'études budgétaires du Congrès (*Congressional Budget Office*, CBO), instance non partisane, produit tous les deux ans un document intitulé *Budget Options*, qui présente plus de 100 changements de politique possibles, généralement pour réaliser des économies budgétaires portant sur les charges et sur la fiscalité[20]. Il n'est pas surprenant que de nombreuses options (mais pas toutes) concernent la suppression ou la réforme des dépenses fiscales. Toutes ne sont pas évoquées et les présentations n'en donnent pas une analyse aussi exhaustive que l'ouvrage du service de recherche du Congrès. Mais le document du CBO procède à un examen approfondi des dépenses fiscales retenues qu'elles ne subiraient autrement.

D'autres pays ont créé des institutions qui semblent réussir à faciliter le contrôle. L'Allemagne a lancé un programme d'évaluation de ses plus importantes dépenses fiscales par des instituts de recherche indépendants ; chacune fait l'objet d'analyses multiples pour garantir l'objectivité, et les résultats sont communiqués au Parlement. Les Pays-Bas ont établi un calendrier pour un cycle de révision sur cinq ans de l'ensemble des dépenses fiscales, les objectifs et les normes des réexamens étant rendus publics. Ces procédures fonctionnent, mais il faut encore du temps pour mesurer leurs effets ultimes. D'autres pays ont tenté de mettre en place des mécanismes similaires, certains apparemment sans grand succès. Si le Canada ne pratique que des évaluations ponctuelles, il obtient des résultats importants sur le plan de la recherche.

Ces expériences accentuent la controverse à propos du concept de dépense fiscale. Dans les milieux politiques, certains rejettent les critiques des experts sur les faiblesses inhérentes à cet instrument ; d'autres se contentent de rejeter toute mise en cause de celles des dépenses fiscales qu'ils soutiennent. Dans ces conditions, il est peut-être difficile de réaliser l'idéal d'une analyse périodique et rigoureuse par les gouvernements de toutes les dépenses fiscales, avec un effet en retour sur leurs décisions et propositions de politique – comparable à la bonne pratique reconnue (mais il est vrai souvent ignorée) pour tous les programmes de dépenses. Cela reste l'objectif. Dans les pays qui ont des ressources suffisantes pour faire appel à des organismes de recherche officiels quasi-indépendants et non partisans ou qui, comme l'Allemagne, utilisent des instituts non gouvernementaux, il peut exister une deuxième meilleure méthode plus accessible et fiable : il s'agit de confier à ces instances une fonction d'évaluation et de révision permanente ou au moins de compilation des examens entrepris par des universitaires et d'autres acteurs extérieurs au gouvernement. L'avenir dira si les analyses indépendantes peuvent inciter à agir les gouvernements qui n'ont pas la responsabilité de ces études.

Une question demeure, qui intéresse beaucoup plus les systèmes présidentiels (que les systèmes parlementaires) : la révision et la surveillance doivent-elles s'exercer au sein de l'exécutif ou du législatif ? En règle générale, un réexamen effectué par l'exécutif a plus de chances d'aboutir à des propositions de réforme. C'est précisément pour cette raison qu'une institutionnalisation de la révision au sein de l'exécutif est une question très sensible. L'exemple américain montre que des exigences de recherche relativement explicites peuvent être techniquement satisfaites par des déclarations sur l'importance d'investigations supplémentaires à un horizon indéfini. Cela laisse penser que la deuxième meilleure méthode, consistant en une révision institutionnalisée par une instance législative non partisane, pourrait être une solution de substitution préférable à l'ignorance insouciante. Elle pourrait s'avérer fructueuse, surtout dans le cadre de règles de procédure obligeant à envisager des alternatives pour faire des économies budgétaires ; ce dispositif est évoqué ci-après.

Procédure législative

Certains pays ont des procédures budgétaires officielles qui prévoient des règles disciplinaires quantitatives. D'autres n'en ont pas. Cette section offre quelques réflexions sur les possibles pratiques législatives **distinctes** de la procédure budgétaire – pour les pays dépourvus de procédures officielles ou devant envisager une procédure budgétaire **en sus** de ces règles budgétaires. Le chapitre suivant traitera les dépenses fiscales et les règles budgétaires elles-mêmes.

Outre leur effet sur le déficit budgétaire, les dépenses fiscales peuvent accroître la complexité du système fiscal et fausser la répartition des ressources. Certaines techniques ont été utilisées, dans des contextes différents, pour tenter de remédier à des problèmes de ce type causés par d'autres formes de l'action publique.

Aux États-Unis, par exemple, on doit prendre en considération l'effet sur le travail administratif des changements de la législation fiscale et d'autres décisions réglementaires (Graham, 2003). L'État de New York (Department of Taxation and Finance, 2007) et l'Australie (Parlement australien, 1999) ont recouru aux analyses d'impact de la réglementation, et il a été proposé d'en faire un usage élargi dans le domaine de la fiscalité (Tran-Nam, 1999). L'évaluation obligatoire des effets de toute proposition de dépense fiscale pourrait obliger les autorités à tenir compte d'un éventuel surcroît de tâches administratives ou de contrôles de conformité.

Les distorsions économiques peuvent être mesurées, imparfaitement il est vrai, par le coût pour les recettes publiques d'un projet de dépense fiscale. On pourrait, par exemple, attirer l'attention sur les distorsions causées par les dépenses fiscales en exigeant de faire connaître le montant de la réduction d'impôt que pourrait financer la perte de recettes.

Aux États-Unis, certains programmes de droits à prestation (mais pas les plus importants) ne sont légalement autorisés que pendant un laps de temps limité (habituellement cinq ans) et doivent donc être reconduits périodiquement. Si l'on faisait de même pour les dépenses fiscales, on pourrait améliorer le contrôle en exigeant une révision dans le cadre de l'examen de la législation de réautorisation. Mais les avantages découlant de cette obligation pourraient se payer cher. Comme on l'a dit plus haut, l'adoption d'importants allégements fiscaux au début de la décennie, en présumant qu'ils seraient reconsidérés lors de leur expiration à la lumière de l'évolution du déficit budgétaire, s'avère aujourd'hui inefficace, voire même source de perturbation et de division. Aux États-Unis, on pourrait expliquer cyniquement l'existence de préférences fiscale assorties de dates d'expiration par le souhait de garantir que le législateur vote périodiquement une loi fiscale. Pourtant, il y a des signes tangibles (évoqués plus loin à propos de l'Allemagne, de la Corée et du Japon) que la fixation de délais de caducité puisse donner des résultats plus positifs dans des contextes différents.

Notes

1. Les propositions de remplacement de l'impôt sur le revenu par un impôt sur la consommation reposent parfois sur l'idée sur cela réduirait sensiblement le nombre de dépenses fiscales. Toutefois, les changements passés de la législation fiscale, considérés généralement comme significatifs, ont laissé subsister un grand nombre de dépenses fiscales. Ainsi, la réforme fiscale américaine de 1986 a supprimé quelque 19 des 119 dépenses fiscales préexistantes (le chiffre précis dépend des conventions en matière de comptage) (OMB, 1988). Dans ce cas, l'effet le plus important sur le montant des dépenses fiscales a probablement résulté de la réduction des taux marginaux d'imposition, qui a diminué la valeur de nombreuses déductions ou exclusions de revenus imposables restées en vigueur.

2. On ne répond évidemment pas ici à l'argument avancé par certains selon lequel le système d'imposition personnelle approprié, et donc le bon système fiscal de référence, est un impôt sur la consommation qui ne taxerait pas du tout les revenus du capital.

3. Certaines dépenses fiscales, telles que les avantages fiscaux accordés aux versements sur des plans de retraite, sont plafonnées, et donc de valeur limitée pour les gros contribuables. Mais d'autres, comme les allégements au titre de plus-values réalisées ou de dividendes de sociétés, ne sont généralement pas limitées de cette façon.

4. Dans la période récente, la baisse des taux marginaux d'imposition a réduit cet effet ; le nombre de contribuables non imposables a également augmenté.

5. Toutefois, le montant des dépenses fiscales diffère généralement sur le plan conceptuel du montant des dépenses ordinaires, notamment, mais pas exclusivement, parce que les avantages procurés par certains programmes de dépenses sont taxés (d'où la nécessité de mesurer les dépenses fiscales en « équivalents de dépenses »). Voir ci-après.

6. Aux États-Unis, au moins, certains des plus grands abus de ce que l'on appelle les « failles » du système fiscal n'ont pas résulté de dispositions considérées individuellement, mais de l'usage opportuniste de combinaisons de dispositions, parfois des dépenses fiscales, dont

l'interaction n'avait jamais été attendue ou même envisagée. On peut citer comme exemple la possibilité d'échapper à l'impôt immobilier en conjuguant l'amortissement accéléré et l'exonération des plus-values, entre autres dépenses fiscales (ainsi que la déductibilité des intérêts, qui n'est pas considérée dans le système américain comme une dépense fiscale) ; il y a aussi la cession, suivie de la location (« *leaseback* »), de biens à but non lucratif et étrangers pour pouvoir demander la déduction des amortissements qui, sans cela, n'aurait pu être effectuée.

7.   Si l'on ignore l'éventualité, hautement improbable, qu'une dépense fiscale soit tellement bénéfique que l'augmentation du PIB qui en résulte suffise à compenser la perte de recettes. Dans certains cas également, on a mesuré des dépenses fiscales négatives avec, par exemple, un amortissement fiscal plus lent que le montant nécessaire pour compenser la dépréciation réelle ou l'effet de l'inflation.

8.   C'est le cas de la définition utilisée par les Pays-Bas. Voir van den Ende, Haberham, et den Boogert (2004), p. 136.

9.   Aux États-Unis, par exemple, les recettes de l'État fédéral représentent, en moyenne, un peu plus de 18 % du PIB depuis de nombreuses années et les écarts en hausse ou en baisse par rapport à cette moyenne sont de courte durée. En 2001, les recettes récentes ayant atteint des montants record, cela a suscité une pression très forte en faveur d'une baisse des impôts ; la législation votée pendant cette année a compris environ trois nouvelles dépenses fiscales nettes (c'est l'augmentation des dépenses fiscales citée dans la documentation budgétaire fédérale pour l'exercice 2003 par rapport à l'exercice 2002), tout en augmentant le coût pour les recettes de plusieurs autres.

10.   On évoquera plus loin les pratiques coutumières ou règles obligatoires de « caducité » ou « d'extinction progressive » en vigueur en Allemagne, en Corée et au Japon.

11.   Au début de la décennie, quand les États-Unis ont réalisé des excédents budgétaires, on a justifié des réductions d'impôts temporaires par la possibilité qu'elles prennent fin en cas de réapparition des déficits. Aujourd'hui, on demande leur renouvellement en soutenant que leur expiration constituerait une hausse des impôts qui ne saurait être tolérée, même avec le retour des déficits.

12.   Il existe évidemment d'autres catégories de dépenses fiscales répandues et largement acceptées, comme les déductions de dons philanthropiques ou de frais médicaux, l'amortissement accéléré des investissements physiques des entreprises, etc.

13.   Le salaire minimum qui avait été relevé progressivement par une loi de 1966 l'a été de nouveau en 1974. En l'absence d'une nouvelle dépense fiscale, il aurait pu y avoir des pressions en faveur d'une plus forte hausse en 1974.

14.   Aux États-Unis, certains préconisent de convertir les programmes ouvrant droit à prestation en programmes discrétionnaires, au motif qu'ils seraient alors plus surveillés. L'idée n'a pas été retenue jusqu'à présent, probablement en partie parce qu'elle ferait courir un risque, au moins de forme, à ce que l'on considère comme des soutiens indispensables aux nécessiteux. Voir Antos, Bixby, Butler *et al.*, (2008).

15.   Aux États-Unis, on a fait beaucoup de bruit à propos des personnes qui revendiquaient un revenu salarial en s'échangeant leur linge à laver pour avoir droit à un crédit d'impôt supérieur (EITC) et il y a eu de véritables cas de fraude avec l'utilisation de bulletins de salaires falsifiés pour réclamer le crédit d'impôt.

16.   En ce qui concerne les comparaisons intergouvernementales, l'importance de cette question est atténuée dans la mesure où beaucoup de pays développés emploient le même instrument de politique, c'est-à-dire le crédit d'impôt non récupérable ; les différences entre pays se ramènent donc au traitement des fonds distribués soit comme dépenses, soit comme recettes fiscales négatives ainsi qu'à la générosité relative de leurs dépenses fiscales.

17.   Il est vrai qu'aux États-Unis la portion remboursable du crédit est très supérieure au montant qui s'impute sur d'autres impôts.

18.   « Le concept de dépense fiscale s'appuie largement sur une notion normative, selon laquelle exonérer d'impôts certains revenus des contribuables prive l'État de recettes qui lui reviennent de droit. Cette opinion est incompatible avec l'idée que le revenu appartient aux contribuables et que l'impôt est déterminé par la procédure démocratique, non par des hypothèses bureaucratiques arbitraires » (Joint Economic Committee, 1999).

19.   Committee on the Budget, United States Senate, *Tax Expenditures: Compendium of Background Material on Individual Provisions*, Senate Print 108-54, décembre 2004, préparé par le Service de recherche du Congrès (Congressional Research Service), est le dernier volume.

20.   Congress of the United States, Congressional Budget Office, *Budget Options*, *Volumes 1 and 2*, décembre 2008 et août 2009, sont les éditions les plus récentes.

Bibliographie

Acs, Gregory, et Pamela Loprest (2007), « TANF Caseload Composition and Leavers Synthesis Report », The Urban Institute, Washington DC, *www.acf.hhs.gov/programs/opre/welfare_employ/tanf_caseload/reports/ tanf_caseload_comp/tanf_caseload_final.pdf*, consulté le 2 novembre 2007.

Antos, Joseph, Robert Bixby, Stuart Butler *et al.* (2008), « Taking Back Our Fiscal Future », The Brookings Institution and the Heritage Foundation, Washington DC, *www.brookings.edu/~/media/Files/rc/papers/2008/04_ fiscal_future/04_fiscal_future.pdf*.

Burman, Leonard E. (2003), « Is the Tax Expenditure Concept Still Relevant? », *National Tax Journal*, vol. 56, n°3, pp. 613-628.

Burman, Leonard E., Christopher Geissler, et Eric J. Toder (2008), « How Big are Total Individual Income Tax Expenditures and who Benefits from Them? », *American Economic Review*, vol. 98, n°2, pp. 79-83.

Committee on the Budget (2004), *Tax Expenditures: Compendium of Background Material on Individual Provisions*, Senate Print 108-54, United States Senate, Washington DC.

Committee on Government Affairs (1993), *Government Performance and Results Act of 1993*, Report 103-58, United States Senate, Washington DC.

CBO (*Congressional Budget Office*, Bureau d'études budgétaires du Congrès) (2008, 2009), *Budget Options, Volumes 1 and 2*, United States Congress, Washington DC.

Department of Taxation and Finance (2007), « Regulatory Impact Statement », gouvernement de l'État de New York, États-Unis, *www.tax.state.ny.us/pdf/rulemaking/oct307/part90/sapa/ris.pdf*.

Ende, Leo van den, Amir Haberham, et Kees den Boogert (2004), « Tax Expenditures in the Netherlands » dans Polockova Brixi, Valenduc, et Swift (2004), *Tax Expenditures – Shedding Light on Government*

Spending through the Tax System, Banque mondiale, Washington DC, pp. 134-136.

GAO (*Government Accountability Office*, Instance de contrôle des comptes de l'État federal) (2005), « Government Performance and Accountability: Tax Expenditures Represent a Substantial Federal Commitment and Need to Be Reexamined », GAO-05-690, Government Accountability Office, Washington DC, pp. 72-82.

Graham, John D. (2003), « Statement Before the Committee on Small Business, United States House of Representatives », Office of Information and Regulatory Affairs, Washington DC, *www.whitehouse.gov/omb/legislative/testimony/graham050103.html*.

Gravelle, Jane G. (2005), « Tax Expenditures » dans *NTA Encyclopedia of Taxation and Tax Policy*, Deuxième édition, Joseph J. Cordes, Robert D. Ebel et Jane G. Gravelle (éds.), Urban Institute Press, Washington DC.

Internal Revenue Service (2004), « Returns With Earned Income Credit, by Size of Adjusted Gross Income, Tax Year 2004 », Washington DC, *www.irs.gov/pub/irs-soi/04in04ic.xls*, consulté le 2 novembre 2007.

Joint Economic Committee (1999), « Tax Expenditures : A Review and Analysis », United States Congress, Washington DC, *www.house.gov/jec/fiscal/tax/expend.pdf*, consulté le 5 novembre 2007.

Joint Committee on Taxation (Commission fiscale conjointe du Congrès américain) (2007), « Estimates of Federal Tax Expenditures for Fiscal Years 2007-2011 » (JCS-3-07), United States Congress, Washington DC.

Koiwa, Tetsura (2006), « Recent Issues on Tax Expenditures in OECD Countries », rapport non publié, OCDE.

OMB (*Office of Management and Budget*, Bureau de la gestion publique et du budget) (1988), *Budget of the United States Government: Special Analyses, Fiscal Year 1988*, Washington DC, tableau G-2, pp. G42-46.

OMB (2008), *Budget of the United States Government, Fiscal Year 2008*, Washington DC, p. 25.

Parlement australien (1999), « Bills Digest No. 87: A New Tax System (Fringe Benefits Reporting) Bill 1998 », Department of the Parliamentary Library, Canberra, *www.aph.gov.au/library/pubs/bd/1998-99/99bd087.htm*.

Schick, Allen (2007), « Off-Budget Expenditure: An Economic and Political Framework », *OECD Journal on Budgeting*, vol. 7, n°3, OCDE, Paris.

Surrey, Stanley S., et Paul R. McDaniel (1980), « The Tax Expenditure Concept and the Legislative Process » dans *The Economics of Taxation,* Henry J. Aaron et Michael J. Boskin (éds.), Brookings Institution Press, Washington DC, pp. 123-144.

Tran-Nam, Binh (1999), « Tax Reform and Tax Simplification: Some Conceptual Issues and a Preliminary Assessment », *Sydney Law Review,* vol. 21, n°3, *www.austlii.edu.au/au/journals/SydLRev/1999/20.html*

Chapitre 3
Rôle des dépenses fiscales dans la procédure budgétaire

Ce chapitre examine le rôle des dépenses fiscales dans la procédure budgétaire. La mise en place de nouvelles dépenses fiscales sans prendre de sérieuses précautions en matière de mesures ainsi que de révision et réexamen réguliers rendrait beaucoup plus difficile la maîtrise future des finances publiques. Une question clé est de savoir comment concevoir les procédures de contrôle budgétaire de façon à ce que les dépenses fiscales soient mises sur un pied d'égalité avec les décisions de dépenses ordinaires. On peut soutenir qu'une règle de dépenses bien conçue serait plus efficace qu'une règle de déficit, tant pour maintenir l'équilibre budgétaire que pour inciter à maîtriser les dépenses fiscales.

On s'intéresse davantage depuis quelque temps aux dépenses fiscales à cause de l'augmentation apparente de leur nombre et de leur importance, mais aussi parce que les déficits budgétaires sont élevés dans certains pays et pourraient être aggravés par la médiocre conjoncture actuelle. L'existence de déficits élevés et croissants est particulièrement préoccupante, parce que de nombreuses économies développées seront bientôt confrontées à l'accélération ou à la poursuite du vieillissement démographique, ce qui tendra à gonfler encore plus les déficits. La menace qui se profile explique l'intérêt accru pour les procédures et dispositifs budgétaires, y compris la restriction des dépenses fiscales.

Il n'est ni facile, ni simple de maîtriser les dépenses fiscales. Il y a plusieurs discontinuités entre leur mesure et la réalité des résultats budgétaires. Ainsi, la méthode la plus simple et la plus largement utilisée de mesure des dépenses fiscales, celle du manque à gagner, ne tient pas compte du comportement du contribuable. C'est pourquoi le montant des dépenses fiscales n'est pas égal à celui des recettes que procurerait leur suppression. Le résultat le plus probable de l'abrogation d'une dépense fiscale serait que les contribuables tenteraient d'en diminuer l'effet sur leurs revenus disponibles, et donc de minimiser la hausse de l'impôt dû. On ne pourrait probablement éliminer certaines dépenses fiscales qu'en prévoyant des clauses d'antériorité pour les placements et les transactions. Ne serait-ce que pour cela, l'augmentation des recettes résultant de la suppression d'une dépense fiscale serait sans doute inférieure au montant mesuré de celle-ci.

D'autres caractéristiques des données embrouillent encore plus les choses. Il y a plusieurs types d'interaction des dépenses fiscales. Si on en élimine un grand nombre, cela peut faire entrer des contribuables dans les tranches les plus élevées de l'impôt progressif, de sorte que les recettes supplémentaires dépasseraient la somme des estimations individuelles. Il est généralement difficile de prévoir, à partir des estimations publiées, l'effet sur les recettes des changements de politique à l'égard des dépenses fiscales, sachant surtout que ces estimations emploient habituellement la méthode du manque à gagner. Dans d'autres circonstances, il peut arriver que de multiples suppressions aient un produit inférieur à la somme des différents éléments[1]. C'est pourquoi les agences fiscales déconseillent fréquemment aux analystes d'additionner les estimations des différentes dépenses fiscales pour arriver à un total. Cela créerait des complications si un total inexact devenait un objectif opérationnel de la politique budgétaire. À l'évidence, il est également difficile d'estimer les effets des changements de politique en matière de programmes de dépenses obligatoires ou de droits à prestation.

Il y a d'autres particularités possibles. Une progression accélérée des revenus fait passer les contribuables dans les tranches supérieures du barème, d'où une augmentation des dépenses fiscales mesurées, même sans changement de la législation[2]. Les modifications du comportement des contribuables ou des règles fiscales peuvent faire évoluer les dépenses fiscales, y compris en l'absence d'action du législateur, de sorte que leur coût pour les recettes publiques peut augmenter ou diminuer relativement aux estimations antérieures.

La question se pose aussi de l'attitude de la population à l'égard du niveau de taxation, quelle que soit l'importance des dépenses fiscales dans le système. Que le degré de taxation soit relativement élevé ou relativement bas, l'opinion publique peut réclamer vigoureusement un allégement fiscal quand les recettes dépassent une moyenne historique, ce qui arrive le plus souvent dans les périodes de bonne conjoncture marquées par une diminution du déficit budgétaire. Si cette sorte de limitation implicite des recettes fiscales s'exerce, on ne peut probablement pas supprimer des dépenses fiscales, et donc augmenter les rentrées budgétaires, sans accorder des compensations sous forme de réductions de taux d'imposition ou de changements similaires d'autres aspects de la fiscalité qui ramèneraient le montant des recettes à la moyenne historique. On peut évidemment élargir cet argument en soutenant que les impôts ne sont sans doute pas un moyen acceptable de diminuer le déficit budgétaire, quelles que soient les circonstances. Cet argument d'ordre général est peut-être politiquement réaliste, mais il serait le plus décourageant du point de vue de la responsabilité budgétaire. En élargissant encore plus la perspective, on peut penser que les grands programmes de dépenses publiques sont tout aussi politiquement enracinés que les dépenses fiscales, d'où la conclusion que toute baisse du déficit est ardue et qu'aucune option ne doit être écartée.

La procédure de contrôle budgétaire comporte un autre aspect, qui consiste à empêcher l'adoption de politiques aggravant les perspectives. La vigilance à l'égard de l'extension des dépenses fiscales existantes ou de l'adoption de nouvelles peut prévenir la dégradation à court terme des budgets publics et la création à long terme d'une appropriation implicite de ces dispositions particulières. En outre, comme les dépenses fiscales sont généralement inscrites dans la législation permanente, sans garantie de réexamen et de contrôle ultérieurs à intervalles réguliers, la mise en place de nouvelles sans de sérieuses précautions rendrait beaucoup plus difficile la maîtrise future des finances publiques.

En résumé, et en guise de conclusion générale, les dépenses fiscales **mesurées** constituent au mieux un objectif imparfait pour une stratégie de maîtrise budgétaire. Mais, sur le plan des principes, les **politiques** à l'égard des différentes dépenses fiscales doivent faire partie des actions de réduction du déficit budgétaire au même titre que toute autre politique publique, notamment les programmes de dépenses ordinaires et les aspects structurels de la fiscalité. L'évaluation des dépenses fiscales doit donc faire partie des mesures d'assainissement budgétaire, lesquelles peuvent ou non être déclenchées par une règle ou une procédure budgétaire. À partir de là, la question est de savoir comment concevoir les procédures de contrôle budgétaire de façon à mettre les dépenses fiscales sur un pied d'égalité avec les décisions de dépenses ordinaires.

Comme on l'a dit précédemment, la création ou l'extension des dépenses fiscales peut être une solution de facilité offrant de multiples avantages politiques. Elles exercent un attrait en réduisant les impôts, même si le nombre de bénéficiaires est très limité. Comparativement à un programme de dépenses d'effet identique, elles se traduisent par une diminution de la dimension mesurée de l'État qui peut être politiquement séduisante. La législation fiscale pouvant être complexe, les avantages ciblés sont éventuellement moins gênants et peuvent être politiquement acceptables en tant qu'allégements d'impôts, alors qu'ils seraient inconcevables en tant que programmes de dépenses. Comme les dépenses fiscales figurent habituellement dans la législation permanente, elles peuvent constituer pour les bénéficiaires une source d'avantages plus sûre que les programmes de dépenses, qui exigent une dotation annuelle ou au moins une nouvelle autorisation périodique. Dans le processus d'élaboration des politiques, les dépenses fiscales présentent sans doute des avantages par rapport aux réductions d'impôt à caractère général. Pour le coût en recettes publiques d'une réduction générale des impôts presque imperceptible, on peut accorder un avantage substantiel à une petite catégorie de contribuables favorisés.

L'attrait politique des dépenses fiscales peut même influer sur la composition des recettes. Si le système politique est en mesure de favoriser plus facilement certains groupes au moyen de dépenses fiscales concernant l'impôt sur le revenu, on peut avoir tendance à augmenter les taux d'imposition, à réduire les recettes en accordant des avantages sous forme de dépenses fiscales, puis à recourir à d'autres impôts pour compenser la différence et faire rentrer les fonds supplémentaires dont on a besoin. Cette distorsion de la politique fiscale est probablement indésirable.

On peut assurément obtenir certains avantages politiques des dépenses fiscales en adoptant des programmes de dépenses obligatoires à caractère permanent. Comme on l'a dit précédemment, un crédit d'impôt récupérable et un programme de dépenses obligatoires sont des substituts proches pour aider les familles en activité qui perçoivent des revenus faibles ou modérés. Dans la réalité, les deux méthodes peuvent d'être d'intérêt sensiblement équivalent, surtout si l'une ou l'autre forme de prestation a peu de chances d'être supprimée dans le cadre d'un assainissement budgétaire. Cela laisse subsister des questions diverses : le contrôle des programmes obligatoires est-il plus rigoureux que celui des dépenses fiscales ? La gestion, l'innovation et l'amélioration sont-elles supérieures ou inférieures pour les dépenses fiscales comparativement aux programmes obligatoires ? La fraude est-elle mieux ou moins bien contrôlée pour les dépenses fiscales ? Le service aux bénéficiaires (y compris le versement régulier pendant toute l'année au lieu d'une seule fois par an) est-il supérieur ou inférieur pour les dépenses fiscales ? Il faut aussi se demander si les caractéristiques des programmes, comme les taux d'imposition marginaux implicites entraînant la suppression progressive de l'avantage, le traitement des couples mariés, etc., sont supérieures ou inférieures dans le cas des dépenses fiscales. En résumé, avec un crédit d'impôt récupérable, il y a sans doute moins d'administration de programmes en temps réel, un calcul moins exact ou pas de règlement des prestations en temps réel, d'où un coût inférieur de gestion des programmes ; avec un programme de dépenses, en revanche, il y a sans doute plus d'administration, de fourniture et de contrôle des prestations en temps réel d'où un coût de gestion supérieur. En fonction du mode de présentation, il peut y avoir une plus grande transparence avec un programme de dépenses et la mesure du coût pour l'État peut être différente. La forme que devrait prendre un programme visant à rendre le travail rentable peut être discutée.

Si l'on met à part les mesures prises pour rentabiliser le travail, le mécanisme des dépenses fiscales a un attrait politique propre en tant que moyen d'affecter des ressources publiques à des objectifs relativement étroits. Tout mécanisme de maîtrise du budget doit donc, pour réussir pleinement, combler cette faille.

Catégories de règles budgétaires

À un haut niveau d'agrégation conceptuelle, il y a deux grandes catégories de règles budgétaires. Une **règle de déficit** a pour objectif un certain montant de déficit budgétaire, en valeur absolue ou en pourcentage du PIB. On peut citer comme exemple le Pacte de stabilité et de croissance de la Communauté européenne et la Loi américaine Gramm-Rudman appliquée à la fin des années 1980. En apparence, une règle de déficit s'applique directement aux dépenses fiscales, puisque les pertes de recettes augmentent les déficits. En pratique toutefois, ces règles peuvent être relativement inefficaces à l'égard des allégements fiscaux en général ou de tout autre emploi de fonds publics, car elles sont créées ou élargies dans les périodes où l'économie est forte et où l'objectif de déficit n'est pas contraignant ; au moment où l'économie s'affaiblit et où le déficit augmente, on peut se servir de cette faiblesse comme argument contre un changement de politique qui aurait un effet procyclique indésirable. Ainsi, une règle de déficit ne constitue pas en soi une protection absolue contre l'adoption ou l'extension des dépenses fiscales. Le problème est de la rendre efficace en général. On peut dire que c'est très difficile (Anderson et Minarik, 2006).

La deuxième catégorie se compose de **règles de dépenses**. Une règle de dépenses a pour objectif leur montant ou leur variation, et non le déficit budgétaire. L'avantage d'une règle de dépenses est qu'elle peut exiger et permettre une action anticylique : restrictive quand la conjoncture est bonne, mais pas dans le cas contraire (Anderson et Minarik, 2006). Lorsque l'économie est forte, elle ne permet pas d'utiliser une amélioration imprévue de la situation budgétaire. Mais, lorsque l'économie est faible, on n'est pas obligé de procéder à un resserrement procyclique et on laisse jouer les stabilisateurs automatiques pour atténuer la récession. Dans les années 1990, les États-Unis ont expérimenté avec succès une règle de ce type, jusqu'à ce qu'elle soit d'abord suspendue en 2001, puis qu'on la laisse expirer.

À première vue, une règle de dépenses semble donner toute latitude aux dépenses fiscales. De fait, la Suède en a appliqué une qui n'imposait aucune contrainte en matière de recettes. Une règle de cette nature peut exercer une pression sur les dépenses mesurées et la dimension mesurée de l'État, mais, à moins que ce ne soient les seuls objectifs, l'échappatoire qu'elle offre à la politique fiscale pour poursuivre les objectifs de la politique de dépenses semble une erreur fatale. Comme l'analyse fondamentale des dépenses fiscales l'explique depuis le début, les exceptions préférentielles à des systèmes fiscaux neutres et d'assise large équivalent à bien des égards à des dépenses. Si une procédure budgétaire limite les dépenses ordinaires, mais pas le développement de dépenses fiscales, on peut prévoir qu'elle oriente les projets d'utilisation des ressources publiques sur la voie offrant le moins de résistance, c'est-à-dire les recettes du budget sous la forme de dépenses fiscales – c'est ce qu'illustre l'expérience suédoise. Mais on peut et on doit probablement reconnaître que l'application du terme « règle de dépenses » à ce type de discipline budgétaire est impropre. Une règle de « dépenses » peut viser aussi bien les recettes que les dépenses étroitement définies. Aux États-Unis, l'application d'une règle de dépenses comportait un système de neutralisation automatique (« *pay as you go* »), qui poussait jusqu'au bout la logique de discipline budgétaire. Outre le plafonnement légal des dotations annuelles, la neutralisation automatique restreint les variations conjuguées des dépenses obligatoires et des impôts, y compris les dépenses fiscales et les paramètres structurels de la fiscalité. Tout changement des dépenses obligatoires ou de la fiscalité qui augmentait le déficit, pendant une période d'estimation allant jusqu'à dix ans, devait être intégralement compensé par d'autres changements de politique dans le même domaine[3]. Les violations des plafonds annuels de dépenses et de la neutralisation automatique étaient sanctionnées distinctement par des coupes généralisées dans la catégorie où elles se produisaient. Ce système ne permettait pas de profiter de la conversion d'un programme de droits à prestation en une dépense fiscale. La conversion de dépenses votées annuellement en une dépense fiscale donnait une marge dans le cadre du plafond des dépenses votées, mais exigeait une économie équivalente.

Le système de neutralisation automatique mis en œuvre aux États-Unis s'étant avéré efficace, il a fait l'objet de manipulations statistiques comme la sous-estimation des coûts ou le vote de mesures assorties de délais de caducité irréalistes. Mais une règle de déficit serait soumise aux mêmes manipulations. En fait, on peut penser qu'une règle de neutralisation automatique serait moins exposée aux trucages sous forme d'estimations trop optimistes qu'une règle de déficit ; en effet, toute erreur s'inscrirait dans un total estimé avoir un effet net nul sur le budget. En revanche, les mesures prises pour absorber une amélioration inattendue des comptes, dans le cadre d'une règle de déficit, commenceraient par avoir un effet net défavorable et toute erreur d'estimation partirait de ce point.

On pourrait soutenir que la neutralisation automatique sous sa forme américaine a le défaut de ne restreindre que les **changements** nocifs de politique, tout en permettant à un déficit structurel existant de perdurer. Mais on pourrait ajouter à ce mécanisme l'obligation de réaliser des économies futures, de montant spécifié, sur les dépenses obligatoires et les impôts – y compris, si on le souhaitait, par des réductions ou des réformes des dépenses fiscales. Certains ont préconisé d'ajouter une règle de déficit à une règle de dépenses pour que la plus rigoureuse des deux s'exerce. Mais, si le système global pouvait se satisfaire du respect de l'une ou l'autre règle, en fait de la moins contraignante, on aurait toutes les faiblesses d'une règle de déficit. Si la contrainte ultime était la plus rigoureuse des deux règles, cela obligerait à un resserrement budgétaire procyclique en période de basse conjoncture.

Une règle de neutralisation automatique pourrait créer une incitation à diminuer ou à abroger soit des dépenses fiscales en vigueur, soit des programmes de dépenses obligatoires, pour financer de nouveaux programmes de cette nature ou une baisse générale des impôts. Elle pourrait aussi encourager l'évaluation de la gestion et le perfectionnement qualitatif des dépenses fiscales, afin d'obtenir de meilleurs résultats à partir de la base fixe des programmes disponibles de dépenses obligatoires et d'impôts.

On estime en général que la règle de dépenses, incluant des restrictions fiscales, pratiquée aux États-Unis a contribué au passage d'un déficit élevé au début des années 1990 à un excédent substantiel à la fin de cette décennie. Mais elle fournit une nouvelle preuve qu'une bonne procédure ne sert à rien en l'absence de volonté politique : on a enfreint cette règle dans les premières années de la décennie actuelle avant de la laisser expirer à la fin de 2002, et il en est résulté un important déficit budgétaire. On peut néanmoins soutenir, au vu de cette expérience, qu'une règle de dépenses bien conçue serait plus efficace qu'une règle de déficit, tant pour maintenir l'équilibre budgétaire que pour inciter à maîtriser les dépenses fiscales.

Notes

1. Aux États-Unis, par exemple, en cas de suppression d'une déduction spécifique d'impôt sur le revenu, un contribuable peut faire jouer la déduction forfaitaire, de sorte que les suppressions d'autres déductions spécifiques n'auront pas d'effet sur les recettes émanant de ce contribuable. Une étude de Burman, Geissler et Toder (2008), donne des estimations des dépenses fiscales américaines non destinées aux entreprises, qui sont rendues encore plus compliquées par l'interaction de l'impôt minimum alternatif (*alternative minimum tax,* AMT).

2. C'est certainement vrai en cas d'accélération de la croissance économique réelle. Cela peut aussi l'être en cas d'accélération inflationniste, si les tranches du barème et les abattements ne sont pas parfaitement indexés ou s'ils le sont avec un délai (ce qui est presque certain).

3. Les règles législatives s'opposaient aussi aux politiques dont le coût mesurable net dépassait la période d'estimation de dix ans.

Bibliographie

Anderson, Barry, et Joseph J. Minarik (2006), « Design Choices for Fiscal Policy Rules », *OECD Journal on Budgeting*, vol. 5, n°4, pp. 159-208.

Burman, Leonard E., Christopher Geissler, et Eric J. Toder (2008), « How Big are Total Individual Income Tax Expenditures and Who Benefits from Them? », *The American Economic Review*, vol. 98, n°2, American Economic Association, Nashville, Tennessee, États-Unis.

Chapitre 4
Études de cas : méthodes, institutions et données

Ce chapitre présente des comparaisons résumées des concepts et des méthodes que chacun des dix pays étudiés (Allemagne, Canada, Corée, Espagne, États-Unis, France, Japon, Pays-Bas, Royaume-Uni, et Suède) emploient pour définir et mesurer les dépenses fiscales, afin de mieux comprendre comment les différents pays définissent, mesurent, révisent et contrôlent les dépenses fiscales. On décrit ensuite les institutions et pratiques nationales relatives à l'élaboration de la politique fiscale dans le cadre budgétaire. Pour la plupart des pays, on calcule aussi les dépenses fiscales mesurées en pourcentage du PIB et par rapport aux agrégats de recettes publiques. Les dépenses fiscales au titre des impôts directs sont désagrégées en une série normalisée d'objectifs ou de fonctions budgétaires. On essaie aussi de tenir compte des différences entre les pays, dont certains qualifient ces dispositions de « structurelles » plutôt que de dépenses fiscales.

Les sections suivantes de cet ouvrage présentent des comparaisons résumées des concepts et des méthodes employés par chaque pays pour définir et mesurer les dépenses fiscales. On décrit ensuite les institutions et pratiques nationales qui concernent l'élaboration de la politique fiscale dans le cadre budgétaire. On se fixe l'objectif difficile de répondre à certaines questions importantes relatives au traitement des dépenses fiscales dans les pays membres de l'OCDE. Quels sont les services de l'État qui les comptabilisent ? Que peut-on dire de la qualité des mesures ? Les dépenses fiscales sont-elles réexaminées avec plus ou moins de soin et plus ou moins fréquemment que les programmes de dépenses obligatoires similaires ? À quel point leur développement récent s'explique-t-il par les dispositifs visant à « rentabiliser le travail » ? Quel est le degré d'intégration des dépenses fiscales à la procédure budgétaire ? Celle-ci parvient-elle à discipliner leur adoption ou leur croissance ?

Pour la plupart des pays, si les données disponibles et les problèmes de langue le permettent, on calcule aussi les dépenses fiscales mesurées en pourcentage du PIB et par rapport aux agrégats de recettes publiques. Les dépenses fiscales au titre des impôts directs sont désagrégées en une série normalisée d'objectifs ou de fonctions budgétaires. On essaie aussi de tenir compte des différences entre les pays, dont certains qualifient ces dispositions de « structurelles » plutôt que de dépenses fiscales, en espérant ne pas s'éloigner de leurs normes de mesure. Pour tous, des questions subsistent à propos de la nature précise de certaines importantes dépenses fiscales, liées à des problèmes de traduction de même qu'à la complexité inhérente aux systèmes fiscaux. Nous sommes reconnaissants aux collègues de tous ces pays de leur collaboration.

L'objectif est de mieux faire comprendre comment les différents pays définissent, mesurent, révisent et contrôlent les dépenses fiscales. Au regard du travail de collaboration effectué jusqu'à présent, peu de pays peuvent prétendre avoir adopté des procédures manifestement supérieures ou parfaitement réussies à traiter ces problèmes de politique publique. Mais, au cours des débats, certains ont exprimé des idées qui sont apparues aux autres dignes de considération ou qui ont donné des résultats apparemment désirables. L'ouvrage se terminera par une brève comparaison et une conclusion.

Notes sur les comparaisons internationales de données

Comme on l'a indiqué en évoquant la définition des dépenses fiscales au début de cet ouvrage, toute comparaison des données entre pays se heurte à de sérieuses limites. Celles auxquelles nous procédons ici doivent être plus considérées comme qualitatives que comme précisément quantitatives. Des différences apparemment légères de définition et de jugement peuvent entraîner des écarts significatifs du nombre et du montant des dépenses fiscales. Il convient de signaler d'emblée que les comparaisons de données faites ici ne visent pas vraiment à donner des réponses, mais plutôt à formuler de bonnes questions.

Les différences qui ressortent des comparaisons ne proviennent pas des problèmes de mesure qui sont le plus débattus au niveau conceptuel. Ainsi, un survol de la mesure des dépenses fiscales à la manière d'un manuel comparerait la méthode de perte initiale de recettes, celle de perte finale de recettes (ou celle du manque à gagner) et la méthode d'équivalent en dépenses. Or, en pratique, tous les pays utilisent la méthode du manque à gagner et un seul donne des estimations de l'équivalence en dépenses, à titre d'information supplémentaire ; cette question de mesure, que l'on met en avant, n'a pas d'influence sur les données réelles de dépenses fiscales. Une deuxième préoccupation théorique est le choix d'un impôt sur le revenu ou sur la consommation comme référence pour mesurer les dépenses fiscales. Mais aussi importante que cette décision puisse paraître, à cause de ses conséquences sur les choix de politique fiscale, tous les pays emploient explicitement ou implicitement une référence d'impôt direct ; ce sujet important de débats académiques n'a donc pas d'incidence sur les données que nous voyons. Toutefois, chaque pays définit son système fiscal de référence avec des subtilités qui lui sont propres ; cela rend les coûts estimés des dépenses fiscales, par ailleurs identiques, différents et non comparables avec ce que l'on obtiendrait dans les autres pays. Dans les développements qui suivent, nous allons tenter l'impossible : recenser et expliquer au moins certaines de ces utiles distinctions.

Ces distinctions ne permettent certes pas de comparer précisément les données de différents pays. Mais, à condition de ne pas les surinterpréter, elles peuvent conduire à poser certaines questions importantes pour la recherche future et à soulever des leçons qualitatives pour les politiques publiques. Un prudent effort de jugement peut aboutir à d'importantes conclusions sur la manière dont diverses conceptions de l'adoption, de la révision et du contrôle des dépenses fiscales peuvent mener à des résultats systématiquement différents. Il semble qu'il vaille la peine d'effectuer des recherches dans ce domaine, même sans comparaisons internationales précises.

Problèmes conceptuels

Comme on vient de le dire, l'imposition des revenus du capital est l'une des questions fondamentales pour le choix d'un système de référence. Avec une référence d'impôt sur la consommation, cette imposition serait une dépense fiscale négative et aucun abattement ne serait considéré comme une dépense fiscale. Comme aucun pays n'utilise une référence d'impôt sur la consommation, les problèmes posés par l'imposition des revenus du capital ne sont pas si grands. Mais il y a des questions beaucoup plus subtiles en rapport avec ce thème. Par exemple, dans le cadre d'une référence d'impôts directs, les amortissements fiscaux plus généreux que les amortissements réels devraient être recensés comme une dépense fiscale. Or, il n'y a pas d'accord sur une mesure quantitative précise de l'amortissement véritable. De même, selon l'interprétation de la référence, on peut ou non qualifier de dépense fiscale un abattement visant à éviter la double imposition des dividendes versés par les sociétés. Les dispositions prises pour tenir compte de l'effet de l'inflation sur la valeur réelle des intérêts, des dividendes ou des plus-values peuvent poser des problèmes de mesure, mais le sujet est si complexe que tous les pays examinés ici choisissent de l'ignorer. Les pays qui appliquent un impôt cédulaire aux revenus du capital, c'est-à-dire avec des taux spécifiques (il s'agit souvent d'un taux unique forfaitaire), peuvent choisir comme système de référence soit le taux cédulaire, soit les taux progressifs sur d'autres revenus.

La taxation des revenus personnels soulève en général des problèmes particuliers. La plupart des définitions des dépenses fiscales classent les dispositions permettant de mesurer la capacité contributive dans la catégorie structurelle, plutôt que dans celle des dépenses fiscales. Compte tenu de ce principe, la question de savoir si de nombreuses dispositions fiscales répandues sont des subventions accordées à certains ménages ou des mesures structurelles de la capacité contributive est affaire de jugement. On peut classer dans l'une ou l'autre de ces catégories les mesures en faveur des familles ayant des enfants. On pourrait même dire d'un crédit d'impôt récupérable visant à rentabiliser le travail, surtout s'il est réservé à ces familles, qu'il mesure l'aptitude à payer. L'unité de référence de l'analyse des dépenses fiscales, et de la fiscalité, est habituellement la famille. Mais, s'agissant des dépenses fiscales, le Canada définit la personne comme unité d'imposition. Cela créée la possibilité d'un classement différent des allégements en faveur des familles dans les comparaisons internationales, soit comme dépenses fiscales, soit comme mesures de la capacité à payer l'impôt. Selon Koiwa (2006), le fait de ne pouvoir distinguer les allégements au titre de la capacité contributive les place à un niveau différent d'analyse des programmes de dépenses poursuivant le même objectif[1]. D'un autre côté, si l'objectif de l'impôt sur le revenu est d'évaluer la capacité à payer, il semble inapproprié de qualifier ces dispositions de dépenses fiscales[2].

Certains pays ne reconnaissent l'existence de dépenses fiscales que dans le domaine des impôts directs sur les personnes et les entreprises. D'autres considèrent qu'il y a aussi des dépenses fiscales au titre de la TVA ou des taxes sur les ventes, des impôts immobiliers, de droits d'accise spécifiques et de tous les autres impôts. Dans cet ouvrage, nous traitons séparément les dépenses fiscales afférentes aux différentes catégories d'impôts. Cette décision s'expose à une critique éventuelle : un pays peut choisir d'accorder un allégement particulièrement nécessaire sous forme d'une dépense fiscale au titre de l'impôt sur le revenu, alors qu'un autre peut décider de l'accorder aux mêmes personnes dans les mêmes conditions sous forme d'une dépense fiscale au titre de la TVA.

Classement catégoriel des dépenses fiscales

L'analyse des dépenses fiscales ayant pour but de les comparer aux programmes de dépenses ordinaires, on les a classées en différentes catégories selon leur « finalité », leur « fonction » ou leur « fonction budgétaire ». Après avoir examiné celles qui sont en vigueur, on a distingué un ensemble d'objectifs présentés ci-dessous :

- les bas revenus, sans rapport avec le travail ;

- rendre le travail rentable ;

- la retraite ;

- les avantages accordés aux salariés (hors santé et hors retraite) ;

- l'éducation ;

- la santé ;

- le logement ;

- l'activité professionnelle générale et l'investissement ;

- la recherche-développement ;

- l'aide à des secteurs particuliers ;

- les abattements au titre des revenus du capital ;

- les rapports entre les échelons administratifs ;

- les organismes philanthropiques ;

- les autres objectifs.

On a choisi ces catégories pour refléter la gamme habituelle de fonctions des programmes de dépenses ou d'impôts que l'on utilise dans d'autres contextes sans aller jusqu'à un degré de détail excessif. Cela supposait une certaine ambiguïté, dont voici une illustration : on a signalé auparavant la minceur de la distinction entre les dépenses fiscales, qui allègent la charge fiscale de certaines catégories de la population, et les dispositions structurelles, qui mesurent la capacité à payer l'impôt et ne sont donc pas des dépenses fiscales. Parmi les dispositions qui se trouvent à la limite entre les deux, on pourrait citer un crédit d'impôt réservé aux familles ayant des enfants ou un crédit d'impôt récupérable visant à rendre le travail rentable[3]. La distinction entre un allégement ou une incitation en faveur d'une activité économique générale (comme l'amortissement accéléré de tous les équipements) et de secteurs spécifiques (comme une incitation fiscale à l'investissement des entreprises industrielles) est également ambiguë. Elle peut le devenir quand l'incitation s'applique aux investissements informatiques de toutes les entreprises ; nous la classons ici dans la catégorie des incitations à toutes les activités (car n'importe quelle entreprise peut acquérir des équipements informatiques), et non comme incitation à un secteur particulier (celui qui fabrique les équipements). Dans cet ouvrage, nous créons une catégorie pour les allégements fiscaux entre administrations applicables à tous les échelons infranationaux des pouvoirs publics (comme le fait de déduire de l'impôt fédéral les impôts sur le revenu réglés au niveau provincial ou local) ; mais nous classons dans la catégorie des dépenses fiscales en faveur de l'activité générale les incitations à tous les investissements dans des circonscriptions administratives infranationales sélectionnées en fonction de leur sous-développement. On a résolu une autre ambiguïté en classant comme incitation fiscale à un secteur les allégements ou les encouragements en faveur d'un secteur spécifique dans des provinces spécifiques, quand on s'est aperçu que la totalité du secteur se trouvait dans ces provinces. En raison de l'intérêt que l'on perçoit pour les incitations en faveur de la recherche, du développement et de l'expérimentation, il y a une catégorie pour ces dépenses fiscales ; l'ouvrage la limite aux incitations à l'activité de recherche, à l'exclusion des investissements en équipements ou en procédés résultant de la recherche (qui sont considérés comme des allégements en faveur de l'activité générale, les incitations étant accessibles à toutes les entreprises). Il existe une catégorie pour les avantages procurés par les employeurs aux salariés ; elle ne comprend pas les exclusions du bénéfice des programmes publics d'assistance aux salariés. Pour permettre une certaine comparaison internationale des dispositions fiscales en faveur des revenus du capital, cet ouvrage crée une catégorie séparée ; on y trouve les estimations données par certains pays des abattements au titre des plus-values ou de la double imposition des dividendes de sociétés, qu'ils considèrent comme structurelles plutôt que comme des dépenses fiscales. La liste des ambiguïtés pourrait se poursuivre.

La liste des finalités budgétaires a été utilisée avec souplesse, afin de réduire le plus possible les problèmes de non comparabilité entre pays. On a notamment choisi la catégorie des allégements en faveur des revenus du capital pour y placer des mesures qui pourraient être considérées comme une évolution partielle vers une référence d'impôt sur la consommation. Cette catégorie pourrait donc inclure des dispositions comme celles prises par le Canada pour éviter la double imposition des dividendes des sociétés, les abattements au titre des plus-values ou l'amortissement accéléré des investissements d'entreprises. En revanche, les dépenses fiscales classées comme allégements accordés à des secteurs spécifiques, incitations à la recherche-développement ou même incitations à l'activité générale appartiendraient probablement au type de subventions considérées comme n'entrant même pas dans le cadre de la référence à l'impôt sur la consommation.

Cet ouvrage présente deux séries de tableaux de données pour chacun des six pays analysés. La première partie de chaque tableau tente d'être la plus proche possible de la présentation des dépenses fiscales faites par le pays lui-même. On y trouve toutes les dépenses fiscales reconnues comme telles par le pays, mais pas les mesures recensées par les deux pays (Canada et Royaume-Uni) qui dressent une liste de mesures structurelles ou « éléments cités pour mémoire », qui ne sont pas considérées comme des dépenses fiscales.

La deuxième partie de chaque tableau s'efforce de minimiser le degré de non comparabilité entre les pays en reclassant les dépenses fiscales et les éléments pour mémoire selon une norme aussi identique que possible. Les possibilités de cette procédure étant clairement limitées, il y a en fait très peu de changements. Mais le Canada, par exemple, définit l'abattement au bénéfice des dividendes comme une partie de sa fiscalité de référence et ne le considère donc pas comme une dépense fiscale. Il est néanmoins inclus dans la liste des éléments cités pour mémoire, avec une estimation de coût calculée comme s'il s'agissait d'une dépense fiscale. L'examen des pratiques d'autres pays a laissé penser qu'ils considéreraient cette disposition comme une dépense fiscale. C'est pourquoi, dans la deuxième partie de chaque tableau, la réduction de la double imposition des dividendes, élément cité pour mémoire par le Canada, apparaît comme dépense fiscale dans la catégorie des allégements généraux accordés aux revenus du capital. Il y a aussi l'exemple de certaines dispositions considérées comme des dépenses fiscales, qui allègent l'impôt pour une partie importante de la population et pourraient être interprétées comme des mesures de la capacité contributive ; on les fait passer de la liste des dépenses fiscales à des groupes séparés d'« éléments structurels » créés pour chaque pays, pas seulement pour le Canada et le Royaume-Uni, qui ont déjà eux-mêmes créé des catégories d'« éléments cités pour mémoire ».

Chaque pays mesure les dépenses fiscales pour ses impôts directs, mais certains ne le font que pour eux et le degré de couverture des autres impôts diffère d'un pays à l'autre. Cet ouvrage n'a donc étendu pour aucun pays le classement en catégories des dépenses fiscales au-delà des impôts directs. Les tableaux présentent donc simplement par type d'impôt les dépenses fiscales relatives à d'autres impôts.

Il y a quatre tableaux par pays : *1)* les dépenses fiscales en pourcentage du PIB ; *2)* les dépenses fiscales en pourcentage du total des impôts ; *3)* les dépenses fiscales par type d'impôt en pourcentage des recettes tirées de ce type d'impôt ; *4)* un décompte des dépenses fiscales, décrit ci-dessous.

Dénombrement des dépenses fiscales

Cet ouvrage donne le nombre des dépenses fiscales à partir des données les plus récentes, afin de dégager une tendance. À l'instar du calcul du montant des dépenses fiscales, ces décomptes sont quelque peu incertains. En général, on considère ici comme une seule dépense fiscale une incitation utilisée par des sociétés et par des personnes qui se trouvent dans des entreprises non constituées en sociétés. Mais, quand des incitations très similaires ont été listées séparément pour les sociétés, les personnes ou les deux, on compte chaque listage comme une dépense fiscale distincte. Enfin, des problèmes de langue peuvent évidemment se poser. En raison de ces problèmes et d'autres ambiguïtés, les décomptes indiqués dans cet ouvrage ne correspondent pas nécessairement à ce que l'on voit ailleurs, mais ils sont peut-être plus cohérents entre les différents pays que d'autres qui ont été effectués dans un seul.

En résumé, les comparaisons internationales de dépenses fiscales posent des problèmes difficiles et probablement insolubles. Il n'y a pas moyen qu'elles soient incontestablement exactes. Cette analyse a pour objectif de rendre la comparaison aussi utile que possible – c'est-à-dire, encore une fois, non de donner des réponses, mais d'identifier des questions.

Enfin, pour les raisons indiquées précédemment, la somme des montants des différentes dépenses fiscales n'est pas forcément égale au montant que l'on calculerait en les considérant ensemble. Théoriquement, on ne devrait donc pas les additionner. Dans le monde réel, c'est la seule solution si l'on s'intéresse aux montants totaux, car il y a peu ou pas d'analyses quantitatives des dépenses fiscales combinées.

Les dépenses fiscales en Allemagne

Définition et mesure

Définition

En Allemagne, la loi ne définit pas les dépenses fiscales. Elle fait référence à l'aide aux entreprises et aux secteurs d'activité. Les dispositions qui bénéficient aux ménages ne sont qualifiées de dépenses fiscales que si elles constituent des subventions indirectes à des entreprises privées ou à des secteurs économiques. À cet égard, la définition implicite des dépenses fiscales utilisée en Allemagne est quelque peu différente des autres pays.

Types d'impôts mesurés

L'Allemagne mesure les dépenses fiscales pour une large gamme d'impôts, mais tous n'en ont pas. Le gouvernement central répertorie le manque à gagner pour le budget fédéral, les budgets des *Länder* et les collectivités locales ; ainsi, tous les niveaux des pouvoirs publics font état de dépenses fiscales. Cela résulte de la règle selon laquelle la loi fédérale est le fondement juridique de la plupart des impôts. Les deux chambres du Parlement allemand (le *Bundestag* et le *Bundesrat*) doivent même adopter les impôts (celui sur les successions par exemple) dont le produit est affecté exclusivement aux *Länder* ou ceux dont le produit revient en partie aux *Länder* ou aux communes.

Système fiscal de référence

Il n'existe pas de définition légale explicite du système fiscal de référence aux fins d'estimation des dépenses fiscales. Le système est implicitement défini par les textes juridiques mentionnés ci-dessus et on considère d'une certaine manière qu'il est réévalué par chaque nouvelle loi fiscale. Les aspects structurels de la législation, comme les abattements personnels ou les taux progressifs, sont jugés comme faisant partie du système fiscal de référence et ne sont donc pas des dépenses fiscales.

Concepts

Les estimations publiées des dépenses fiscales représentent les flux de recettes auxquels les pouvoirs publics renoncent pendant une année donnée. Comme elles ne rendent pas compte des réactions comportementales des contribuables, elles n'ont pas vocation à calculer les recettes supplémentaires qui seraient recouvrées en l'absence de ces mesures. Certaines dépenses fiscales ayant au moins en partie pour but de simplifier l'administration de l'impôt, les recettes additionnelles résultant de leur suppression pourraient être inférieures aux montants communiqués. Chaque dépense fiscale est évaluée séparément et on ne tente pas d'appréhender les effets d'interaction découlant de combinaisons éventuelles de ces mesures ; la somme des dépenses fiscales ne reflète donc pas exactement l'incidence conjuguée de toutes les mesures concernées. L'Allemagne formule seulement des estimations de mesures qu'elle considère comme des dépenses fiscales et pas de celles qui sont censées être des éléments structurels du système fiscal de référence.

Méthodes

Les estimations de dépenses fiscales reposent sur différentes sources de données en fonction de la nature de chacune. On recourt à des données directes sur les versements effectués, à des estimations basées sur les statistiques officielles et à des statistiques professionnelles. Dans certains cas, on utilise des instruments d'estimation spécialement conçus, comme un modèle micro analytique de simulation de l'impôt sur le revenu.

Informations

Place des estimations

Les estimations de dépenses fiscales figurent dans le Rapport du gouvernement fédéral sur les subventions, établi tous les deux ans (qui couvre à la fois les dépenses fiscales et les subventions sous forme de dépenses, mais les premières ne sont pas présentées au côté des programmes de dépenses poursuivant des objectifs similaires) conjointement au projet de budget. Chaque année, une liste des 20 plus importantes dépenses fiscales du gouvernement central est attachée au projet de budget. Ces estimations ne sont pas intégrées aux informations sur les programmes de dépenses.

Fréquence de la diffusion d'informations et années couvertes

Le rapport sur les subventions, qui est communiqué tous les deux ans, donne des chiffres sur les dépenses fiscales de l'année en cours, des deux précédentes et d'une année future.

Élaboration des politiques

Introduction ou extension des dépenses fiscales dans la procédure budgétaire

En sus des règles du Pacte de stabilité et de croissance de l'Union européenne, l'Allemagne a fixé ses propres règles de limitation du déficit budgétaire dans la Loi fondamentale (*Grundgesetz*) et dans la Loi sur les principes budgétaires (*Haushaltsgrundsätzegesetz*), avec la réglementation correspondante. Le principe essentiel est une « règle d'or » qui limite les emprunts au montant des investissements, de façon à stabiliser l'actif net de l'État. Les exceptions ne sont tolérées qu'en cas de difficultés macroéconomiques sérieuses et durables, à caractère effectif ou imminent. En outre, le gouvernement fédéral a adopté en 2006 des principes directeurs non contraignants, qui prévoient que les nouvelles subventions doivent prendre la forme de dons ou d'aides financières, au lieu de dépenses fiscales, et doivent être « compensées ». Ces procédures sont considérées en Allemagne comme des freins efficaces au développement des dépenses fiscales. Les réformer dans le sens d'une rigueur encore plus grande est une priorité importante du programme de fédéralisme budgétaire du gouvernement. L'objectif serait un équilibre budgétaire structurel, c'est-à-dire ajusté des variations conjoncturelles.

Incitations à l'abrogation ou à la réduction des dépenses fiscales existantes dans la procédure budgétaire

Dans un nouvel effort de restriction budgétaire, le gouvernement fédéral a décidé en 2006 que les subventions (sous forme de dépenses fiscales ou de paiements directs) devraient avoir une durée limitée et diminuer progressivement. Il a également décidé qu'elles consisteraient en programmes de dépenses plutôt qu'en dépenses fiscales. Il faudra examiner la possibilité de les convertir en programmes de dépenses. En outre, un accord non contraignant, conclu dans le cadre du Conseil de programmation financière (qui comprend le ministère fédéral des Finances, les ministres des Finances des *Länder* et des représentants d'associations de collectivités locales), limite la hausse à moyen terme des dépenses de tous les échelons des pouvoirs publics à une moyenne annuelle de 1 % en nominal à moyen terme. Les dépenses fiscales ne sont pas couvertes par cet accord, mais on dit qu'il n'y a pas d'initiatives pour tourner cette limitation en les augmentant.

Examen des politiques

Réexamen des dépenses fiscales

L'Allemagne a lancé une procédure de réexamen officiel des dépenses fiscales. Les 20 plus importantes – qui représentent 92 % du coût de l'ensemble – vont être évaluées. Les évaluations portent sur trois aspects : définir l'objectif de la dépense fiscale, par exemple une motivation macroéconomique ou la perception d'un échec du marché ; déterminer si elle est efficace et si c'est le meilleur instrument de politique publique pour atteindre l'objectif ; trouver d'éventuels effets indirects sur le système fiscal en général. Plusieurs instituts de recherche indépendants procèdent aux examens, la participation d'une multiplicité d'examinateurs étant considérée comme une garantie importante de l'objectivité de l'analyse. Le ministère des Finances formulera des remarques sur ces travaux de révision, dont il communiquera les conclusions au Parlement.

Réexamen des programmes de dépenses comparables

Chaque année, pendant la préparation du budget, les différents ministères donnent des estimations du coût futur des programmes publics en concertation avec le ministère fédéral des Finances. Ces estimations portent sur l'horizon de la programmation financière, qui est une période de cinq ans englobant l'année en cours et les quatre années suivantes. Elles sont publiées sous forme agrégée dans le Rapport financier annuel (*Finanzbericht*) joint au projet de budget et, tous les deux ans, dans le Rapport au parlement sur les subventions. Elles sont publiques. Le Rapport financier comporte des estimations de recettes et de charges couvrant la période de programmation financière ainsi qu'à caractère rétrospectif. Il présente les dépenses publiques selon un classement fonctionnel et économique, de 1952 jusqu'au terme de la phase de programmation financière.

Certaines catégories de dépenses (celles consacrées à la famille, au logement et au marché du travail) font l'objet de trois autres rapports et de statistiques. Le Rapport sur les retraites légales et celui sur les retraites du secteur public sont spécialement orientés sur le long terme[4]. Enfin, l'évolution des dépenses publiques en longue période est analysée dans le Rapport de viabilité que publie tous les quatre ans le ministère fédéral des Finances.

En général, les dépenses publiques obligatoires et la législation fiscale ne comportent pas de clauses de caducité. Pour les subventions sujettes à une limitation temporelle, les dates d'expiration se trouvent dans le Rapport sur les subventions.

Informations sur les causes des différences entre les résultats budgétaires et les prévisions antérieures

Les recettes fiscales sont estimées par un groupe d'experts indépendant (*Arbeitskreis « Steuerschätzungen »*) deux fois par an (en mai et novembre). Les résultats figurent dans le projet de loi fédéral pour l'exercice suivant. Lors de la réunion de mai, le groupe des experts établit un rapport sur les différences entre les chiffres réels et l'estimation antérieure. Celles qui résultent de changements de la législation sont présentées séparément des autres, mais on ne fait pas la distinction entre les modifications causées par les fluctuations macroéconomiques et celles dues à des erreurs de calcul.

Dépenses fiscales visant à « rendre le travail rentable »

En Allemagne, il n'existe pas de dépense fiscale visant à rentabiliser le travail qui soit comparable au crédit d'impôt pour les revenus d'activité pratiqué aux États-Unis (EITC). On ne considère pas comme des dépenses fiscales les programmes publics qui poursuivent le même objectif (en particulier, l'aide à l'emploi dans le cadre de ce que l'on appelle le deuxième volet de l'indemnisation du chômage).

Nombre de dépenses fiscales

Impôts directs

En 2006, dernier année pour laquelle on dispose de données définitives ou presque, l'Allemagne faisait état de 56 dépenses fiscales imputables aux impôts directs (voir Tableau II.4, déclarées par le pays)[5]. Dans la ventilation par finalités, la catégorie la plus nombreuse était celle des allégements en faveur de secteurs spécifiques, qui comprenait 22 dépenses fiscales, la deuxième catégorie la plus nombreuse était celle des aides au logement, qui comptait 10 dépenses fiscales. Comme le dispositif allemand visant à rendre le travail rémunérateur n'est pas considéré comme une dépense fiscale, il n'influe pas sur le nombre ou le montant de ces dépenses. Le présent ouvrage est en accord avec le décompte des dépenses fiscales fait par l'Allemagne (voir Tableau II.4, reclassées par l'auteur).

Autres impôts

Pour tous les autres impôts, il y a 30 dépenses fiscales, dont 13 au titre la taxe sur les hydrocarbures et six au titre de la taxe sur l'électricité, de la taxe sur les ventes ou de la TVA (voir Tableau II.4).

Total

En 2006, l'Allemagne indiquait l'existence de 86 dépenses fiscales, soit une très légère augmentation par rapport aux 82 en vigueur en 2003[6]. Mais, en 2008, une dépense fiscale concernant les logements occupés par leurs propriétaires a été supprimée, ce qui a réduit le nombre total.

Montant des dépenses fiscales

Impôts directs

L'ensemble des dépenses fiscales imputables aux impôts directs était égal à 0.29 % du PIB en 2006 (voir Tableau II.1, déclarées par le pays). Les mesures concernant le logement en représentaient plus de la moitié. Celles, plus nombreuses, en faveur de secteurs particuliers atteignaient seulement 0.1 % du PIB.

Autres impôts

Les dépenses fiscales relatives aux impôts autres que directs s'élevaient à 0.45 % du PIB en 2006. La moitié environ était imputable à la taxe sur les hydrocarbures et un peu moins à la taxe sur l'électricité.

Total

En 2006, la totalité des dépenses fiscales représentait 0.74 % du PIB contre 0.8 % en 1980 ; elle a touché un point bas à 0.49 % du PIB en 1995 et 1996. On prévoyait qu'elle fléchisse à 0.64 % du PIB en 2008, en partie du fait de la suppression progressive de la dépense fiscale en faveur des logements occupés par leurs propriétaires.

Les dépenses fiscales au Canada

Définition et mesures

Définition

Le Canada définit les dépenses fiscales comme des déviations par rapport à un système fiscal de référence.

Types d'impôts mesurés

Le Canada présente des estimations de dépenses fiscales couvrant les impôts directs sur les personnes et les sociétés ainsi que la taxe sur les produits et les services (TPS). (Les estimations de dépenses fiscales publiées par le gouvernement central ne portent que sur les impôts fédéraux, mais certaines provinces formulent leurs propres estimations.)

Système fiscal de référence

Comme on l'a noté auparavant, les attributs du système fiscal incluent « les taux et les tranches du barème en vigueur, l'unité d'imposition, le cadre temporel de la taxation, la prise en compte de l'inflation dans le calcul du revenu et les mesures visant à réduire ou à éliminer la double imposition » (des bénéfices de sociétés). Pour opérer les choix en matière d'imposition personnelle qui ne sont pas déjà explicités dans la citation ci-dessus, le Canada définit l'unité d'imposition comme la personne et le cadre temporel d'imposition comme l'année calendaire, tandis que la matière imposable est partiellement ajustée en fonction de l'inflation (Seguin et Burr, 2004). Au Canada, le système fiscal de référence pour mesurer les dépenses fiscales au titre des impôts directs sur les personnes et les sociétés est un impôt sur le revenu. En raison de l'inclusion dans la référence de l'abattement pour double imposition des dividendes, on ne considère comme dépenses fiscales ni le facteur de majoration et le crédit d'impôt pour les dividendes des sociétés, ni la non imposition des dividendes versés entre sociétés (mais on remarque que, dans une présentation des dépenses fiscales, le Canada cite plusieurs éléments pour mémoire, dont l'abattement au titre de la double imposition des dividendes). La prise en compte de l'inflation dans le calcul des revenus est basée sur le mécanisme d'indexation des crédits et des tranches d'imposition progressive de l'IRPP (impôt sur le revenu des personnes physiques) ; il n'y pas d'indexation des revenus du capital sur l'inflation. Comme l'unité d'imposition de l'IRPP est la personne, certaines mesures concernant la taxation de la famille, qui seraient considérées comme structurelles dans la plupart des autres pays, sont classées comme dépenses fiscales.

Pour la TPS, le système fiscal de référence est une TVA à assiette large, perçue à différents stades (avec déduction des intrants professionnels) et régie par le principe de la destination (c'est-à-dire avec exonération des exportations à la frontière et taxation des importations).

Concepts

Le Canada présente des estimations non seulement pour ce qu'il conçoit comme des dépenses fiscales, mais aussi pour pratiquement toutes les dispositions fondamentales du système fiscal qui seraient considérées comme faisant partie du système fiscal de référence. Celles que l'on juge de nature structurelle, et non comme des dépenses fiscales au sens étroit, sont classées séparément en tant qu'« éléments cités pour mémoire ». On trouve également sous cette dénomination des mesures pour lesquelles les limitations des données ne permettent pas de distinguer les composantes dépense fiscale et référence. Ces informations supplémentaires ont pour but de permettre aux utilisateurs des estimations de se faire leur propre opinion sur le champ d'analyse approprié des dépenses fiscales. Comme certaines décisions à propos de ce qui constitue ou non des dépenses fiscales sont controversées (par exemple le choix du Canada de ne pas considérer l'abattement sur les dividendes comme une dépense fiscale), la conception canadienne est utile aux comparaisons internationales, telles que l'analyse de données du présent ouvrage.

Le Canada utilise la méthode du manque à gagner pour mesurer ses dépenses fiscales ; les estimations supposent que l'existence d'une dépense fiscale ne modifie pas le comportement des contribuables ou l'activité économique. Elles portent sur les flux annuels et non sur les valeurs actuelles des effets à plus long terme ou à l'état stationnaire[7]. Toutes les dépenses fiscales font l'objet d'une évaluation distincte et on ne tente pas d'appréhender les effets d'interaction de combinaisons de ces dépenses ; cela signifie que la somme des dépenses fiscales ne reflète pas exactement l'effet conjugué de toutes leurs dispositions. On estime aussi les dépenses fiscales indépendamment de leur incidence sur les programmes de dépenses publiques ou d'éventuels changements d'autres programmes d'impôt ou de dépenses effectués en raison des dépenses fiscales. Le montant d'une dépense fiscale ne donne donc pas une estimation précise des conséquences budgétaires de sa suppression.

Méthodes

Les méthodes de mesure employées au Canada sont abondamment documentées (Seguin et Burr, 2004). Les modèles utilisés pour l'estimation recourent à des échantillons statistiques de déclarations fiscales des personnes et des sociétés, qui donnent les informations nécessaires ; ils s'appuient aussi sur des données administratives, d'enquêtes ou de diverses autres sources. Les estimations des dépenses fiscales au titre de la TPS proviennent d'un modèle différent.

Information

Place des estimations

Les estimations figurent dans un document distinct du budget et n'apparaissent donc pas avec le montant des dépenses consacrées à des finalités comparables (ministère des Finances Canada, 2007c).

Fréquence de la diffusion d'informations et années couvertes

La loi n'oblige pas à faire connaître les dépenses fiscales, mais le Canada les communique chaque année – depuis 1997, les rapports ont couvert l'année concernée, les cinq précédentes et les deux suivantes (c'est-à-dire huit au total). On se sert des données administratives définitives pour calculer les dépenses fiscales des trois dernières années en ce qui concerne l'impôt sur le revenu et des quatre dernières en ce qui concerne l'impôt sur les sociétés ; les chiffres de la dernière année sont des estimations ou des projections. Les dépenses fiscales sont calculées par année **calendaire** et non par année **budgétaire**. Tous les quatre ans, le Canada présente une énumération et une description détaillées de toutes les dépenses fiscales.

Élaboration des politiques

Procédure budgétaire pour l'introduction ou l'extension des dépenses fiscales

Au Canada, la procédure budgétaire n'impose pas de restrictions particulières à l'adoption de dépenses fiscales. Toutefois, au début des années 1980, le Canada a appliqué un « système d'enveloppes », qui attribuait à chaque domaine de politique un montant total de dépenses ordinaires et de dépenses fiscales. Il était entendu implicitement que les agences pouvaient utiliser leurs enveloppes soit à des dépenses fiscales, soit à des programmes de dépenses. Après avoir connu un certain succès, ce système a été abandonné (Grady et Phidd, 1992 ; Poddar, 1988). On éprouvait des difficultés à traiter différents domaines de politique de façon équitable et systématique. Comme les dépenses fiscales proposées par le ministère des Finances n'étaient imputées à aucune des agences, celles-ci étaient incitées à essayer de reporter sur ce ministère les dépenses fiscales qu'elles souhaitaient. En même temps, les agences avaient intérêt à demander la suppression des dépenses fiscales dans leur domaine, ce qui revenait à proposer des augmentations d'impôts pour financer la hausse de leurs propres charges. D'un point de vue théorique, c'est peut-être précisément ce que voudraient les experts des politiques publiques : un choix entre une dépense fiscale et un programme de dépenses ordinaires pour atteindre le même objectif, en présumant que des programmes de dépenses plus transparents tendraient à remplacer les dépenses fiscales. Mais les gouvernements élus ont probablement une vision différente, sachant que le niveau acceptable des recettes totales est sans doute perçu comme limité et que les contribuables, comme les électeurs, risquent de ne pas accepter ce qu'ils considéreraient comme un relèvement des impôts pour financer une hausse des dépenses.

En 1988 a eu lieu une réforme fiscale visant à élargir la matière imposable et certaines dépenses fiscales ont été éliminées. Au milieu des années 1980 et au début des années 1990, dans le cadre de l'austérité budgétaire, on a envisagé l'abrogation ou le regroupement de certaines. Plus récemment, le Canada étant constamment en excédent budgétaire, il y a eu des pressions pour augmenter les dépenses ordinaires et les dépenses fiscales.

Incitations à l'abrogation ou à la réduction des dépenses fiscales existantes dans la procédure budgétaire

La procédure budgétaire annuelle ne prévoit pas de restriction particulière sur les dépenses fiscales ou les dispositions fiscales structurelles. Il n'y a pas d'obligation de neutralité des changements de politique, mais des objectifs non contraignants lient la progression des dépenses à celle de l'économie. Il n'existe à l'heure actuelle que trois mesures fiscales limitées dans le temps : deux concernent l'amortissement accéléré (pour l'industrie de transformation et les technologies d'énergie propre), l'autre est un crédit d'impôt en faveur des investisseurs qui acquièrent des parts, assorties d'avantages fiscaux, de sociétés d'exploration minérale. Aucune date d'expiration n'est fixée pour les principaux transferts aux personnes (prestations aux personnes âgées, assurance emploi et prestation fiscale canadienne pour enfants, PFCE).

Examen des politiques

Réexamen des dépenses fiscales

Il n'y a pas de mécanisme officiel de réexamen des dépenses fiscales par le Parlement ou le Cabinet une fois qu'elles ont été autorisées dans le cadre d'un budget. Toutefois, le ministère des Finances procède constamment au réexamen de la fiscalité (ainsi que l'Agence du revenu du Canada pour les aspects administratifs), avec une contribution technique appropriée des ministères financiers. Certaines mesures font l'objet d'une évaluation plus officielle, à caractère discrétionnaire, et les résultats sont publiés (ministère des Finances, 2007*c*).

Réexamen des programmes de dépenses comparables

Des projections à cinq ans des futurs programmes de dépenses sont communiquées lors de la mise à jour économique et financière de l'automne (ou, le cas échéant, dans un rapport économique qualifié d'« Enoncé ») ; les budgets les donnent pour une période de deux ans[8].

Informations sur les causes des différences entre les résultats budgétaires et les prévisions antérieures

En général, le budget ainsi que la mise à jour économique et financière de l'automne indiquent les variations du solde budgétaire imputables à celles des recettes et des charges, qui reflètent l'évolution économique et financière depuis la dernière prévision. On présente séparément l'incidence de tout nouveau changement de la législation (Receveur général du Canada, 2007). Le budget et la mise à jour donnent aussi des estimations des recettes et des dépenses à un horizon de cinq ans[9].

Dépenses fiscales visant à « rendre le travail rentable »

Il existe au Canada plusieurs mesures que l'on peut classer parmi les dépenses fiscales visant à rendre le travail rémunérateur, mais d'autres dispositions similaires à caractère non fiscal ne doivent pas l'être. Ces mesures ont été motivées par ce que l'on percevait comme « un piège de l'aide sociale », qui imposait des taux d'imposition marginaux implicites élevés et dissuadait donc les bénéficiaires d'aides publiques de travailler.

La PFCE se compose de trois prestations soumises à condition de ressources : une aide de base, la Prestation nationale pour enfants (PNE), réservée aux familles à bas revenu, et la Prestation pour enfants handicapés

(PEH), qui est une aide supplémentaire versée aux familles ayant des enfants affectés d'un handicap grave. La principale finalité de ces prestations est d'apporter une aide financière aux familles avec enfants et seule la PNE pourrait être considérée comme une mesure visant à « rendre le travail rentable ».

Bien que gérée par l'intermédiaire du système fiscal, la PFCE est enregistrée comme une dépense dans les *Comptes publics du Canada*.

La PFCE est versée mensuellement aux familles éligibles, à condition que chaque parent en activité ait fait une déclaration d'impôt sur le revenu pour l'année précédente. Le montant des prestations, qui est réglé pendant une période allant de juillet à juin, se réfère à la somme des revenus nets des parents pendant l'année d'imposition précédente. Ainsi, les sommes versées entre juillet 2007 et juin 2008 sont basées sur le revenu net de 2006.

Deux autres mesures fiscales peuvent être considérées comme visant à rendre le travail rentable : le Supplément remboursable pour frais médicaux et la Prestation fiscale pour le revenu de travail.

Le Supplément remboursable pour frais médicaux est une aide au titre d'un handicap et de frais médicaux supérieurs à la moyenne, destinée aux travailleurs canadiens à bas revenu. Elle incite les canadiens handicapés à entrer dans la population active en leur offrant une solution de remplacement à l'assistance sociale des handicapés fournie par les provinces. Elle prend la forme d'un crédit d'impôt récupérable qui est calculé lors de la déclaration annuelle et déduit de l'impôt sur le revenu.

Le gouvernement a instauré la Prestation fiscale pour le revenu de travail (PFRT) (qui est analogue au crédit d'impôt pour les revenus d'activité en vigueur aux États-Unis). La PFRT rend le travail plus rémunérateur et plus séduisant pour un nombre de canadiens estimé à 1.2 million, déjà intégrés à la population active, en les incitant à garder leur emploi. En outre, on estime que la PFRT encouragera près de 60 000 personnes à entrer sur le marché du travail.

Une PFRT d'un montant maximum de 1 000 CAD est versée aux couples et aux parents célibataires dont le revenu familial est d'au moins 3 000 CAD et le revenu net inférieur à 21 167 CAD. Les couples et les parents célibataires qui disposent d'un revenu de travail d'au moins 8 000 CAD et d'un revenu familial net inférieur à 14 500 CAD reçoivent 1 000 CAD. La PFRT est un crédit d'impôt récupérable, en vigueur depuis l'année fiscale 2007 et versé depuis 2008. Les familles peuvent demander le paiement d'un acompte représentant la moitié de leurs droits annuels estimés. La PFRT s'applique généralement aux personnes de 19 ans et plus qui ne sont pas scolarisées à plein temps.

Une prestation complémentaire est prévue pour les travailleurs canadiens handicapés à bas revenu, qui font généralement face à des obstacles encore plus grands pour travailler. Les actifs éligibles au Crédit d'impôt pour personnes handicapées (CIPH) ont droit au supplément pour handicapé de la PFRT. La prestation est versée quand le revenu d'activité de la personne éligible au crédit d'impôt atteint 1 750 CAD. Elle augmente parallèlement au revenu, dans la limite d'un montant annuel de 250 CAD. La PFRT n'apparaissait pas comme une dépense fiscale dans le classement établi avant sa mise en application[10].

Nombre de dépenses fiscales

Impôts directs

En 2004 (dernière année pour laquelle on dispose de données définitives ou presque), le Canada a fait état de 143 dépenses fiscales au titre des impôts directs (voir Tableau II.8, déclarées par le pays), soit une augmentation de 126 depuis 1994. Pendant cette période, la PFCE a été comptabilisée comme dépense fiscale, mais a cessé de l'être à partir de 2006 (il existe au Canada d'autres dépenses fiscales moins importantes, que cet ouvrage classerait comme mesures visant à « rendre le travail rentable »). Malgré ce changement, le nombre des dépenses fiscales canadiennes s'est élevé à 154 en 2007 (sur la base de données non encore définitives). Parmi les 143 dépenses fiscales en vigueur en 2004, la catégorie la plus nombreuse, composée des allégements en faveur de secteurs spécifiques, en représentait 34 et il y en avait 32 en faveur de l'activité générale. Comme on l'a indiqué antérieurement, l'unité d'analyse pour le système fiscal de référence est la personne, non la famille. Cela conduit le Canada à recenser chaque année deux dépenses fiscales qui ne seraient pas considérées comme telles dans tous les autres pays choisissant implicitement la famille comme unité d'imposition. À l'inverse, le Canada classe plusieurs mesures visant à éviter la double imposition et à tenir compte de l'inflation dans les éléments cités pour mémoire, plutôt que dans les dépenses fiscales. Tous les autres pays traités dans cet ouvrage les comptabiliseraient très probablement comme dépenses fiscales. Par conséquent, si le Canada suivait les méthodes des autres pays, il aurait sans doute dénombré 148 dépenses fiscales en 2004 au lieu de 143 (voir Tableau II.8, reclassées par l'auteur)[11].

Autres impôts

En 2004, le Canada a mentionné 32 dépenses fiscales concernant la TPS, contre 31 en 1994.

Rubrique pour mémoire

Le Canada a communiqué des données sur 38 éléments cités pour mémoire qui sont considérés comme des mesures structurelles et non comme des dépenses fiscales. Il y en avait 44 en 1994.

Montant des dépenses fiscales

Impôts directs

En 1994, le Canada indiquait que les dépenses fiscales imputables aux impôts directs représentaient 8.3 % du PIB. En 2004, ce chiffre était tombé à 5.4 % du PIB (voir Tableau II.5, déclarées par le pays). Alors qu'il y avait plus de dépenses fiscales en 2004, leur somme arithmétique, certes imprécise, avait sensiblement diminué. Les problèmes fondamentaux de mesure qui se posent empêchent de tirer des conclusions fermes, mais les chiffres laissent penser que l'augmentation du nombre de dépenses fiscales n'a peut-être pas accru leur influence sur l'économie ou leur poids dans le système fiscal. Des recherches plus spécifiques seraient nécessaires sur ce point. En 2004, les dépenses fiscales les plus élevées concernaient la retraite et les rapports entre administrations, tandis que les incitations à l'activité générale s'élevaient à la moitié environ de leur montant. Les dépenses fiscales les plus nombreuses, celles pour l'aide à des secteurs particuliers, ne représentaient qu'un pourcentage comparativement réduit du PIB. Compte tenu des requalifications pratiquées dans cet ouvrage pour parvenir à une comparabilité un peu supérieure avec les autres pays, certaines dépenses fiscales en faveur de l'activité générale ont été placées dans la catégorie des allégements pour les revenus du capital (voir Tableau II.5, reclassées par l'auteur).

Autres impôts

En 2004, le Canada a fait état de dépenses fiscales au titre de la TPS qui représentaient 1.2 % du PIB, en baisse par rapport à 1.4 % en 1994.

Rubrique pour mémoire

En 2004, les éléments cités pour mémoire par le Canada représentaient 3.6 % du PIB. Ce chiffre est inférieur aux 4.3 % de 1994, conformément à la baisse de la somme arithmétique des dépenses fiscales indiquée.

Les dépenses fiscales en Corée

Définition et mesures

La Corée est en train de réviser son système de mesure et de présentation des dépenses fiscales. La Loi sur le budget national (*National Fiscal Act,* NFA) prévoit qu'un « budget des dépenses fiscales » figure dans les documents budgétaires à partir de 2010 (pour le budget de 2011). Bien que tous les détails du nouveau système ne soient pas encore fixés, il est certain que le classement des dépenses fiscales dans les rapports sera sensiblement modifié et probable que la méthodologie employée changera aussi. On décrit ci-dessous la procédure actuelle, et non ce qui se passera en 2011 et au-delà.

Définition

Actuellement, la loi ou les règlements ne donnent pas une définition officielle des dépenses fiscales. Au lieu de cela, la NFA fait obligation au ministère des Finances et de l'Économie (MOFE) d'établir un rapport, qualifié de « Document budgétaire sur les dépenses fiscales », qui présente, par fonction et impôt, le montant pour l'exercice budgétaire immédiatement précédent ainsi que les estimations pour l'exercice en cours et le suivant des réductions, exemptions, déductions du revenu imposable, crédits d'impôt, diminutions de taux et reports. Ce document donne une définition générale : « la contrepartie en subventions fiscales des dépenses fiscales…la réduction des recettes fiscales nationales qui résulte de l'application de dispositions spéciales, en tant qu'exception au système normal de taxation, pour réduire la charge pesant sur [une catégorie spécifique ciblée] de contribuables ». Cette liste est devenue par inférence la définition pratique des dépenses fiscales.

Types d'impôts mesurés

En raison du passage précité de la Loi NFA, la Corée mesure des dépenses fiscales pour tous ses impôts. Deux d'entre eux étant en fait des surtaxes, ils ne donnent pas lieu à des dépenses fiscales propres, mais il y en a pour les 12 autres. On ne prend en considération que les impôts nationaux.

Système fiscal de référence

Le système fiscal de référence de la Corée n'est pas encore intégralement défini, mais on prévoit d'établir une documentation plus précise dans le cadre de la nouvelle procédure lancée en 2011 pour affiner la mesure des dépenses fiscales. Pour le moment, la Corée suit les orientations générales données dans le Rapport sur les dépenses fiscales réalisé en 1996 par l'OCDE.

Concepts

Il ressort de la rédaction de la Loi NFA que la liste des préférences fiscales coréennes sera longue. En l'absence d'un système fiscal de référence officiel, qui pourrait désigner les dispositions fiscales faisant partie de la référence, la liste des dépenses fiscales en intègre plus que ne le feraient sans doute d'autres pays. Ainsi, à l'instar du Canada et du Japon, la Corée a une longue liste de mesures considérées comme des dépenses fiscales. Mais, à la différence du Canada, elle ne fait pas de distinction entre les dépenses fiscales au sens strict, qui procurent des avantages étroitement ciblés au moyen d'exceptions au droit fiscal général, et les « éléments cités pour mémoire », qui font partie de la structure de référence, sont d'application large et n'accordent donc pas de préférences ciblées à de petits groupes de contribuables. Toutes les dispositions considérées comme des dépenses fiscales figurent dans une liste unique.

Méthodes

La Corée ne donne pas beaucoup d'informations sur ses modèles et ses procédures d'estimation des dépenses fiscales ; il est vrai qu'elle est en train de les perfectionner radicalement pour respecter l'échéance fixée à 2011 par la Loi NFA.

Information

Place des estimations

Pour le moment, la Corée présente ses estimations de dépenses fiscales dans un document intitulé « Rapport sur les dépenses fiscales », qui est distinct du budget et diffusé après lui. Il est établi par le ministère des Finances et de l'Économie (MOFE), et non par le ministère de la Programmation et du Budget (MPB), qui est l'entité chargée de préparer le budget lui-même. Les dépenses fiscales ne sont donc pas présentées dans le budget au côté des dépenses correspondantes et ne le seront probablement pas en 2010.

Fréquence de la diffusion d'informations et années couvertes

Le « Rapport sur les dépenses fiscales » est diffusé annuellement conformément aux termes de la Loi NFA. Celle-ci prévoit aussi que l'on donne des estimations pour l'exercice précédent, pour l'année budgétaire elle-même et pour la suivante. Mais cette obligation ne jouera pas avant 2010 et on n'a pas encore communiqué les projections portant sur le prochain exercice. Les données relatives à l'exercice antérieur sont définitives et celles concernant l'exercice en cours sont prévisionnelles. Les dépenses fiscales ont été jusqu'ici présentées selon une répartition fonctionnelle qui ne correspond pas à celle des dépenses. Leur reclassement catégoriel et la formulation d'estimations pour l'exercice suivant comptent parmi les priorités de la réforme de la présentation et de la procédure qui s'appliquera en 2010.

Élaboration des politiques

Introduction ou extension de dépenses fiscales dans la procédure budgétaire

La procédure budgétaire coréenne ne soumet pas à des contraintes **budgétaires** particulières l'adoption de dépenses fiscales (mais voir ci-dessous). Des dispositions non impératives de la Loi NFA précisent que les projets de loi qui entraînent des dépenses ou une réduction des recettes doivent s'accompagner d'un rapport donnant des estimations des modifications de recettes et de dépenses pendant les cinq années budgétaires à dater de l'année d'adoption ; l'objectif est de compenser ces changements. Mais la loi ne prévoit pas de mécanisme pour obliger à effectuer cette compensation ou pour opérer des corrections si elle n'a pas lieu. Une autre disposition de la Loi NFA, entrée en vigueur en 2007, a imposé une neutralisation automatique de cinq ans sur les seules dépenses fiscales. Il est trop tôt pour se prononcer sur son efficacité, mais il vaut la peine d'en suivre l'application compte tenu de l'intérêt international pour la restriction des dépenses fiscales.

Incitations à l'abrogation ou à la réduction des dépenses fiscales existantes dans la procédure budgétaire

La Corée applique un plan budgétaire à cinq ans, de caractère non contraignant, qui soumet les dépenses totales annuelles à des plafonds et à des sous-plafonds. Ces plafonds sont fixés chaque année, généralement exprimés en pourcentage du PIB et ajustés en fonction du cycle conjoncturel. Leur respect est assuré par la détermination des crédits annuels dans le cadre d'une procédure budgétaire partant du sommet.

La Corée applique aux dépenses fiscales deux autres contraintes qu'il convient de mentionner. En principe, depuis l'adoption d'une loi de 1976, elles deviennent automatiquement caduques au bout de cinq ans et doivent être revotées pour rester en vigueur. On ne sait pas exactement avec quelle rigueur cette obligation est appliquée, et l'intérêt qui lui est porté, sachant que le nombre de dépenses fiscales actuellement en vigueur et le nombre de celles qui ont été proposées ces dernières années sont considérés comme très élevés. Pourtant, au cours de la période allant de 2002 à 2007, le nombre des dépenses a diminué pendant trois années sur cinq pour passer de 269 en 2002 (chiffre le plus élevé en six ans), à 219 en 2007 (chiffre le plus bas). En 2005, 2006 et 2007, sept, cinq et 38 dépenses fiscales ont expiré. Comme les réductions ont été rares dans les pays membres de l'OCDE, cette tendance favorable est peut-être le signe d'une utilisation réussie d'une règle de caducité des dépenses fiscales[12].

Une autre nouvelle disposition de la Loi budgétaire de 2007 (NFA) limite l'augmentation annuelle des dépenses fiscales totales : le rapport entre les dépenses fiscales et la somme de ces dépenses et des recettes fiscales ne doit pas dépasser de plus de 0.5 % la moyenne des trois années précédentes. Cette mesure est manifestement rigoureuse. Elle pose les problèmes de l'exactitude de la mesure des dépenses fiscales, de leur addition, des fluctuations de leur montant selon le cycle conjoncturel et de leur non comparabilité avec les dépenses. C'est encore une expérience coréenne qui sera suivie de près.

Examen des politiques

Réexamen des dépenses fiscales

Outre les efforts actuels pour améliorer l'information sur les dépenses fiscales à l'horizon de 2011, le ministère des Finances a commencé à les communiquer à l'Assemblée nationale en 1999, en se fondant sur une procédure prévue par une Loi spéciale de contrôle de la fiscalité datant de 1965.

Réexamen des programmes de dépenses comparables

L'existence des rapports précités, conjuguée à la règle de caducité au bout de cinq ans et aux nouvelles obligations d'information en 2011, laisse penser que le réexamen des dépenses fiscales est peut-être plus rigoureux dans ce pays que celui des programmes de dépenses obligatoires (droits à prestation). Depuis l'exercice 2005, l'Office du budget demande à tous les ministères dépensiers de joindre à leurs demandes annuelles des projections sur quatre ans de tous leurs programmes de dépenses (programmes dotés annuellement et programmes obligatoires). Mais il ne semble pas que cette pratique ait des effets significatifs. En outre, si les dépenses fiscales sont, au moins théoriquement, censées expirer au bout de cinq ans, disposition qui rencontre un certain succès, il n'y pas de règles de caducité pour les programmes de dépenses obligatoires.

Informations sur les causes des différences entre les résultats budgétaires et les prévisions antérieures

Le budget ne donne pas d'explication des différences entre les prévisions initiales et les résultats effectifs pour les recettes ou pour les charges. En l'absence de projections sur les dépenses fiscales futures, ce rapprochement serait d'ailleurs impossible.

Dépenses fiscales visant à « rendre le travail rentable »

La Corée a récemment adopté une dépense fiscale de cette nature. L'évaluation du nombre des ayants droit a commencé en 2008 et les premiers versements étaient prévus d'intervenir en 2009. Il était prévu que le programme serait géré exclusivement par l'administration fiscale. Il doit utiliser une méthode de comptabilisation annuelle pour chaque contribuable, comme de coutume en ce qui concerne l'impôt sur le revenu. Seul l'État procèdera au paiement et il n'y aura pas apparemment de versement d'acomptes par les employeurs.

Nombre de dépenses fiscales

Impôts directs

Compte tenu du nombre très limité de reclassements opérés dans cet ouvrage aux fins de comparaisons internationales, la Corée comptait 136 dépenses fiscales au titre des impôts directs en 2006, dernière année pour laquelle on dispose de chiffres définitifs ou presque. Elle a fait état de 143 dépenses fiscales en 2007 (voir Tableau II.12, reclassées par l'auteur)[13]. Chaque année, le plus grand nombre de ces dépenses se trouve dans la catégorie des incitations à l'activité générale et le deuxième plus grand nombre dans celle des aides à des secteurs spécifiques.

Autres impôts

La Corée a mentionné 82 dépenses fiscales applicables à d'autres impôts en 2006 et 81 en 2007. Les deux plus grands contributeurs étaient la TVA, avec 26 dépenses fiscales chaque année, et le taxe frappant les transactions sur titres, avec 17 chaque année.

Rubrique pour mémoire

Dans un souci de comparabilité internationale, nous avons reclassé deux dépenses fiscales dans les « éléments structurels », parce qu'elles procurent un allégement relativement large pour une finalité que l'on ne peut distinguer pratiquement de la mesure de la capacité contributive.

Données fournies par la Corée

La communication de la Corée a présenté un certain nombre de dépenses fiscales que l'on reproduit ici pour faire ressortir une tendance. Il convient néanmoins de noter que ce décompte ne correspond pas à celui effectué dans le présent ouvrage[14].

	2002	2003	2004	2005	2006	2007
Nombre de dépenses fiscales	269	254	220	226	230	219
Nouvelles				13	9	27
Expirées				7	5	38

Même si les informations ne sont pas complètes, le décompte des dépenses fiscales effectué par la Corée montre un recul significatif de 2002 à 2007. Sous réserve de fluctuations importantes, la baisse intervenue de 2005 à 2007, et surtout pendant cette dernière année, semble largement due aux expirations liées à la clause obligatoire de caducité prévue par une disposition législative limitative datant de 1998.

Montant des dépenses fiscales

Impôts directs

Après les reclassements très limités décrits ci-dessus, nous calculons que les dépenses fiscales au titre des impôts directs représentaient 1.76 % du PIB en 2006 (voir Tableau II.9, reclassées par l'auteur). La catégorie la plus nombreuse est celle des incitations à l'activité générale, qui représente un peu plus d'un tiers du total. Celle des dépenses fiscales pour la santé, deuxième par ordre d'importance, atteint moins de la moitié de la précédente.

Autres impôts

Les dépenses fiscales applicables à d'autres impôts s'élèvent à 0.72 % du PIB, dont les deux tiers concernent la TVA.

Données fournies par la Corée

La communication de la Corée peut donner une idée de la tendance, mais là encore, sans correspondre aux calculs faits pour le présent ouvrage.

Ces chiffres indiquent que les dépenses fiscales de la Corée ont progressé plus vite que les recettes de 2002 à 2005, puis que la tendance s'est inversée et que la plus forte réduction s'est produite en 2007. Cette mise en perspective a une importance pratique en raison de la limitation légale du ratio de dépenses fiscales calculé ci-dessus, qui est entrée en vigueur en 2007.

En milliards de won	2002	2003	2004	2005	2006	2007
Dépenses fiscales	14 726	17 528	18 286	20 017	21 338	22 708
Augmentation (%)	7.3	18.9	4.4	9.5	6.6	6.4
Recettes fiscales	103 968	114 664	117 796	127 466	138 044	158 334
Augmentation (%)	8.5	10.3	2.7	8.2	8.3	14.7
Dépenses fiscales (en % des recettes)	12.4	13.2	13.4	13.6	13.4	12.5

Les dépenses fiscales en Espagne

Définition et mesures

Définition

Les dépenses fiscales ne sont pas définies par la loi ou les règlements. Pour l'établissement du budget annuel des dépenses fiscales prévu par la Constitution espagnole, on retient les dispositions du système fiscal qui réduisent les recettes des administrations et remplissent d'autres conditions, dont les trois plus importantes sont les suivantes :

- une dépense fiscale est une exception intentionnelle à l'organisation fiscale de base (ou « référence ») ;

- une dépense fiscale est destinée à atteindre un certain objectif économique et social ;

- une dépense fiscale ne bénéficie qu'à une certaine partie de la population des contribuables ou à certains secteurs économiques, mais pas à la population en général.

Comme dans d'autres pays membres de l'OCDE, il n'est pas facile de délimiter les dépenses fiscales et les autres éléments fondamentaux du système fiscal. La désignation des dépenses fiscales est, dans une certaine mesure, subjective. Le législateur omet parfois d'indiquer explicitement si une mesure vise à réaliser des objectifs économiques et sociaux ou plutôt à améliorer le fonctionnement du système fiscal, auquel cas elle n'est pas considérée comme une dépense fiscale. La désignation des dépenses fiscales est rendue plus complexe par l'inclusion dans la réglementation et dans la législation fiscales générales d'incitations, de réductions, d'abattements, de déductions, de minorations de taux et d'exemptions.

Types d'impôts mesurés

En Espagne, le budget annuel des dépenses fiscales se limite aux impôts de l'État central et à ceux qui ne sont pas entièrement cédés aux Communautés autonomes (gouvernements régionaux) ; on ne mesure ni ne définit les dépenses fiscales au titre des impôts administrés effectivement par les communautés autonomes ou par les collectivités locales. Les impôts restants, pour lesquels on estime des dépenses fiscales, comprennent :

- les impôts directs : l'impôt sur le revenu et l'impôt sur les bénéfices des sociétés acquittés par les contribuables résidents et non résidents ;

- la TVA ;

- les droits d'accise ;

- la taxe sur les primes d'assurance ;

- les droits perçus par l'État central (dont le produit est versé à son budget).

On n'estime les dépenses fiscales que pour deux droits d'accise : la taxe sur les hydrocarbures ainsi que la taxe sur les spiritueux et les boissons dérivées. Le budget des dépenses fiscales n'inclut pas des droits comme la taxe sur la bière, la taxe sur le vin, la taxe sur la vente de produits intermédiaires, la taxe sur l'électricité, la taxe sur les produits du tabac et d'autres droits d'accise mineurs ; cela en raison d'un degré d'imposition relativement faible ou nul, de la cession intégrale des recettes aux communautés autonomes ou de l'absence d'informations fiables et détaillées pour estimer les dépenses fiscales.

Les impôts économiquement significatifs qui sont gérés par les communautés autonomes, et donc exclus du budget des dépenses fiscales, comprennent : la taxe sur les transferts de capitaux et les actes juridiques (droit de timbre), l'impôt sur les successions et les donations ainsi que la taxe indirecte générale (aux îles Canaries). Ce budget ne retient pas non plus l'important impôt immobilier, qui est prélevé localement.

On avait estimé des dépenses fiscales au titre de l'impôt sur la fortune, mais seulement pour ce que l'on appelle « l'obligation réelle de payer l'impôt », c'est-à-dire à l'intention des contribuables non résidents en Espagne, sachant que l'essentiel du produit est versé intégralement aux communautés autonomes. Néanmoins, les estimations des dépenses fiscales relatives à cet impôt n'ont pas été inscrites au budget de 2009 en raison d'une décision prise par le gouvernement le 1ᵉʳ janvier 2008.

Plusieurs communautés autonomes établissent des rapports sur les dépenses fiscales afférentes à leurs propres impôts. En revanche, les collectivités locales ne publient pas de rapports et ne donnent pas de précisions sur le budget des dépenses fiscales concernant leurs impôts.

Système fiscal de référence

Comme on l'a indiqué au début, les dépenses fiscales sont définies implicitement comme des écarts intentionnels par rapport à la structure fiscale de base. Il n'y a en Espagne ni définition légale de celle-ci (référence), ni liste de toutes les composantes du système fiscal ; mais on envisage actuellement d'expliciter la référence, en raison de son importance pour l'établissement d'une liste précise et objective des dépenses fiscales.

En pratique, on considère que la structure fiscale de base (référence) se compose de l'ossature la plus permanente de la fiscalité. Elle comprend les dispositions qui sont essentielles pour déterminer l'impôt dû, atteindre la grande majorité des contribuables, faciliter la gestion et le recouvrement des impôts ainsi que pour empêcher la double imposition dans les différents compartiments du système fiscal espagnol.

Dans cette perspective, la structure de base de l'impôt sur le revenu des personnes physiques comporte les éléments suivants :

- l'actuel système d'imposition duale qui distingue, d'une part ; *i)* les revenus du travail et du patrimoine (ces derniers incluant les loyers et les revenus d'activités professionnelles) soumis à un barème progressif et, d'autre part ; *ii)* ce que l'on appelle les revenus de l'épargne (plus-values, dividendes, intérêts et revenus d'assurance) soumis à un taux forfaitaire (18 % en 2008) ;

- l'abattement au titre des dividendes reçus de sociétés espagnoles (plafonné à 1 500 EUR) ;

- les déductions destinées à empêcher la double imposition internationale ;

- les abattements personnels et familiaux au titre des enfants, parents et grands-parents à charge ainsi que de l'invalidité ;

- les impôts retenus à la source (sur les revenus du travail et du capital) et les versements d'acomptes (effectués par les entrepreneurs individuels et les professions libérales).

La référence en matière d'impôt sur les bénéfices des sociétés comprend des éléments tels que :

- le taux d'imposition légal général ;

- les déductions pour éviter la double imposition interne et internationale ;

- les tableaux d'amortissement ;

- les versements d'acomptes (effectués par les sociétés).

La référence en matière de TVA et de droits d'accise comprend :

- les taux généraux d'imposition ;

- les exonérations applicables aux exportations ;

- les exonérations intra-communautaires et autres d'importance mineure (en faveur des organisations internationales, des diplomates, etc.) ;

- certaines exonérations accordées pour des raisons techniques et de simplification ou pour éviter une double imposition (opérations d'assurance, transmission de terrains, transmission seconde et ultérieure de bâtiments, certains jeux, le régime spécial de la TVA, etc.).

Concepts

L'Espagne emploie la méthode du manqué à gagner (perte de recettes initiale) pour mesurer ses dépenses fiscales dans le budget annuel des dépenses fiscales de l'État central. Cette méthode suppose que le comportement des contribuables ou l'activité économique ne change pas en réaction aux dépenses fiscales. Celles-ci sont présentées selon la technique de la comptabilisation des flux.

Les estimations de dépenses fiscales mesurent les flux annuels aux prix courants, au lieu de se référer à l'actualisation des flux futurs ou à un état stationnaire à plus long terme. Les dépenses fiscales afférentes aux impôts directs sont calculées une par une, mais aussi en les combinant. Les estimations combinées éliminent les interactions strictement numériques entre différentes incitations pour un seul impôt, mais pas les interactions comportementales (on calcule, par exemple, l'effet numérique de multiples dépenses fiscales sur les taux d'imposition marginaux effectifs, mais pas les changements de comportement des contribuables dus aux dépenses fiscales) ; l'addition des chiffres donne donc un total cohérent pour l'impôt considéré.

Les dépenses fiscales concernant d'autres impôts sont calculées distinctement, sans que l'on tente d'appréhender les effets d'interaction d'une combinaison quelconque. La somme des dépenses fiscales applicables aux impôts indirects ne représente donc pas exactement leur incidence conjuguée, résultant d'interactions purement mathématiques ou d'effets sur les comportements de production, d'emploi, de consommation et d'épargne ; elle ne révèle pas non plus leurs effets à plus long terme sur les recettes du Trésor. En outre, l'évaluation des dépenses fiscales ne tient pas compte de changements éventuels d'autres impôts ou dépenses de l'État qu'elles-mêmes suscitent. Le montant des dépenses fiscales n'est donc pas une estimation précise de l'effet budgétaire de leur éventuelle suppression. De plus, comme on l'a indiqué précédemment, le budget des dépenses fiscales ne donne des estimations que pour les mesures considérées comme telles et non pour celles qui sont jugées faire partie de la structure de base du système fiscal.

Pour inclure une mesure fiscale particulière dans le budget des dépenses fiscales, il faut disposer de données fiscales et économiques assez fiables pour permettre de l'estimer avec un degré d'exactitude acceptable. Il faut aussi qu'elle soit en vigueur et qu'une analyse antérieure indique qu'elle corresponde à la définition précitée. Elle cesse de figurer dans le rapport si elle est abrogée ou si la loi prévoit son expiration. En tout état de cause, on qualifie des mesures de dépenses fiscales indépendamment du délai écoulé depuis leur création.

Enfin, on ne tente pas d'évaluer les dépenses fiscales dites négatives, qui génèrent des augmentations de recettes. De même, des éléments comme les versements d'acomptes ou la compensation de dettes fiscales négatives datant d'années antérieures sont exclus du budget des dépenses fiscales.

Méthodes

La méthodologie de mesure utilisée par l'Espagne est exposée dans le rapport annuel qui accompagne depuis 1996 le budget des dépenses fiscales. Plusieurs techniques d'estimation sont employées. On donne la préférence à l'utilisation de données fiscales et de modèles de micro-simulation basés sur des informations tirées des déclarations annuelles des contribuables. Plus précisément, les modèles de micro-simulation appliqués à l'IRPP et à l'impôt sur les sociétés font appel à des données fiscales individualisées (la population totale des contribuables, pas un échantillon) pour projeter les informations disponibles (avec un intervalle de deux ans) ; ils extrapolent des variables fiscales comme les revenus personnels, le chiffre d'affaires des entreprises, la population et les dépenses fiscales jusqu'à l'année à estimer dans le budget des dépenses fiscales. On estime les dépenses fiscales afférentes à d'autres impôts, comme la taxe sur le revenu des non-résidents et les droits perçus par l'État central, au moyen d'informations émanant des dossiers administratifs ainsi que d'autres sources économiques et fiscales.

On estime les dépenses fiscales concernant les droits d'accise en appliquant aux données fiscales mensuelles des méthodes multiples de séries temporelles. Les estimations relatives à la TVA proviennent des comptes nationaux qui, après les ajustements nécessaires, permettent d'obtenir des prévisions de recouvrement, en tenant compte des particularités de calcul de la TVA, des dispositifs spéciaux et de la fraude fiscale. Les estimations concernant la taxe sur les primes d'assurance s'appuient surtout sur des renseignements venant de la profession.

Information

Place des estimations

Le montant final des dépenses fiscales est inscrit dans la Loi de finances annuelle. On trouve des informations détaillées sur les impôts concernés, les concepts de dépense fiscale, les méthodes d'estimation et les sources d'information dans le rapport annuel sur les dépenses fiscales établi par le ministère de l'Économie et des Finances. Ce document, accessible à tous, est annexé à la Loi de finances et adressé au Parlement. Un résumé des aspects les plus importants du budget des dépenses fiscales est présenté dans ce que l'on appelle le « livre jaune » (rapport qui résume la Loi de finances annuelle).

Fréquence de la diffusion d'informations et années couvertes

Conformément à une obligation inscrite dans la Constitution espagnole, et ultérieurement la Loi budgétaire générale, le budget des dépenses fiscales est diffusé chaque année depuis 1979. Comme on l'a indiqué précédemment, il existe aussi depuis 1996 une obligation légale de présenter un mémorandum d'explication (le Rapport annuel sur les dépenses fiscales). Ce rapport donne une liste complète des dépenses fiscales et de la réglementation en rapport ainsi que des changements intervenus depuis l'année fiscale antérieure. Chaque rapport annuel compare les montants des dépenses fiscales de l'exercice en cours et du précédent, classés en fonction de la catégorie d'impôt, des types de dépenses fiscales et de la finalité du budget public. Il n'existe pas de séries temporelles complètes des dépenses fiscales.

Élaboration des politiques

Introduction ou extension des dépenses fiscales dans la procédure budgétaire

Il n'y a pas dans la procédure budgétaire de restriction légale à la création de dépenses fiscales ou à l'extension de celles qui existent. Le montant total des dépenses fiscales inscrites dans le budget annuel n'est pas non plus limité par la loi. Pour en introduire une nouvelle, il n'est donc pas nécessaire de modifier ou de réduire des subventions ou des dépenses publiques. Mais la Loi budgétaire sur la stabilité générale assigne des plafonds aux programmes de dépenses publiques et à l'augmentation du déficit, avec des procédures à l'appui. Le gouvernement formule des objectifs annuels pour les charges et les déficits en fonction du cadre macroéconomique pluriannuel.

Enfin, l'institution d'une nouvelle mesure fiscale, qu'elle soit considérée ou non comme une dépense fiscale, doit s'appuyer sur une disposition juridique (en principe une loi) proposée par le gouvernement ; elle fait donc l'objet d'un débat au Parlement (sauf dans les situations d'urgence, où l'instrument juridique habituellement utilisé est un décret-loi royal qui doit ensuite être validé par le Congrès). Le gouvernement est tenu de présenter un rapport économique donnant une estimation du coût (renonciation à des recettes), des mesures fiscales proposées ; cette estimation figure souvent dans le budget des dépenses fiscales, au moins pendant l'année de leur introduction (jusqu'à ce que des informations ultérieures confirment ou modifient les calculs initiaux).

Incitations à l'abrogation ou à la réduction des dépenses fiscales existantes dans la procédure budgétaire

En Espagne, la procédure budgétaire ne comporte pas de règle explicite qui exige ou encourage la suppression ou la réduction des dépenses fiscales existantes.

On n'assigne pas explicitement aux dépenses fiscales des délais de caducité ou des dates d'expiration, sauf dans certaines situations particulières, comme les mesures fiscales exceptionnelles prises en cas de catastrophe naturelle ou de conjoncture défavorable (la récente poussée des prix du pétrole et des matières premières, par exemple). Il arrive que le gouvernement adopte des mesures fiscales temporaires (comme des dégrèvements) en faveur de secteurs économiques particuliers (tels que les transports et l'agriculture), qui peuvent ensuite être étendues à l'exercice suivant. Les autres exceptions sont les dépenses fiscales contribuant à financer certains évènements culturels et sportifs (America's Cup, Exposition Saragosse 2008, IVème centenaire de Don Quichotte, etc.), qui ont généralement une durée maximum de trois ans.

Examen des politiques

Réexamen des dépenses fiscales

Il n'y a pas d'obligation légale de réexamen des dépenses fiscales au-delà de la diffusion du budget annuel de ces dépenses, de son insertion dans la Loi de finances annuelle et de sa présentation ultérieure au Parlement (chaque année avant le 1er octobre, selon la Constitution espagnole). Comme on l'a dit plus haut, seules quelques dépenses fiscales peu importantes sont de durée limitée. On n'est pas obligé de procéder à un réexamen quantitatif des estimations, bien que le ministère de l'Économie et des Finances effectue des révisions internes officieuses pour déceler des déviations éventuelles par rapport aux estimations initiales et pour améliorer les estimations futures.

Réexamen des programmes de dépenses comparables

À la différence des dépenses fiscales, l'Espagne exerce des contrôles très stricts sur les programmes de dépenses publiques. Les données définitives de charges et de recettes budgétaires sont analysées en profondeur dans un rapport publié chaque année par le ministère de l'Économie et des Finances. On y trouve les chiffres définitifs des dépenses publiques directes, mais pas ceux des dépenses des programmes à caractère indirect ou des dépenses fiscales.

Informations sur les causes des différences entre les résultats budgétaires et les prévisions antérieures

Chaque année, en octobre, lorsque le gouvernement adresse au Parlement un nouveau projet de budget pour l'année à venir, le ministère de l'Économie et des Finances donne des estimations préliminaires des recettes de l'exercice en cours détaillées par catégorie ; elles se comparent aux montants prévus initialement des principaux impôts. De même, le gouvernement donne des informations sur les écarts entre les estimations de recettes à posteriori et initiales, dont les effets éventuels de changements de la législation et de la situation économique ou du comportement des contribuables en réaction aux modifications antérieures des politiques.

Le nouveau projet de budget explique l'incidence des changements de la fiscalité, en particulier des nouvelles incitations fiscales (qu'elles soient ou non considérées comme des dépenses fiscales) et des réformes.

Enfin, le budget des dépenses fiscales les compare en détail à celles des budgets antérieurs. Il arrive aussi qu'il explique les changements des méthodes d'estimation qui peuvent avoir des conséquences sur le budget, et les éventuelles erreurs contenues dans les prévisions de l'année précédente.

Dépenses fiscales visant à « rendre le travail rentable »

Il existe en Espagne plusieurs mesures fiscales visant à stimuler la participation au marché du travail et à aider les personnes en activité au moyen de l'impôt sur le revenu, qui pourraient être classées dans la catégorie des dépenses fiscales visant à rentabiliser le travail. Elles s'adressent surtout aux travailleurs à faible revenu et aux femmes actives qui ont des enfants.

L'« abattement sur les revenus d'activité » est l'avantage fiscal le plus substantiel accordé aux travailleurs à faible revenu. En 2009, le montant annuel maximum était de 4 080 EUR pour les personnes dont le salaire annuel ne dépasse pas 9 180 EUR. Son montant diminue au fur et à mesure que le salaire du contribuable s'élève jusqu'à 13 260 EUR, niveau où l'abattement atteint un plancher de 2 652 EUR – il ne devient donc nul pour aucun contribuable. Pour les travailleurs handicapés, les montants précités sont portés à respectivement 3 264 EUR et 7 242 EUR selon l'importance du handicap. Les personnes payant l'impôt sur le revenu qui travaillent au-delà de l'âge de la retraite (65 ans) et les chômeurs qui acceptent un emploi dans une autre localité peuvent bénéficier d'un doublement de leur abattement antérieur. Cette dépense fiscale s'applique depuis 1978 à l'impôt sur le revenu avec des modifications. Le budget des dépenses fiscales de 2009 fait état d'un abandon de recettes de 8.4 milliards EUR, soit 30.4 %

des dépenses fiscales au titre de l'impôt sur le revenu et 14.1 % des dépenses fiscales totales. 19.7 millions de contribuables actifs ont bénéficié de cette mesure.

Il existe une deuxième dépense fiscale visant à valoriser le travail, qui est qualifiée de « crédit d'impôt maternité » ; c'est un crédit d'impôt récupérable, d'un montant annuel de 1 200 EUR, accordé aux femmes qui travaillent et ont des enfants de moins de trois ans (ou plus âgés en cas d'adoption). L'objectif de cette mesure, introduite en 2003, était d'élever le taux de fertilité espagnol (l'un des plus bas des pays membres de l'OCDE) et d'accroître la participation des femmes au marché du travail (l'une des plus basses de l'OCDE), en apportant une aide économique directe à celles qui souhaitent concilier vie professionnelle et vie familiale. On prévoyait que cette dépense fiscale bénéficie à 1.1 million de femmes actives en 2009 et que le manque à gagner pour les recettes s'élève à 0.9 milliard d'euros, selon les chiffres indiqués dans le rapport de 2009 sur les dépenses fiscales.

Nombre de dépenses fiscales

Impôts directs

En 2008 (dernière année pour laquelle on dispose de données définitives), l'Espagne comptait 75 dépenses fiscales au titre des impôts directs, compte tenu du reclassement opéré ici dans un but de comparabilité internationale (voir Tableau II.16, reclassées par l'auteur). Vingt-quatre d'entre elles sont des incitations à l'activité générale et dix des aides sectorielles spécifiques, tandis que cinq visent à rendre le travail rentable.

Autres impôts

Il y a en Espagne 64 dépenses fiscales qui ne s'appliquent pas aux impôts directs. Quarante-huit d'entre elles s'imputent sur la TVA et un petit nombre se répartit entre cinq autres impôts.

Total

Au total, l'Espagne avait 139 dépenses fiscales en 2008 et 149 en 2009. Dans l'intérêt de la comparabilité internationale, on aura reclassé ici deux dépenses fiscales recensées par l'Espagne en 2008 dans les éléments structurels cités pour mémoire (et trois en 2009).

Montant des dépenses fiscales

Impôts directs

Les dépenses fiscales afférentes aux impôts directs s'élèvent à 2.3 % du PIB (voir Tableau II.13, reclassées par l'auteur). La catégorie la plus importante est celle visant à rendre le travail rentable qui, avec 0.7 % du PIB, représente à peu près un tiers du total. Les deux autres catégories les plus importantes sont les dépenses fiscales en faveur du logement et de la santé, qui représentent respectivement 0.5 % et 0.4 % du PIB.

Autres impôts

Les dépenses fiscales au titre des impôts indirects sont égales à 2.2 % du PIB, ce qui n'est qu'un montant légèrement inférieur aux précédents. Les dépenses fiscales portant sur la TVA en représentent près de la totalité.

Total

L'ensemble des dépenses fiscales s'élève à 4.6 % du PIB.

Les dépenses fiscales aux États-Unis

Définition et mesures

Définition

Aux États-Unis, la définition légale des dépenses fiscales est la suivante : « les pertes de recettes imputables aux dispositions de la législation fiscale fédérale qui permettent une exclusion, une exonération ou une déduction du revenu brut ou qui prévoient un crédit d'impôt spécial, un taux d'imposition préférentiel ou un report de l'impôt dû ».

Types d'impôts mesurés

Les États-Unis ne recensent les dépenses fiscales que pour les impôts de l'État fédéral. Elles ne comprennent pas de nombreux éléments qui bénéficient aux états et aux collectivités locales, notamment l'exonération des intérêts perçus sur les obligations émises par ces entités. Les dépenses fiscales se sont en général limitées à l'impôt sur le revenu et à l'impôt sur les sociétés. On pourrait en principe les définir pour d'autres impôts, mais cela n'a pas été fait, sauf pendant une brève période de la décennie 1990 pendant laquelle on a mesuré des dépenses fiscales pour les impôts sur les successions et les donations.

Système fiscal de référence

En général, les dépenses fiscales du budget américain sont des déviations par rapport à un impôt sur le revenu exhaustif, qui définit le revenu comme la somme de la consommation et de la variation du patrimoine net – ce qui est la définition d'Haig-Simons. La définition officielle des dépenses fiscales, donnée par la Loi budgétaire de 1974, ne précise pas le système fiscal de référence et le choix d'une base est parfois arbitraire. Certaines années, les parties du budget qui présentent les dépenses fiscales ont évoqué l'ambiguïté du concept et fait remarquer que la liste changerait si un impôt sur le revenu pur ou une taxe à la consommation pure servait de référence. Le budget utilise deux systèmes fiscaux de référence : l'impôt normal et l'impôt de référence, qui tous deux suivent le modèle d'un impôt sur le revenu exhaustif. L'impôt de référence, plus proche de la législation fiscale existante, désigne seulement comme dépenses fiscales les exonérations spéciales qui ont pour but la réalisation de programmes. C'est pourquoi il y a moins de dépenses fiscales avec l'impôt de référence et certains observateurs pourraient le juger plus objectif en termes très généraux, alors qu'ils pourraient reprocher au système fiscal normal d'être plus prescriptif.

Mesures

Concepts

Pour calculer leurs dépenses fiscales, les États-Unis emploient la méthode du manque à gagner ; les estimations reposent sur l'hypothèse que le comportement des contribuables ou l'activité économique ne change pas du fait de l'existence de la dépense fiscale. Chaque dépense fiscale est évaluée séparément et on ne tente pas d'appréhender les effets d'interaction découlant de combinaisons éventuelles de ces mesures ; la somme des dépenses fiscales ne reflète donc pas exactement l'incidence conjuguée de toutes les mesures concernées. En outre, les dépenses fiscales sont estimées indépendamment des effets sur les programmes de dépenses publiques et d'éventuels changements d'autres impôts ou dépenses effectués à cause d'elles. Le montant d'une dépense fiscale ne donne donc pas une estimation précise de l'effet budgétaire de son abrogation. Certaines dispositions structurelles de l'impôt sur le revenu ne sont pas considérées comme des dépenses fiscales. Il s'agit des exonérations personnelles, de l'abattement général et de la gradation des taux d'imposition de l'IRPP (les taux gradués de l'impôt sur les bénéfices des sociétés sont considérés comme des dépenses fiscales). En outre, un revenu n'est généralement jugé imposable que s'il est réalisé dans le cadre d'un échange. Les variations des taux d'imposition en fonction de la situation de famille n'entrent pas dans la catégorie des dépenses fiscales. On ne considère pas comme des dépenses fiscales négatives les impôts sur l'augmentation purement nominale de la valeur des actifs ou sur les effets d'une hausse de l'inflation anticipée sur les taux d'intérêt. L'impôt sur les bénéfices des sociétés n'est pas envisagé comme une pénalisation fiscale de l'impôt sur le revenu, bien que le revenu soit aussi taxé au niveau individuel. On ne donne des estimations que pour les dispositions considérées comme des dépenses fiscales. Il n'y a pas de rubrique pour mémoire pour celles que l'on appréhende comme des éléments structurels de l'impôt de référence.

Méthodes

Les estimations des dépenses fiscales constituent une construction analytique effectuée au sein du Service d'analyse fiscale du Trésor (*Office of Tax Analysis,* OTA). C'est aussi l'entité qui établit les estimations de recettes budgétaires et qui examine l'incidence sur les recettes des changements proposés de la législation fiscale. Certaines estimations de dépenses fiscales sont faites au moyen de l'important échantillon de déclarations qui sert aussi à formuler les estimations de recettes. On l'extrapole pour l'année budgétaire et pour les exercices suivants, sur la base des prévisions macroéconomiques de l'administration et des hypothèses techniques de l'OTA. Mais, à la différence des estimations de recettes, les estimations de dépenses fiscales sont basées sur la prévision antérieure à mi-année, afin de gagner du temps dans l'exécution des calculs nécessaires. Il y a une autre différence : les estimations de dépenses fiscales ne font pas l'hypothèse de changements de comportement par suite de modifications de la législation, alors que les estimations de recettes intègrent en général des changements de comportement microéconomiques. Les estimations sont définies comme des « pertes de recettes » découlant de la dépense fiscale. On faisait auparavant apparaître les équivalents en dépenses de ces estimations de pertes de recettes, mais il a été mis fin à cette pratique. On présente aussi des estimations de la valeur actuelle pour certaines dépenses fiscales, quand les pertes courantes de recettes peuvent donner une impression trompeuse de l'effet net de la mesure fiscale. On ne tente pas d'utiliser les données tirées des déclarations fiscales réelles pour vérifier l'exactitude des estimations antérieures portant sur le même exercice budgétaire.

Information

Place des estimations

Les dépenses fiscales figurent dans le budget annuel, mais dans un volume annexe (appelé *Analytical Perspectives*) consacré aux problèmes de recettes. Avant l'exercice budgétaire 1990, elles étaient présentées distinctement dans un document accompagnant le budget et appelé *Special Analyses*. Les estimations des différentes dépenses fiscales sont donc séparées des chiffres relatifs aux programmes de dépenses qui poursuivent des objectifs similaires.

Fréquence de la diffusion d'informations et années couvertes

Les dépenses fiscales ont été présentées pour la première fois dans le budget de l'exercice financier 1976, diffusé en 1975. Depuis la fin des années 1970, les tableaux qui leur sont consacrés donnent des estimations pour sept années : les deux précédant l'année budgétaire, l'année budgétaire elle-même et les quatre années qui la suivent. Les estimations s'appuient actuellement sur la prévision économique utilisée pour les estimations à mi-année du budget et elles ne sont ni révisées, ni actualisées rétrospectivement. Chaque année, le budget donne la liste de toutes les nouvelles mesures fiscales adoptées l'année précédente, mais il n'y a pas d'énumération distincte des nouvelles dépenses fiscales. Quand celles-ci sont votées, elles figurent dans la présentation annuelle, mais seule une comparaison très attentive de cette présentation avec celles des budgets précédents révèlerait celles des mesures citées qui sont nouvelles. Les tableaux ne les distinguent pas. Dans le passé, le chapitre du budget qui contient toutes les propositions relatives aux recettes donnait aussi la liste des nouvelles dépenses fiscales ; cette pratique a été interrompue, parce qu'il était difficile d'inclure en temps utile les propositions de dépenses fiscales. Celles-ci étaient souvent tranchées à la fin de la procédure, ce qui rendait difficile d'établir les estimations les concernant avant l'impression des documents budgétaires.

Élaboration des politiques

Introduction ou extension des dépenses fiscales dans la procédure budgétaire

Les mesures légales les plus récentes visant la discipline budgétaire aux États-Unis, en 1990, puis prolongées en 1993 et 1997, ont expiré à la fin de 2002. Elles comprenaient des règles de compensation automatique, en vertu desquelles tout allégement fiscal (ce qui incluait l'introduction de nouvelles dépenses fiscales et l'expansion de celles déjà en vigueur ainsi que toutes les réductions d'impôts à caractère structurel ; l'instauration ou le développement d'un programme de dépenses obligatoires était soumis à la même discipline) devait être intégralement compensé (par abrogation ou diminution d'une ou plusieurs dépenses fiscales existantes, par une augmentation d'impôt structurelle et/ou par l'abrogation ou la réduction d'un ou plusieurs programmes de dépenses obligatoires ; une « bonne surprise » budgétaire imprévue, sous forme de plus-values de recettes ou de moindres dépenses, n'était pas considérée comme une compensation). La loi assurait le respect de la procédure de compensation automatique au moyen d'une diminution générale (appelée « mise sous séquestre ») d'une sous-catégorie spécifiée de programmes de dépenses obligatoires. Cette règle a été intégralement appliquée pendant une bonne partie de son existence et on lui attribue le mérite d'une partie du redressement budgétaire américain des années 1990. Elle a néanmoins été suspendue à plusieurs reprises par le législateur, en 2001 et 2002, immédiatement avant son expiration. Actuellement, la Chambre et le Sénat appliquent à toute la législation sur les impôts et les dépenses obligatoires des règles distinctes de discipline pluriannuelle fondées sur la compensation automatique (qui n'ont pas force de loi), mais elles ont été assouplies pour certaines mesures. Ces dispositifs, passés et présents, de compensation automatique ont le caractère de « nouvelles règles de dépenses » ; cela signifie que l'on n'assigne pas un objectif fixe au total des dépenses ou des recettes, et que l'on laisse pleinement jouer les stabilisateurs automatiques. L'administration précédente proposait des règles de compensation automatique modifiées qui ne s'appliqueraient qu'aux dépenses nouvelles, mais pas aux impôts ; la nouvelle administration suggère un renouvellement complet du système. Si les règles de compensation automatique formulées par la Chambre et le Sénat étaient respectées, elles ne permettraient pas de dépenser à l'avenir des recettes actuelles imprévues (ou obligeraient à compenser à l'avenir un manque à gagner imprévu sur les recettes actuelles).

Incitations à l'abrogation ou à la réduction des dépenses fiscales existantes dans la procédure budgétaire

Comme on l'a dit ci-dessus, la Loi sur la compensation automatique arrivée à expiration et les règles de même nature en vigueur interdiraient l'extension d'une dépense fiscale existante qui ne soit pas équilibrée par la suppression ou la réduction d'une autre dépense fiscale, d'une disposition fiscale structurelle ou d'un programme de dépenses obligatoires. La procédure de compensation automatique incite aussi à abroger ou à limiter une dépense fiscale existante pour compenser une proposition de lancement ou d'extension d'un programme de dépenses obligatoires.

Examen des politiques

Réexamen des dépenses fiscales

Le réexamen des dépenses fiscales existantes n'est pas obligatoire. Toutefois, de nombreuses mesures fiscales (dont les dépenses fiscales et certaines dispositions structurelles) – beaucoup plus qu'il y a huit ans – ont désormais des dates de caducité et expireront dans les toutes prochaines années (beaucoup à la fin de 2010). Cela exigera un certain degré de « reconsidération », sinon d'« examen ». Tous les deux ans, le Service de recherche officiel, mais non partisan, du Congrès établit un rapport d'analyse des dépenses fiscales ; il n'exprime pas les opinions de l'exécutif ou du législatif. En outre, le Bureau d'études budgétaires du Congrès (*Congressional Budget Office*, CBO), qui est aussi une entité officielle, mais non partisane, publie tous les deux ans un document décrivant les changements possibles de politique économique permettant de réduire le déficit ; les suggestions comprennent inévitablement certaines réductions ou suppressions de dépenses fiscales en vigueur. Celles-ci sont au tout premier plan à chaque fois que la réforme fiscale est au programme des autorités politiques. En 2005, le Groupe consultatif du président sur la réforme des impôts fédéraux a fait un rapport demandant une refonte complète du système, qui aurait modifié radicalement beaucoup des dépenses fiscales les plus importantes. Bien que cette tentative de réforme n'ait pas débouché sur une législation, la place centrale des dépenses fiscales dans les propositions illustre ce que serait l'effet d'une réforme fiscale générale. Dans le budget de l'exercice 2008 et de nouveau dans le suivant, le Président a proposé de modifier en profondeur les dépenses fiscales au titre des assurances santé privées.

Réexamen des programmes de dépenses comparables

Le budget (comme le rapport annuel comparable du CBO) contient des projections pluriannuelles du coût des programmes de droits à prestation. Elles couvrent la même période que les autres prévisions budgétaires, c'est-à-dire l'année du budget et les quatre suivantes. Le régime des retraites fédérales et le système d'assurance santé des personnes âgées (Medicare) sont examinés chaque année par leurs administrateurs, qui établissent chaque fois un rapport présentant des projections à 75 ans pour ces programmes. Elles reposent habituellement sur des hypothèses différentes de celles utilisées pour le budget. Depuis plus de dix ans, celui-ci comporte, dans l'annexe *Analytical Perspectives*, un chapitre intitulé « Stewardship » qui donne des prévisions à long terme portant sur l'ensemble du budget, y compris les grands programmes de droits à prestation. La question de savoir si ces analyses augmentent les chances d'un examen et d'une révision par le législateur n'est pas tranchée. Certains programmes de dépenses obligatoires – mais pas les plus importants – sont soumis à un régime d'expiration périodique, ce qui oblige à une réautorisation législative et, en théorie, à un réexamen par le Congrès à cette occasion. Il convient de faire remarquer que le réexamen n'a pas toujours eu lieu dans le passé et que l'on n'a pas non plus révisé, avec soin et en temps utile, les autres programmes de dépenses obligatoires qui sont régis par des lois à caractère permanent. On ne peut se procurer facilement la liste complète des réautorisations requises de programmes de dépenses obligatoires.

Informations sur les causes des différences entre les résultats budgétaires et les prévisions antérieures

Tant le budget que les rapports du Bureau d'études budgétaires du Congrès distinguent trois catégories de causes de déviation des recettes et des dépenses par rapport aux estimations : l'action du législateur, l'évolution de l'économie et des facteurs « techniques » (qui peuvent comprendre des questions spécifiques concernant le détail des programmes, mais relèvent souvent de simples erreurs d'estimation). Après avoir été effectuées une fois, les évaluations ne sont pas actualisées. Il n'y a pas de réestimations rétrospectives concernant spécifiquement les dépenses fiscales.

Dépenses fiscales visant à « rendre le travail rentable »

Le crédit d'impôt au titre des revenus d'activité (EITC) a été l'un des premiers, sinon le premier, crédit d'impôt récupérable visant à rentabiliser l'activité professionnelle. Adopté en 1974, il est géré uniquement par l'administration fiscale et réglé en général chaque année aux bénéficiaires par les services fiscaux de l'État fédéral (une distribution plus fréquente est autorisée, mais elle a rarement lieu, notamment parce que les employeurs estiment que les modalités sont complexes). La fraction du crédit (la plus réduite) qui s'impute sur l'impôt à payer est comptabilisée comme réduction de recettes ; le solde est comptabilisé comme augmentation des charges. Ce dispositif a été structuré comme un programme fiscal plutôt que comme un programme de dépenses, car on a préféré le faire gérer par le système fiscal existant plutôt que par une nouvelle bureaucratie.

Nombre des dépenses fiscales

Impôts directs

Après avoir effectué un reclassement en vue d'une plus grande comparabilité internationale, cet ouvrage dénombre 164 dépenses fiscales au titre des impôts directs américains en 2008 (dernière année pour laquelle on dispose de données fiscales définitives ou presque (voir Tableau II.20, reclassées par l'auteur))[15], soit une augmentation par rapport aux 135 en 2002. Le Trésor prévoit que le coût de deux dépenses fiscales deviendra nul en 2010. En 2008, 54 dépenses fiscales, c'est-à-dire plus du tiers du total, étaient dans la catégorie des aides à des secteurs spécifiques. Nous en classons ici 18 parmi les incitations à l'activité générale et 16 dans les mesures en faveur de l'éducation.

Les États-Unis ont communiqué une comptabilisation des dépenses fiscales non directement comparable aux calculs de cet ouvrage, mais qui dessine une tendance sur une plus longue période[16]. En 1985, il y avait 104 dépenses fiscales. Ce nombre a été quelque peu réduit par la réforme fiscale de 1986, mais il était remonté à 116 en 1990. Selon la méthodologie employée dans la communication des États-Unis, on comptait 130 dépenses fiscales en 2000 et 161 en 2006, ce qui montre une progression continue et significative depuis la Loi de 1986.

Autres impôts

Comme on l'a indiqué précédemment, les États-Unis ne recensent des dépenses fiscales qu'au titre des impôts directs.

Montant des dépenses fiscales

Impôts directs

Compte tenu du reclassement aux fins de comparaison internationale, les dépenses fiscales américaines au titre des impôts directs s'élèvent à 6 % du PIB en 2008 (voir Tableau II.18, reclassées par l'auteur). C'est moins que les 7 % atteints en 2002 (mais 2002 étant une année de récession, le PIB était à un point bas cyclique et les estimations de dépenses fiscales étaient influencées par la conjoncture). Chacune des dépenses fiscales consacrées à la santé, au logement et aux retraites représente plus de 1 % du PIB.

Les mesures en faveur des revenus du capital, sous forme d'amortissement accéléré ainsi que d'allégements pour les plus-values, les intérêts et les dividendes représentent 0.7 % du PIB (sachant que les réductions d'impôt sur les revenus et les dividendes adoptées en 2001 et 2003 ne sont pas actuellement comptabilisées comme dépenses fiscales). On constate une baisse par rapport à 0.8 % en 2007 et à 0.9 % en 2006. On prévoit que ce chiffre va énormément fluctuer dans les prochaines années. Comme on l'a dit précédemment, les États-Unis ne reconnaissent pas le concept de dépenses fiscales négatives. Pourtant, la dépense fiscale au titre des amortissements accélérés comprend à la fois une composante positive dans les premières années des nouveaux investissements (quand les déductions pour amortissement sont supérieures à ce que l'on juge être le véritable amortissement économique) et une composante négative dans leurs dernières années (quand les déductions sont inférieures au montant neutre). Sous l'effet de la récession économique actuelle, les nouveaux investissements ont tellement ralenti que l'on estime les déductions pour amortissement accéléré inférieures aux déductions réduites ultérieurement sur les investissements antérieurs. La dépense fiscale mesurée qui correspond aux amortissements accélérés a donc sensiblement diminué en 2008 et on prévoit qu'elle sera négative de 2009 à 2012. Le passage d'estimations antérieures positives à des estimations négatives réduira le montant total de 0.5 % du PIB. Parallèlement, la faiblesse des marchés financiers a fait baisser les dépenses fiscales afférentes aux plus-values de 0.3 % du PIB en plus. Même en faisant l'hypothèse d'une reprise économique, l'ensemble des dépenses fiscales qui allègent l'imposition des revenus du capital retrouvera à peine en 2014 la moitié de son niveau de 2007.

Les nombreuses mesures d'aide à des secteurs spécifiques ne totalisent que 0.2 % du PIB, les incitations à l'activité générale 0.3 % et l'éducation 0.1 %. La comptabilisation du crédit d'impôt récupérable au titre des revenus d'activité (EITC) se limite à la fraction qui compense l'impôt dû, considérée comme une réduction de recettes ; c'est pourquoi cette disposition ne représente que 0.1 % du PIB. En outre, comme elle remonte presque à l'origine du concept de dépense fiscale – elle a été adoptée en 1974 – elle a peu d'effet sur l'augmentation ou le niveau des dépenses fiscales, quelle qu'en soit la mesure. On prévoit que les dépenses fiscales imputables aux impôts directs progressent jusqu'à 6.8 % du PIB en 2013.

Selon les données communiquées par les États-Unis, les dépenses fiscales diminuent régulièrement à plus long terme – elles sont passées de 8.8 % du PIB en 1985 à 6 % en 1990 (après la réforme fiscale de 1986), pour ensuite remonter à 6.4 % en 2000 avant de fléchir légèrement à 6.2 % en 2006. Ces chiffres laissent penser que la réduction des taux d'imposition marginaux en 1986 a eu pour effet de contenir durablement l'incidence des dépenses fiscales sur les recettes. On pourrait aussi en conclure que les nouvelles dépenses fiscales ajoutées depuis 1986 ont été un peu inférieures en moyenne à celles supprimées par la réforme. Il faudrait vérifier cette hypothèse avec soin, mais il est vrai que les allégements fiscaux de cette décennie ont compris des réductions très importantes des taux structurels, au lieu d'être dominés par la création ou l'extension de dépenses fiscales.

Les dépenses fiscales en France

Définition et mesures

Définition

En France, les dépenses fiscales sont définies comme les mesures légales ou réglementaires dont l'application induit une perte de recettes fiscales pour l'État comparativement à l'application de la référence ou « norme », c'est-à-dire au principe fondamental de calcul de l'impôt.

Types d'impôts mesurés

On définit des dépenses fiscales pour tous les impôts, c'est-à-dire l'impôt sur le revenu et l'impôt sur les bénéfices des sociétés, l'impôt sur la fortune, la TVA, les droits de timbre et d'autres impôts indirects. Certains documents publics font état de dépenses fiscales au titre des cotisations de sécurité sociale. Jusqu'à une date récente, on ne les mentionnait qu'au niveau de l'État central ; mais, depuis la Loi de finances de 2007, on répertorie des dépenses fiscales imputables sur les impôts locaux (quand elles sont remboursées par l'État central).

Système fiscal de référence

La « norme » est une interprétation des intentions du législateur. La portée limitée d'une mesure est un critère général employé pour définir une dépense fiscale. Une mesure à caractère général, destinée à bénéficier à une grande majorité de contribuables, sera plus probablement considérée comme faisant partie de la norme. Dans le passé, l'ancienneté d'une disposition fiscale était également prise en considération. On pouvait juger qu'une mesure en vigueur depuis longtemps était reconnue comme partie intégrante de la norme et on la retirait de la liste des dépenses fiscales. Mais le concept de norme ayant désormais changé, les dépenses fiscales pratiquées de longue date ne sont plus soustraites à la liste et réputées appartenir à la norme.

Le système fiscal de référence qui sert à calculer les dépenses fiscales dans le cadre de l'impôt sur le revenu est en fait un impôt sur le revenu de sorte que les mesures réduisant le prélèvement fiscal sur les revenus du capital sont considérées comme des dépenses fiscales. Mais, puisque la norme est conçue comme l'impôt sur le revenu de base, beaucoup de mesures qui pourraient être sans cela qualifiées de « structurelles » sont comptabilisées comme dépenses fiscales. On peut penser que cet aspect de la définition de la norme augmente le nombre de dispositions perçues comme les dépenses fiscales. Ainsi, alors que la norme comprend les taux progressifs d'imposition sur le revenu ainsi que différentes modalités déclaratives pour les couples mariés et les personnes seules, les abattements spéciaux réservés aux personnes handicapées ou aux parents célibataires n'y sont pas inclus.

Concepts

En France, les estimations de dépenses fiscales indiquent le montant des recettes auxquelles l'État renonce directement, sans tenir compte des réactions comportementales, des changements de l'activité économique ou de l'interaction des différentes mesures. Elles n'indiquent donc pas précisément le montant que l'on obtiendrait en les abrogeant, tandis que la somme de ces dépenses fiscales ne correspond pas exactement à l'effet conjugué de toutes les mesures concernées. Les estimations ne portent que sur les dispositions considérées comme des dépenses fiscales ; on ne communique pas d'estimation des mesures structurelles qui font partie de la norme.

Méthodes

Les dépenses fiscales sont calculées au moyen de simulations sur un échantillon statistique de contribuables et par d'autres méthodes. On apprécie aussi la fiabilité de nombreuses estimations en employant des qualificatifs comme « très bonnes », « bonnes » ou « approximatives ». En 2009, 11 % environ des dépenses fiscales n'ont fait l'objet d'aucune estimation ; c'est une baisse sensible par rapport à 44 % en 2001 et 20 % en 2008. Parmi les 89 % qui ont été estimées, 24 % des estimations ont été jugées « très fiables », 29 % d'une « bonne fiabilité » et 47 % « approximatives ». Le nombre de bénéficiaires d'une dépense fiscale est mentionné quand il est disponible.

Information

Place des estimations

Les dépenses fiscales sont inscrites chaque année dans la Loi de finances, au sein d'une annexe intitulée « Évaluation des voies et moyens ». La présentation comporte : une référence au texte prévoyant la mesure ; le nombre de bénéficiaires (quand il est disponible) ; la méthode d'évaluation (quand elle est disponible) ; le degré de fiabilité de l'évaluation ; l'année d'adoption de la dépense fiscale et de sa dernière importante modification ; le coût budgétaire pour l'exercice et pour les deux précédents. Le projet de loi de financement de la sécurité sociale présente la mesure, une référence légale, le nombre de bénéficiaires, l'année de création, le coût et indique l'existence éventuelle d'une compensation pour la sécurité sociale.

Fréquence de la diffusion d'informations et années couvertes

Comme on l'a indiqué ci-dessus, les dépenses fiscales figurent chaque année dans la Loi de finances et dans le projet de loi de financement de la sécurité sociale. Ces deux textes en indiquent le coût pour le prochain exercice budgétaire et pour les deux précédents.

Élaboration des politiques

Introduction ou extension des dépenses fiscales dans la procédure budgétaire

En France, il n'existe pas actuellement de restriction à l'examen de nouvelles dépenses fiscales, mais l'article 40 de la Constitution interdit le dépôt de propositions de lois qui réduiraient les recettes ou augmenteraient les dépenses publiques (Assemblée nationale, 1958).

Incitations à l'abrogation ou à la réduction des dépenses fiscales existantes dans la procédure budgétaire

Comme on vient de le dire, il n'y a pas de restriction à l'examen de dépenses fiscales. Compte tenu de la nature des freins à la hausse des charges inscrits dans la Constitution, il n'y a pas non plus d'incitation à proposer la diminution d'une dépense fiscale pour financer une majoration des dépenses.

Examen des politiques

Réexamen des dépenses fiscales

La Loi organique prévoit que l'annexe du projet de budget sur les voies et moyens donne une évaluation de chaque dépense fiscale. Mais l'exercice s'est limité jusqu'à présent à une estimation du coût. Une nouvelle procédure a été mise en place en 2006 avec comme priorité une amélioration des évaluations. Toutefois, au stade actuel, on se préoccupe que des critères de performance n'aient pas encore été définis, alors que ceux utilisés jusqu'ici sont peut-être trop nombreux et pas totalement pertinents. Si des délais de caducité sont fixés à une dépense fiscale, ils sont spécifiés dans l'énoncé de chaque mesure ; il n'existe pas de liste exhaustive de mesures à durée limitée et de date d'expiration.

Réexamen des programmes de dépenses comparables

Le budget français comporte des dépenses obligatoires, dont on estime qu'elles représentent au moins 80 %. Il n'est pas prévu de date précise d'expiration pour les programmes de dépenses obligatoires.

Informations sur les causes des différences entre les résultats budgétaires et les prévisions antérieures

La Loi de règlement indique les différences entre les recettes effectives et les estimations initiales. Elle précise celles qui sont dues à des changements de la législation portant sur des impôts particuliers ou des dépenses fiscales.

Dépenses fiscales visant à « rendre le travail rentable »

La France pratique un crédit d'impôt récupérable visant à rendre le travail rentable. S'il dépasse le montant de l'impôt dû, le solde peut être réglé en numéraire, mais même lui est comptabilisé comme réduction de recettes et non comme dépense. Les personnes qui perçoivent des fonds pendant une année donnée peuvent bénéficier d'une avance mensuelle en anticipation de la prestation de l'année suivante. La régularisation s'effectue une fois par an, quand on connaît le montant réel du crédit dû.

Le principal objectif de ce dispositif est de réduire le coin fiscal pour les personnes qui se trouvent dans la partie inférieure de la distribution des revenus et de les inciter à travailler. D'un strict point de vue économique, la France considère cette mesure comme un crédit d'impôt et non comme une aide publique. On a jugé aussi plus rationnel sur le plan administratif de créer un crédit d'impôt au lieu d'une nouvelle prestation dont la gestion aurait été complexe. Le dispositif s'est inspiré de mesures similaires existant à l'étranger (comme l'EITC américain et le WFTC anglais), qui sont majoritairement considérées comme des dépenses fiscales. Pour le moment, on se demande si une insuffisante coordination entre cette dépense fiscale et le système de prestations sociales est source d'inefficiences.

Nombre de dépenses fiscales

Cet ouvrage ne présente pas une analyse indépendante d'origine française des données relatives aux dépenses fiscales. Une communication officielle de la France indique que le nombre de ces dépenses s'élevait à 486 pendant l'exercice 2008, soit 3.6 % de plus qu'en 2007 et 21 % de plus qu'en 2001, année où l'on en comptait 401[17]. La dernière publication française signale que leur nombre est revenu à 469 en 2009 (ministère de l'Économie, des Finances et de l'Industrie, 2007). Rappelons qu'au moins dans le passé, l'évolution de la norme avait pour effet d'y intégrer certaines dépenses fiscales au fil du temps : leur progression en nombre et en montant aurait pu être supérieure si la norme était restée constante.

Montant des dépenses fiscales

Selon la communication de la France, on estime que le montant total des dépenses fiscales pendant l'exercice 2008 a dépassé de 7.1 % celui de 2007 et de 16 % celui de 2001. La dernière publication française fait état d'une nouvelle hausse de 4.2 % en 2009.

Les dépenses fiscales au Japon

Définition et mesure

Définition

La loi japonaise définit des « mesures fiscales spéciales » qui sont analogues aux dépenses fiscales. Il s'agit d'exceptions aux principes fondamentaux de la fiscalité japonaise (équité, neutralité et simplicité) visant à atteindre un autre objectif de politique publique.

Types d'impôts mesurés

Les mesures fiscales spéciales sont estimées pour l'impôt sur le revenu, l'impôt sur les bénéfices des sociétés et pour d'autres prélèvements comme l'impôt sur les successions, l'impôt sur les donations, la taxe sur les spiritueux et la taxe sur l'essence. Elles le sont aussi pour les impôts locaux. Selon l'article 84 de la Constitution, le cadre de base de tout impôt, y compris les impôts locaux, doit être adopté par le Parlement japonais, appelé Diète. L'autorité responsable de la conception des impôts locaux est le ministère des Affaires intérieures et de la Communication (MIC). Les collectivités locales conservent aussi un certain pouvoir de légiférer, par exemple en appliquant leurs propres taux au sein d'une fourchette définie par la loi nationale. Mais cette autonomie influe rarement sur le montant total des mesures fiscales spéciales appliquées aux impôts locaux. Pour accomplir leurs objectifs, les collectivités locales recourent habituellement à des subventions ou aides directes à des catégories particulières plutôt qu'aux dépenses fiscales.

Système fiscal de référence

Comme on l'a dit ci-dessus, le Japon définit ses mesures fiscales spéciales par comparaison avec les principes fondamentaux de la fiscalité et non avec un système fiscal de référence. Les dispositions suivantes de l'impôt sur le revenu sont considérées comme « structurelles » et ne comptent donc pas parmi les mesures fiscales spéciales : la déduction au titre des revenus d'activité (c'est-à-dire les salaires) ; l'abattement à la base ; les déductions et l'abattement spécial au titre des conjoints ; l'abattement pour personnes à charge ; la progressivité des taux d'imposition elle-même. Sachant que le concept japonais de mesures fiscales spéciales diffère quelque peu de la notion de dépense fiscale retenue dans certains autres pays, il faut faire preuve de prudence dans les comparaisons. Toutefois, il est légitime de qualifier les grands principes fiscaux de référence du Japon d'un peu plus généraux et larges que les systèmes fiscaux de référence d'autres pays ; le résultat est peut-être l'inclusion dans la liste japonaise des mesures fiscales spéciales de certains éléments qui ne seraient pas considérés ailleurs comme des dépenses fiscales.

Concepts

Les mesures fiscales spéciales ne se réfèrent qu'à des estimations de recettes. On n'utilise pas d'équivalents sous forme de dépenses ou la méthode de la valeur actuelle nette pour estimer les recettes fiscales des années futures. Le Japon reconnaît l'existence de mesures fiscales spéciales négatives.

Méthodes

Les fonctionnaires du ministère des Finances (MOF) chargés d'estimer les recettes fiscales, en tenant compte des effets des mesures fiscales spéciales, s'appuient en général sur les abondantes statistiques établies par l'Agence nationale des impôts. Les principales sources des estimations fiscales sont notamment les données agrégées tirées des déclarations d'impôt que l'on trouve dans l'« Almanach statistique de l'Agence nationale des impôts ». Pour effectuer les estimations, l'Agence procède aussi à des enquêtes d'échantillon, notamment sur « les salaires dans les entreprises privées », « la situation financière des sociétés » et « les déclarations d'impôt sur le revenu ». Elle utilise aussi, lorsque c'est nécessaire et approprié, d'autres statistiques économiques comme le système des comptes nationaux. Enfin, les fonctionnaires du ministère des Finances ont souvent des entretiens avec de grandes sociétés, afin d'intégrer des tendances conjoncturelles dans leurs estimations des recettes fiscales futures.

Information

Place des estimations

Officiellement, les estimations révisées des mesures fiscales spéciales sont communiquées chaque année à la Diète dans le « Résumé des révisions fiscales » et dans l'« Explication des recettes fiscales et droits de timbre », qui sont remis en même temps que d'autres documents budgétaires. La Commission budgétaire de la Diète reçoit aussi chaque année les estimations agrégées de toutes les mesures fiscales spéciales, bien que cela ne constitue pas le rapport officiel.

Fréquence de la diffusion d'informations et années couvertes

Seules les variations annuelles et les estimations agrégées de l'exercice budgétaire courant sont communiquées à la Diète. Le fait de limiter l'information aux variations fait craindre à certains que les encours soient des « subventions secrètes ».

Élaboration des politiques

Introduction ou extension de dépenses fiscales dans la procédure budgétaire

La procédure budgétaire japonaise ne prévoit pas de règles particulières pour les mesures fiscales spéciales. La Loi de 1947 sur les finances publiques définit cette procédure et les règles budgétaires de base, telles que les limites aux emprunts de l'État. Elle fixe des principes fondamentaux. La récente réorganisation de la procédure budgétaire a ajouté certains éléments aux dispositions de la Loi sur les finances publiques.

La procédure actuelle prévoit que tous les ans, au mois de juin, le Conseil économique et budgétaire délibère sur les questions fondamentales et détermine les « politiques de base » intégrées au budget du prochain exercice. Les décisions qu'il prend ne s'appliquent généralement qu'à ce budget. Toutefois, « les politiques de base pour 2006 » ont fixé des objectifs d'assainissement budgétaire qui s'étendent aux années ultérieurs : réalisation d'un excédent primaire en 2011, puis réduction du ratio dette publique / PIB au milieu des années 2010, avec un plafonnement des dépenses pendant cinq ans. Ces politiques ont été réaffirmées par le Cabinet.

Sur le fondement des « politiques de base », le ministre des Finances propose, au cours des années suivantes, des plafonds de dépenses détaillés pour chaque élément des « lignes directrices pour les demandes budgétaires » formulées par le Cabinet en juillet et août. Ces lignes directrices présentent les formules quantitatives applicables aux plafonds.

La procédure budgétaire n'assigne pas aux mesures fiscales spéciales un objectif quantitatif spécifique, mais tout changement du système fiscal doit être conforme aux objectifs d'assainissement budgétaire fixés par les « politiques de base pour 2006 ».

Incitations à l'abrogation ou à la réduction des dépenses fiscales existantes dans la procédure budgétaire

Comme on vient de le dire, toute proposition de changement des mesures fiscales spéciales en vigueur ou d'instauration de nouvelles doit respecter les objectifs d'assainissement budgétaire fixés par les « politiques de base pour 2006 ». En outre, puisque ces politiques imposent des objectifs au déficit, exprimé en pourcentage du PIB, on présume que les autorités les réaliseront en supprimant des dépenses fiscales (ou en augmentant les impôts structurels) aussi bien qu'en diminuant les dépenses.

Examen des politiques

Réexamen des dépenses fiscales

Les mesures fiscales spéciales font l'objet d'un réexamen annuel par les fonctionnaires compétents du ministère des Finances, axé principalement sur celles qui expirent l'année suivante en raison des clauses de caducité. Les lois relatives à ces mesures stipulent que la majorité de celles appliquées au niveau national expire au bout de deux ou trois ans. Ces clauses de caducité se sont avérées efficaces, parce qu'elles obligent les responsables de la fiscalité et les autres parties intéressées à revoir régulièrement le contenu des mesures fiscales spéciales.

Les négociations entre les fonctionnaires chargés de la fiscalité et les ministères demandeurs à propos des mesures fiscales spéciales qui viennent à expiration le printemps suivant (habituellement à la fin du mois de mars) commencent en septembre, en même temps que celles sur les dépenses budgétaires. Il est fréquent que tous les ministères demandent la création de nouvelles mesures fiscales spéciales pour atteindre leurs objectifs de politique. La nécessité et l'efficacité de ces mesures sont vérifiées minutieusement au cours des négociations. Parallèlement, la Commission fiscale du gouvernement, conseil consultatif rattaché au Premier ministre, délibère sur la politique fiscale des prochains exercices. De fin novembre à début décembre, les commissions fiscales des partis au pouvoir commencent à décider les orientations du prochain exercice, y compris en matière de mesures fiscales spéciales. Les fonctionnaires spécialisés les informent de la teneur des discussions entre les ministères concernés. En décembre, le ministère des Finances arrête le contenu des projets fiscaux sur la base d'un rapport soumis par le gouvernement et les commissions fiscales des partis au pouvoir. Le projet fiscal est habituellement soumis à la Diète en janvier ou février.

Réexamen des programmes de dépenses comparables

La procédure de révision des dépenses fiscales prévue ci-dessus est indépendante de celle applicable aux dépenses ordinaires ; mais, comme les estimations de recettes du budget de l'exercice suivant découlent des changements fiscaux décidés, on peut présumer qu'elles sont rapprochées implicitement des projets de dépenses pour assurer le respect des objectifs d'endettement fixés par « les politiques de base pour 2006 ».

Informations sur les causes des différences entre les résultats budgétaires et les prévisions antérieures

Quand la Loi de finances rectificative est soumise à la Diète, pendant l'exercice budgétaire en cours, les estimations de recettes fiscales sont réexaminées et, le cas échéant, révisées. Le rapport final sur le règlement des comptes montre la différence entre les estimations de recettes, initiales ou rectifiées, et les résultats effectifs. Il ne contient pas d'analyse officielle de la cause de l'écart entre les projections et les recettes réelles.

Dépenses fiscales visant à « rendre le travail rentable »

Il n'y a pas actuellement au Japon de dépense fiscale de cette nature et, en particulier, de disposition ressemblant à un crédit d'impôt récupérable sur les revenus d'activité. Un rapport récent de la Commission fiscale qui conseille le Premier ministre a jugé nécessaire de lancer un nouveau débat sur les mesures de ce type ; il s'agirait d'en examiner la nécessité, le but et les problèmes à résoudre, en se référant à l'expérience d'autres pays, ainsi que les difficultés pratiques d'application et la répression des éventuelles fraudes. À l'heure actuelle, l'aide aux familles à bas revenu est surtout assurée par les programmes de dépenses sociales gérés par le ministère de la Santé, du Travail et de la Protection sociale.

Nombre de dépenses fiscales

Comme on l'a indiqué plus haut, il n'existe pas de liste publique et exhaustive des mesures fiscales spéciales. Mais, selon une communication officielle du Japon, le nombre de ces mesures en rapport avec les entreprises a baissé de 81 en 1998 à 61 en 2007[18].

Montant des dépenses fiscales

Impôts directs

La communication du Japon à propos des mesures fiscales spéciales pratiquées par l'État central indique que celles applicables à l'impôt sur le revenu représentaient 52.5 % du total en 2007 ; la principale est un crédit d'impôt au titre des prêts au logement (24 % de la totalité des mesures fiscales spéciales), suivi d'un crédit d'impôt pour les dividendes et d'une déduction des primes d'assurance-vie et d'assurance contre les tremblements de terre (respectivement 7.8 % et 4.6 % du total des mesures fiscales spéciales). Dans le cadre de l'impôt sur les bénéfices des sociétés (33.7 % du total), les principales mesures sont le crédit d'impôt spécial pour la recherche-développement (17.9 %) et le crédit d'impôt destiné à favoriser les investissements des petites et moyennes entreprises (6.8 %).

Autres impôts

Toutes les mesures fiscales spéciales appliquées par l'État central à d'autres impôts représentent 13.8 % du total à ce niveau.

Mesures fiscales spéciales des collectivités locales

Les mesures fiscales spéciales en vigueur au plan local représentent un peu moins du tiers de celles pratiquées au niveau central. Un peu moins de la moitié du total local s'explique par des mesures prises par l'État central et un peu plus de la moitié par des mesures décidées par les collectivités locales.

Importance des mesures fiscales spéciales

Les mesures spéciales fiscales prises par l'État central représentent 0.6 % du PIB, tandis que celles prises par les collectivités locales en représentent 0.2 %.

Les dépenses fiscales aux Pays-Bas

Définition et mesures

Définition

Les Pays-Bas définissent les dépenses fiscales comme des déviations par rapport à leur système fiscal de référence qui réduisent les recettes (van den Ende, Haberham et den Boogert, 2004).

Types d'impôts mesurés

Les Pays-Bas distinguent et mesurent des dépenses fiscales au niveau national pour tous les impôts autres que les cotisations de sécurité sociale à la charge des employeurs et des salariés.

Système fiscal de référence

Pour les Pays-Bas, la référence est la structure générale du système fiscal – c'est-à-dire l'impôt sur le revenu et l'impôt sur les bénéfices des sociétés, avec traitement cédulaire des revenus du travail et du capital dans le cadre du premier, à quoi s'ajoutent la TVA, une taxe sur les véhicules à moteur, etc. Bien que ce critère soit en principe sujet à interprétation, l'intégration à la référence de traitements différents de diverses catégories de revenus aboutit en pratique à ce que les Pays-Bas reconnaissent un nombre de dépenses fiscales moindre que ce ne serait le cas s'ils utilisaient les conventions d'autres pays. Les autres aspects du système fiscal faisant partie de la référence sont :

> ...la possibilité de compenser des pertes...le taux fixe de revenu imputé pour les logements occupés par leurs propriétaires...et pour l'épargne et les placements...le crédit d'impôt fédéral...les exemptions, déductions et crédits d'impôt qui mettent le revenu imposable en conformité avec le principe de la capacité contributive. En général, ces dispositions sont en rapport avec la situation personnelle, par exemple le fait d'être un parent célibataire, d'avoir des enfants, d'être handicapé ou malade. Les mesures qui rendent l'impôt plus efficient, telles que l'emploi de montants fixes pour éviter les différends entre contribuables et services fiscaux (van den Ende, Haberham et den Boogert, 2004).

Comme la référence spécifie que les dispositions fiscales qui mesurent la « capacité contributive » sont jugées d'ordre structurel, et ne sont donc pas des dépenses fiscales, certaines d'entres elles, qui pourraient être considérées comme des dépenses fiscales dans d'autres pays ne le sont pas aux Pays-Bas. Ces critères s'étendent à l'intégration à la référence des avantages fiscaux accordés aux versements effectués par l'employeur et le salarié dans un fonds de pension, aux intérêts des emprunts hypothécaires et à un crédit d'impôt pour les salariés (qui avait été institué pour alléger le coût d'obtention d'un revenu salarial, mais a été majoré depuis au point de dépasser maintenant de beaucoup cet objectif, et pourrait aussi être perçu comme une incitation à travailler).

Concepts

Pour mesurer leurs dépenses fiscales, les Pays-Bas emploient la méthode du manque à gagner ; les estimations reposent sur l'hypothèse que le comportement des contribuables ou l'activité économique ne change pas du fait de l'existence de la dépense fiscale. Elles portent sur les flux annuels de fonds, et non sur la valeur actuelle des effets à plus long terme ou à l'état stationnaire. Chaque dépense fiscale étant évaluée séparément, on ne tente pas d'appréhender les effets d'interaction découlant de combinaisons éventuelles de ces mesures ; la somme des dépenses fiscales ne reflète donc pas exactement l'incidence conjuguée de toutes les mesures concernées. En outre, les dépenses fiscales sont estimées indépendamment des effets sur les programmes de dépenses publiques et d'éventuels changements d'autres impôts ou dépenses effectués à cause d'elles. Le montant d'une dépense fiscale ne donne donc pas une estimation précise de l'effet budgétaire de son abrogation.

Méthodes

Les dépenses fiscales sont estimées par le ministère des Finances. Alors que certaines sont basées sur des données solides, le ministère juge que d'autres données nécessaires à la procédure de calcul sont de moindre qualité et de moindre intérêt temporel.

Information

Place des estimations

Les estimations de dépenses fiscales sont présentées dans le Mémorandum fiscal et budgétaire, qui fait partie du budget, mais est séparé des estimations de programmes de dépenses ayant le même objectif que les dépenses fiscales.

Fréquence de la diffusion d'informations et années couvertes

Le mémorandum fiscal et budgétaire est présenté chaque année. Il indique les chiffres de dépenses fiscales pour l'année budgétaire, une année antérieure et les cinq suivantes. Ceux concernant les dépenses fiscales de l'année antérieure sont définitifs. On indique les changements relatifs à chaque dépense fiscale : abrogations, nouvelles dispositions, hausses et baisses.

Élaboration des politiques

Introduction ou extension des dépenses fiscales dans la procédure budgétaire

Aux Pays-Bas, l'adoption du budget repose sur un accord de coalition conclu lors de la mise en place d'un nouveau gouvernement pour une durée de quatre ans. Comme il fixe les montants nominaux des charges et des recettes, il sert de plafond pour les dépenses et de plancher pour les recettes, à caractère non impératif, ce qui crée un système informel de neutralisation automatique. Le plancher de recettes s'applique aux changements de politiques et non aux variations des recettes causées par les fluctuations macroéconomiques ; on laisse donc jouer les stabilisateurs automatiques du système fiscal, mais on restreint les allégements d'impôts structurels et la création de nouvelles dépenses fiscales (le jeu des stabilisateurs automatiques pourrait néanmoins entraîner une violation du Pacte de stabilité et de croissance de l'Union européenne). Bien que l'accord de coalition n'ait pas force de loi, le fait qu'il soit respecté lui a conféré un poids moral propre.

Incitations à l'abrogation ou à la réduction des dépenses fiscales existantes dans la procédure budgétaire

Bien que l'accord de coalition ne cible pas spécifiquement les dépenses fiscales, le volet recettes incite à envisager des suppressions ou des réductions de dépenses fiscales en vigueur pour financer de nouveaux allégements structurels ou des dépenses fiscales.

Cinq dépenses fiscales ont leurs propres plafonds annuels. Ces sont des crédits d'impôt au titre d'investissements écologiques et permettant d'économiser l'énergie. Si les demandes de crédits atteignent la limite annuelle, leur utilisation est suspendue jusqu'au début de l'exercice budgétaire suivant.

Examen des politiques

Réexamen des dépenses fiscales

En 2004, les Pays-Bas ont lancé un programme d'évaluation des dépenses fiscales dont l'objectif est de réexaminer chacune à peu près tous les cinq ans. Il est sous la responsabilité conjointe du ministère des Finances et du ministère dépensier concerné. L'évaluation a pour but d'estimer l'efficacité de la dépense. Des questions sont spécialement conçues à cette fin : les dépenses fiscales accomplissent-elles leurs objectifs ? Les mêmes buts peuvent-ils être atteints à un coût inférieur au moyen d'un instrument de politique différent ? La dépense fiscale est-elle le moyen logique de réaliser ces objectifs ? La dépense fiscale est-elle vraiment à l'origine des effets perçus et aurait-on obtenu les mêmes résultats sans elle ? Ce programme est opérationnel et des évaluations ont déjà été effectuées.

Réexamen des programmes de dépenses comparables

Le budget donne des estimations du coût annuel de programmes de dépenses comparables.

Informations sur les causes des différences entre les résultats budgétaires et les prévisions antérieures

Il n'y a pas d'analyse a posteriori des causes de la variation des recettes par rapport aux montants programmés ou projetés. En règle générale, on qualifie ces variations d'« endogènes ».

Dépenses fiscales visant à « rendre le travail rentable »

Il n'existe pas aux Pays-Bas de crédit d'impôt récupérable visant à rendre le travail rémunérateur. Dans ce pays, on pense généralement qu'il faudrait considérer une action de ce type comme un programme de dépenses. Les Pays-Bas accordent aux salariés une déduction en compensation des coûts liés à l'activité professionnelle ; elle a commencé comme une déduction des frais réels et prouvés, mais a ensuite été convertie en un montant forfaitaire par souci de simplicité (bien que les salariés puissent fournir des pièces démontrant des frais effectifs supérieurs et les déduire). Le montant forfaitaire a été relevé pour être plus incitatif et dépendra à l'avenir du revenu.

Nombre de dépenses fiscales

Impôts directs

En 2006, dernière année pour laquelle on dispose de données définitives ou presque, les Pays-Bas ont fait état de 55 dépenses fiscales au titre des impôts directs (voir Tableau II.24, déclarées par le pays). Cet ouvrage en classe 16 dans la catégorie des aides sectorielles spécifiques et 13 dans celle des incitations à l'activité générale[19]. Pour 2007 et 2008, les Pays-Bas ont mentionné 53 et 52 dépenses fiscales de cette nature, la variation étant entièrement imputable à des réductions dans les deux principales catégories précitées. Comme on l'a fait remarquer précédemment, les dépenses fiscales ne comportent pas de crédit d'impôt récupérable pour valoriser le travail. Aux fins de comparaison internationale, cet ouvrage reclasserait chaque année une dépense fiscale comme « élément structurel », au motif qu'elle procure un avantage relativement large et général (voir Tableau II.24, reclassées par l'auteur).

Autres impôts

Les Pays-Bas mentionnent plus de 46 dépenses fiscales au titre des impôts indirects pour les années 2006, 2007 et 2008. Dix-sept s'appliquent à la TVA, tandis que 13 s'appliquent à des droits d'accise de portée plus étroite et à une taxe frappant la vente de biens immeubles.

Total

Les Pays-Bas mentionnent 101 dépenses fiscales en 2006, 99 en 2007 et 98 en 2008, soit un recul par rapport aux 118 et aux 123 signalées en 2001 et en 2002.

Données fournies par les Pays-Bas

La communication des Pays-Bas porte sur des données de plusieurs années qui dégagent une tendance, mais ne correspondent pas complètement aux calculs faits pour cet ouvrage[20].

Les données en provenance des Pays-Bas confirment la baisse du nombre de dépenses fiscales dans les premières années de la décennie, au moins sous l'effet de propositions du gouvernement. En 2003, 15 ont été supprimées (et cinq autres réduites ; le nouveau gouvernement formé en 2003 a utilisé le produit de dépenses fiscales abrogées ou diminuées pour financer des allégements structurels de taux d'imposition). En 2004, il a proposé d'abolir six dépenses fiscales et d'en créer deux nouvelles, soit une réduction nette de quatre unités. En 2005, deux projets de suppression ont compensé deux projets de création. Toutefois, on a proposé deux nouvelles dépenses fiscales en 2006 et une en 2007.

Montant des dépenses fiscales

Impôts directs

Compte tenu du reclassement aux fins de comparabilité internationale, nous calculons qu'en 2006 l'ensemble des dépenses fiscales afférentes aux impôts directs représentait 1.1 % du PIB (voir Tableau II.21, déclarées par le pays). Près de la moitié est placée dans la catégorie des incitations à l'activité générale, tandis que la deuxième catégorie par ordre d'importance, représentant moins de 20 % du total, consiste en aides à des secteurs spécifiques. Des projections allant jusqu'en 2012 indiquent un recul progressif jusqu'à moins de 1 % du PIB.

Autres impôts

Les dépenses fiscales applicables aux impôts indirects totalisaient 0.9 % du PIB en 2006, dont à peu près les trois quarts au titre de la TVA. On prévoit qu'elles régressent à quelque 0.8 % du PIB en 2012.

Total

L'ensemble des dépenses fiscales ressortait en 2006 à 2 % environ du PIB et on prévoit qu'il recule à 1.8 % du PIB en 2012. Les données antérieures montraient qu'en 2001 et 2002 les dépenses fiscales au titre des impôts directs représentaient respectivement 1.8 % et 1.9 % du PIB, tandis que celles relatives aux impôts indirects représentaient 1 % et 1.1 % du PIB. On constate donc que le montant actuel des dépenses fiscales aux Pays-Bas a diminué d'à peu près un tiers par rapport au début de la décennie.

Données fournies par les Pays-Bas

La communication des Pays-Bas mentionnait des propositions de réduction du montant des dépenses fiscales en 2003 et 2004, correspondant aux propositions de diminution de leur nombre au cours des mêmes années. Il a été proposé de les augmenter, de 2005 à 2007, d'un montant cumulé égal à un sixième environ du total des baisses intervenues en 2003 et 2004. La somme des estimations du gouvernement est passée de 2.7 % du PIB en 2003 à 2.2 % en 2006 et à 2.1 % en 2007.

Les dépenses fiscales au Royaume-Uni

Définition et mesures

Définition

Le Royaume-Uni distingue trois catégories d'allégements fiscaux. D'abord, ceux qui se substituent aux dépenses publiques et ont des conséquences similaires, que l'on appelle dépenses fiscales. Ensuite, ceux qui soit font partie intégrante de la structure fiscal, soit simplifient l'administration de l'impôt ou la conformité, appelés l'abattement structurels. Ils comprennent des dispositions comme l'abattement personnel et l'allégement pour éviter la double imposition des dividendes. Les dépenses fiscales comprennent des mesures comme l'exonération des plus-values sur la vente de la résidence principale et celle des premières 8 000 GBP des aides de délocalisation versées par les employeurs. Mais le gouvernement reconnaît que la distinction entre allégements structurels et dépenses fiscales n'est pas toujours simple ; il ajoute donc une troisième catégorie d'allégements, composée de faveurs fiscales qui conjuguent des aspects des allégements structurels et des dépenses fiscales. Dans cette catégorie moins bien définie, il place, par exemple, les abattements liés à l'âge ainsi que l'exonération des allocations familiales et des indemnités d'invalidité.

Types d'impôts mesurés

On ne mesure les dépenses fiscales que pour l'État central. Les impôts analysés comprennent l'impôt sur le revenu, l'impôt sur les sociétés, la TVA, la cotisation à l'assurance nationale, l'impôt sur les plus-values, l'impôt sur les successions, la taxe sur la production pétrolière, le droit de timbre sur les transactions foncières et les droits d'accise sur les véhicules. Pour chacune de ces catégories, le Royaume-Uni fait état de « dépenses fiscales », d'« allégements ayant des éléments de dépenses fiscales et de mesures structurelles » et d'« allégements structurels ».

Système fiscal de référence

Dans le domaine des impôts directs, le Royaume-Uni distingue les dépenses fiscales visant à alléger l'impôt sur les plus-values et l'impôt sur les bénéfices des sociétés, ce qui semble indiquer l'existence d'un système fiscal de référence.

Concepts

Pour calculer ses dépenses fiscales, le Royaume-Uni emploie la méthode du manque à gagner ; les estimations reposent sur l'hypothèse que le comportement des contribuables ou l'activité économique ne change pas du fait de l'existence de la dépense fiscale. Chaque dépense fiscale est évaluée séparément et on ne tente pas d'appréhender les effets d'interaction découlant de combinaisons éventuelles ; la somme des dépenses fiscales ne reflète donc pas exactement l'incidence conjuguée de toutes les mesures concernées. En outre, les dépenses fiscales sont estimées indépendamment des effets sur les programmes de dépenses publiques et d'éventuels changements d'autres impôts ou dépenses effectués à cause d'elles. Le montant des dépenses fiscales ne donne donc pas une estimation précise de l'effet budgétaire de son abrogation. Le Royaume-Uni utilise la comptabilisation des droits constatés pour les dépenses et pour estimer le coût des dépenses fiscales.

Les mesures structurelles figurent dans un rapport intitulé « Dépenses fiscales et allégements structurels ». Comme on l'a indiqué ci-dessus, le gouvernement reconnaît que la distinction entre allégements structurels et dépenses fiscales n'est pas toujours claire.

Méthodes

La perte de recettes liée aux allégements et aux abattements ne peut être directement observée. L'une des méthodes d'estimation consiste à calculer le montant d'impôt que les personnes ou les entreprises auraient dû payer en l'absence d'exonérations ou de déductions pour certaines catégories de revenus ou de dépenses, puis à le comparer au montant effectivement dû.

Informations

Place des estimations

Les données figurent dans le « Chapitre A : Décisions de politique budgétaire » du « Rapport financier et budgétaire » du gouvernement (HM Treasury, 2007*a*). On peut trouver plus de précisions sur les abattements et allégements personnels dans un document du Trésor intitulé *Tax Ready Reckoner and Tax Reliefs,* qui est publié avec le rapport pré-budgétaire. Le montant estimé de ces mesures n'est pas présenté au côté des dépenses qui ont des finalités comparables.

Fréquence de la diffusion d'informations et années couvertes

Bien qu'il n'y ait pas d'obligation légale d'établir un rapport sur les dépenses fiscales, le gouvernement publie chaque automne des estimations de toutes les principales dépenses fiscales dans le *Tax Ready Reckoner*. En outre, le chapitre A du budget annuel, intitulé « Décisions de politique budgétaire », du Rapport financier et budgétaire contient une liste des dépenses fiscales proposées. Il n'existe pas de rapport historique exhaustif, mais le Rapport financier et budgétaire a été établi pour la première fois en 1993 après accord du Parlement (en vertu de la section 5 de la Loi sur les communautés européennes). Il est consultable sur Internet depuis 1997.

Élaboration des politiques

Introduction ou extension des dépenses fiscales dans la procédure budgétaire

Le gouvernement s'est engagé à ne pas prendre, sans compensation, des mesures susceptibles d'augmenter les dépenses de sécurité sociale ou d'autres charges budgétaires, y compris les dépenses fiscales, afin de respecter la « règle d'or » et la « règle de viabilité ». Selon la règle d'or, pendant le cycle conjoncturel considéré dans son ensemble, le gouvernement ne doit emprunter que pour investir et non pour financer des dépenses courantes. Selon la règle de viabilité (« *sustainable investment rule* »), la dette publique nette est maintenue à moins de 40 % du PIB au cours de la même période. En outre, une disposition de la Loi de finances de 1998 fait obligation au Trésor de soumettre à la Chambre des communes un code de stabilité budgétaire. Ce code pose cinq principes de politique budgétaire et demande au Trésor de préparer, à l'intention du gouvernement, des rapports donnant les grandes lignes de l'évolution passée et prévisible de la gestion des finances publiques et de la dette, notamment en ce qui concerne le respect des règles budgétaires susmentionnées.

Il existe au Royaume-Uni une loi budgétaire qui limite l'endettement public. De plus, on intègre aux hypothèses économiques un facteur de prudence explicite qui réduit les estimations finales dans une proportion fixe. Il s'agit d'une pratique officieuse, non exigée par la loi. Le Royaume-Uni n'applique pas un système strict de compensation automatique (PAYGO). Mais, comme on l'a dit précédemment, il tente de suivre une règle d'or et de respecter le « code de stabilité budgétaire ».

Incitations à l'abrogation ou à la réduction des dépenses fiscales existantes dans la procédure budgétaire

À condition d'être observée, la « règle d'or » inciterait à réduire ou à supprimer les dépenses fiscales existantes. Les excédents imprévus constatés en fin d'exercice peuvent être traités comme un dividende reporté sur l'exercice suivant, imputés sur le solde du budget suivant ou utilisés comme réductions de prix.

Examen des politiques

Réexamen des dépenses fiscales

Les dépenses fiscales sont réexaminées deux fois par an par le Trésor dans le cadre de la procédure de préparation du budget et du rapport pré-budgétaire. Mais ce n'est pas une obligation légale.

Réexamen des programmes de dépenses comparables

Le budget britannique comporte des dépenses qui sont par nature obligatoires ; on estime qu'elles en représentent de 40 à 60 %. Certains programmes de dépenses obligatoires ont des dates d'expiration spécifique à partir desquelles ils cessent s'ils ne sont pas renouvelés.

Informations sur les causes des différences entre les résultats budgétaires et les prévisions antérieures

Le Royaume-Uni fait rapport sur les différences entre les recettes effectives et les estimations. Les prévisions reposent sur des « hypothèses prudentes » (un taux de croissance tendanciel inférieur de 0.25 % au chiffre retenu par le gouvernement) contrôlées sur trois ans. Pour illustrer les risques, on publie un autre scénario dans lequel la croissance tendancielle est à 1 % en deçà de l'hypothèse centrale. Les règles budgétaires sont évaluées dans le scénario central et le scénario prudent.

Dépenses fiscales visant à « rendre le travail rentable »

Sachant qu'au Royaume-Uni les taux d'imposition effectifs marginaux sont élevés, le gain net d'une légère augmentation des revenus bruts risque de n'être que faiblement positif ou même négatif. C'est particulièrement vrai pour les parents célibataires et les familles à revenu d'activité unique. Cela explique un intérêt précoce pour les dépenses fiscales visant à rendre le travail rentable.

On a supprimé en avril 2000 l'abattement pour les couples mariés (MCA), dont le coût estimé (4 600 millions GBP pendant la période 1992-1993) en faisait la sixième dépense fiscale la plus importante. Les fonds ainsi économisés ont été affectés au crédit d'impôt pour les enfants (*children's tax credit*) qui a remplacé le MCA et est entré en vigueur en même temps. C'était un crédit d'impôt non récupérable destiné aux familles ayant un ou plusieurs enfants.

En avril 2003, deux nouveaux crédits – le crédit d'impôt pour l'enfant (*child tax credit*, CTC) et le crédit d'impôt sur les revenus du travail (WTC) – ont remplacé le crédit d'impôt en faveur des familles au travail (WFTC), le crédit d'impôt pour les handicapés (DPTC) et le crédit d'impôt pour les enfants. Le CTC a remplacé les aides aux enfants, sous condition de ressource, accordées dans le cadre du WFTC, du DPTC, du crédit d'impôt pour les enfants, du revenu minimum et de l'allocation aux demandeurs d'emploi. De plus, le CTC est récupérable, de sorte que les personnes ne payant pas d'impôt peuvent en bénéficier. De même, le WFTC a remplacé les aides aux adultes et à la garde des enfants accordées dans le cadre du WFTC, du DPTC et du crédit « New Deal » pour les personnes âgées de 50 ans ou plus. Le WTC est aussi accordé aux ménages actifs sans enfants dans lesquels au moins une personne est âgée de 25 ans ou plus.

Le gouvernement a amélioré ces crédits d'impôt presque chaque année depuis l'instauration du WFTC. Leurs coûts estimés sont modestes – 3 300 millions GBP et 1 100 millions GBP respectivement en 2005 – mais ils ne comprennent pas la partie récupérable qui dépasse l'impôt dû. Les sommes correspondantes, qui sont actuellement traitées comme des dépenses, s'élevaient à 15 milliards GBP en 2004-2005.

La nouvelle administration des impôts et des douanes, constituée en 2005, règle et gère tous les crédits d'impôt, y compris le WTC. Le Royaume-Uni subventionne aussi les employeurs en réduisant leurs cotisations de sécurité sociale. Ces subventions sont accordées à toutes les personnes ayant de faibles revenus, sans que l'on tente de distinguer et de traiter différemment telle ou telle catégorie de la population. Le Royaume-Uni subventionne aussi les salariés en versant des transferts à ceux qui demandent séparément à bénéficier de cet avantage et remplissent les conditions exigées.

Nombre de dépenses fiscales

Impôts directs

En 2006-2007, dernière période pour laquelle on dispose de données définitives ou presque, le Royaume-Uni a mentionné 189 dépenses fiscales au titre des impôts directs et 151 au titre d'autres impôts[21]. Il a aussi fait état de 42 « allégements conjuguant dépenses fiscales et composantes structurelles » et de huit « allégements structurels » (voir Tableau II.28, déclarées par le pays).

En se référant au mode de présentation observé dans le reste de l'échantillon de pays membres de l'OCDE, on juge approprié dans cet ouvrage de classer comme dépenses fiscales 39 des 42 « allégements conjuguant dépenses fiscales et composantes structurelles » et trois des « allégements structurels ». Tous les autres (trois et cinq respectivement) sont classés dans la catégorie des « éléments structurels ». Dans notre recherche d'une plus grande comparabilité internationale, nous reconnaissons au Royaume-Uni un nombre de 208 dépenses fiscales au titre des impôts directs en 2006-2007, ce qui correspond à ses propres calculs – mais ce ne sont pas les mêmes 208 ; trois sont différentes (voir Tableau II.28, reclassées par l'auteur)[22]. Le Royaume-Uni a également comptabilisé 208 dépenses fiscales en 2007-2008. La catégorie des incitations à l'activité générale était la plus nombreuse, avec 38 dépenses fiscales ; on en comptait 37 pour les avantages en rapport avec l'activité professionnelle accordés aux salariés (en dehors de la retraite et de la santé) et 209 pour les aides sectorielles spécifiques. Cet ensemble comprend un crédit d'impôt récupérable visant à rendre le travail rentable.

Autres impôts

Pour 2006-2007, le Royaume-Uni a mentionné 173 dépenses fiscales non afférentes aux impôts directs et leur nombre est passé à 175 en 2007-2008. La TVA faisait l'objet de 43 dépenses fiscales en 2006-2007 et de 44 en 2007-2008. Au cours de ces deux périodes, il y en avait 44 applicables à l'impôt sur les successions. Pour le droit de timbre et la taxe foncière, le Royaume-Uni en relevait 22 en 2006-2007 et 23 en 2007-2008.

Rubrique pour mémoire

À l'instar du Canada, le Royaume-Uni dresse une liste de certaines mesures jugées structurelles, qui ne constituent donc pas des dépenses fiscales ; il en estime aussi le coût. Il est le seul pays à distinguer une catégorie de mesures auxquelles il prête à la fois des attributs structurels et des attributs de dépenses fiscales. Après avoir qualifié ces mesures en recherchant la plus grande comparabilité internationale possible, nous en classons ici huit comme structurelles en 2006-2007 et en 2007-2008 – cinq tirées de la liste britannique de huit mesures structurelles et trois de la liste britannique de 42 mesures ayant à la fois des attributs structurels et des attributs de dépenses fiscales.

Montant des dépenses fiscales

Impôts directs

Compte tenu du reclassement opéré dans cet ouvrage, des dépenses fiscales au titre des impôts directs, elles totalisaient 8.3 % du PIB en 2007-2008 (voir Tableau II.25, reclassées par l'auteur). Il était prévu qu'elles fléchissent à 8.1 % du PIB en 2007-2008. Les dépenses fiscales en faveur de la retraite s'élevaient à 2.3 % du PIB en 2006-2007, celles concernant les plus-values à 0.5 %, celles pour l'amortissement accéléré à 1.4 % du PIB, celles au titre des dividendes à 1.1 % et celles pour le logement à 1.2 %. La fraction du crédit d'impôt récupérable visant à encourager le travail qui est comptabilisée comme réduction de recettes représente 0.3 % du PIB. Les nombreuses dépenses fiscales servant d'incitation à l'activité générale totalisent 0.8 % du PIB ; celles concernant les avantages accordés aux salariés en rapport avec l'activité professionnelle représentent 0.2 % du PIB et les aides spécifiquement sectorielles 0.1 % du PIB.

Sur la base du classement fait par le Royaume-Uni, mais en incluant les « allégements conjuguant dépenses fiscales et composantes structurelles », les dépenses fiscales imputables aux impôts directs totalisaient 8.2 % du PIB en 2001-2002 ; ce chiffre n'est pas très différent du montant actuel. En 2002-2003, le total représentait 8.6 % du PIB, la hausse s'expliquant surement en partie par la répercussion sur le PIB de la médiocre conjoncture mondiale à ce moment.

Autres impôts

En 2006-2007 et en 2007-2008, les dépenses fiscales non aux impôts directs s'élevaient à 4.5 % du PIB. Celles au titre de la TVA représentaient 3.2 % du PIB et celles imputables à l'impôt sur les successions 1 % du PIB ; la somme des deux équivalait donc presque au total de 4.5 %.

En 2001-2002 et en 2002-2003, la somme des dépenses fiscales ne concernant pas les impôts directs était égale à 2.1 % du PIB, soit moins de la moitié du montant actuel.

Rubrique pour mémoire

La somme des quelques mesures que cet ouvrage a classées dans la catégorie des éléments structurels représentait 4.2 % du PIB en 2006-2007 et 2007-2008. Elles donnent lieu à des allégements relativement étendus et l'une d'entre elles (l'abattement personnel de l'impôt sur le revenu) est très importante. Les dispositions que le Royaume-Uni qualifie de structurelles ont représenté 5.9 % du PIB en 2001-2002 et 5.8 % en 2002-2003.

Les dépenses fiscales en Suède

Définition et mesure

Définition

La Suède emploie une définition non officielle des dépenses fiscales : ce sont les mesures qui réduisent les recettes relativement à une norme prédéfinie, dans le but d'atteindre un objectif spécifique de politique ou de faciliter un fonctionnement efficace du système fiscal.

Types d'impôts mesurés

Pour recenser les dépenses fiscales, on analyse les impôts directs (assis sur les revenus personnels tirés du travail et du capital ainsi que sur les bénéfices des entreprises), les cotisations de sécurité sociale, la TVA, les droits d'accise (mais seulement ceux qui frappent l'énergie et le dioxyde de carbone), les crédits d'impôt et les surtaxes. On ne mesure pas les dépenses fiscales au stade des collectivités locales (communes), mais celles qui existent au niveau de l'État central peuvent influer sur les recettes fiscales locales. Ainsi, l'impôt sur le revenu est local en Suède : à ce que le contribuable verse à la commune s'ajoute, au-dessus d'un certain seuil, l'impôt national sur les revenus. Il existe néanmoins certains revenus que l'État central a décidé d'exonérer totalement (les sommes reçues pour des dons de sang, par exemple). Ces dispositions sont considérées au regard de la norme comme des dépenses fiscales de l'État central, mais ont aussi des conséquences sur les recettes des collectivités locales.

Système fiscal de référence

En Suède, le document qui donne les lignes directrices de la référence ou norme date d'il y a une dizaine d'années. La Suède permet l'application de normes différentes aux divers types d'impôts, avec une imposition uniforme. L'une des normes s'applique à l'impôt sur le revenu (tiré du capital et du travail) ; elle est conforme à la définition exhaustive du revenu de Haig-Simons. Toutefois, dans le cadre de cette norme d'impôt sur le revenu, la Suède applique des taux d'imposition différents en fonction de l'assiette. Par conséquent, l'existence de taux d'imposition différents pour les revenus du capital et du travail est jugée compatible avec la norme, et ces taux inégaux ne sont pas considérés comme des dépenses fiscales. La Suède estime que les dispositions fiscales structurelles font partie de la norme et ne constituent donc pas des dépenses fiscales. Ainsi, il existe un crédit d'impôt sur les revenus d'activité qui n'est pas considéré comme une dépense fiscale.

Outre la norme pour l'impôt sur le revenu, il y a une norme spéciale pour les cotisations de sécurité sociale, une pour la TVA et une pour les droits d'accise.

Concepts

Pour mesurer ses dépenses fiscales, la Suède emploie la méthode du manque à gagner ; les estimations reposent sur l'hypothèse que le comportement des contribuables ou l'activité économique ne change pas du fait de l'existence de la dépense fiscale. Les estimations portent sur des flux annuels de fonds, et non sur la valeur actuelle des effets à plus long terme ou à l'état stationnaire. Chaque dépense fiscale étant évaluée séparément, on ne tente pas d'appréhender les effets d'interaction découlant de combinaisons éventuelles ; en additionnant les dépenses fiscales, on n'obtient donc pas exactement l'incidence conjuguée de toutes les mesures concernées. En outre, les dépenses fiscales sont estimées indépendamment des effets sur les programmes de dépenses publiques et d'éventuels changements d'autres impôts ou dépenses effectués à cause d'elles. Le montant d'une dépense fiscale ne donne donc pas une estimation précise de l'effet budgétaire de son abrogation. De plus, la Suède reconnaît et mesure des dépenses fiscales négatives (« pénalités fiscales »). Enfin, elle donne des estimations de ses dépenses fiscales sur la base d'un équivalent en dépenses (montant net et brut).

Méthodes

L'absence de données dans certains domaines est jugée préoccupante. L'impression générale est que les estimations de dépenses fiscales peuvent être de qualité inférieure aux estimations de dépenses.

Information

Place des estimations

Les données sont présentées dans les annexes du projet de loi sur la politique fiscale déposé au printemps et dans le projet de budget annuel. Ce dernier reprend les estimations du projet fiscal présenté au printemps, à quoi s'ajoutent les programmes de dépenses pour chaque objectif de politique.

Fréquence de la diffusion d'informations et années couvertes

Dans les annexes du projet de politique fiscale du printemps, on trouve des tableaux indiquant toutes les dépenses fiscales pour trois exercices (l'année budgétaire, l'année précédente et une année postérieure). Les projets de budgets annuels donnent des chiffres pour l'année budgétaire et une année postérieure. Des données rétrospectives couvrant la période 1992-2008 sont disponibles dans les éditions actuelles et antérieures de ces deux documents.

Élaboration des politiques

Introduction ou extension des dépenses fiscales dans la procédure budgétaire

La Suède s'est fixée comme objectif un excédent structurel annuel de 1 % du PIB, afin de réduire la dette publique nette et de faire face aux charges liées au vieillissement de la population. Pour l'atteindre, elle a imposé un plafonnement des dépenses en termes nominaux qui s'étale sur 15 ans. En principe, un objectif d'excédent et une limitation des dépenses s'accompagnent d'un objectif implicite de recettes. Pourtant, dans le passé, aucune restriction explicite ne s'appliquait aux dépenses fiscales ; ainsi, l'adoption d'une dépense fiscale ne s'accompagnait pas d'un ajustement du plafond des dépenses. Dès lors, la règle de dépenses a fortement incité à instaurer des crédits d'impôt récupérables pour réaliser des objectifs qui auraient dû l'être au moyen de programmes de dépenses. On a reconnu récemment ce problème et les crédits d'impôt en question ont été supprimés ou réinstitués sous forme de dépenses, dans l'intérêt de la transparence budgétaire. On estime que l'opinion publique, influencée par la clarté des plafonds de dépenses, a joué un rôle important dans cette évolution.

En outre, la procédure budgétaire suédoise a été réformée pour corriger les défauts antérieurs. Le nouveau cadre de politique budgétaire comprend trois volets. Le premier est un objectif d'excédent moyen des administrations d'au moins 1 % du PIB pendant le cycle conjoncturel considéré dans son ensemble. Le second volet, qui appuie cet objectif, est un plafonnement pluriannuel des dépenses de l'État central, arrêté trois ans à l'avance ; il rend plus difficile de les relever en période favorable, quand les recettes sont abondantes. Les nouveaux crédits d'impôt fonctionnant comme des programmes de dépense entraînent un ajustement du plafond des dépenses, ce qui diffère sensiblement du système antérieur. Le troisième volet est une obligation d'équilibre budgétaire pour les collectivités locales.

Incitations à l'abrogation ou à la réduction des dépenses fiscales existantes dans la procédure budgétaire

Les principes de la procédure budgétaire suédoise exigent que tout allégement fiscal soit financé par des économies, une majoration des recettes ou l'utilisation d'un excédent prévisionnel supérieur à l'objectif. Cette dernière option offre une occasion d'extension des dépenses fiscales qui n'existe pas en matière de dépenses ordinaires : ces dernières étant plafonnées, un excédent prévisionnel supérieur à l'objectif ne peut servir à financer leur augmentation.

Examen des politiques

Réexamen des dépenses fiscales

La communication des dépenses fiscales a pour finalité première de rendre ces subventions indirectes plus visibles dans la partie recettes du budget. Mais les dépenses fiscales ne sont pas intégrées à la procédure budgétaire et ne font pas l'objet d'une évaluation officielle dans ce cadre. Il y a très peu d'exemples de crédits d'impôt et d'allégements fiscaux qui aient été adoptés pour une durée limitée au moyen de règles de caducité.

Réexamen des programmes de dépenses comparables

En ce qui concerne les programmes de dépenses obligatoires, on donne en général des estimations des coûts futurs allant de l'année t-1 à l'année t+3 (il y a donc deux années supplémentaires de prévisions par rapport aux dépenses fiscales). Les chiffres sont communiqués deux fois par an dans le projet de budget (qui fixe le montant de chaque dotation) et dans le projet de loi de politique fiscale du printemps (à un niveau plus agrégé). De plus, le détail de toutes ces dépenses est indiqué dans le Rapport annuel de l'État central. On publie tous les ans des séries temporelles du solde budgétaire, des recettes et des dépenses de l'État central qui remontent sur dix ans. On trouve la dernière série, portant sur la période 1995 à 2006, dans la publication intitulée « *Tidsserier statsbudgeten* ». En Suède, les dépenses obligatoires (et les lois fiscales) sont rarement assorties de causes de caducité automatique, tandis que la procédure budgétaire ne prévoit pas un examen intégré de la fiscalité et des charges. Un rapprochement plus clair des dépenses fiscales et des dépenses ordinaires dans le budget est un objectif de la communication future, mais les estimations des secondes sont jugées plus fiables que celles des premières ; en outre, il est parfois difficile de trouver des données de qualité pour l'estimation des dépenses fiscales et certains estiment que la référence fiscale est dépassée.

Informations sur les causes des différences entre les résultats budgétaires et les prévisions antérieures

Les prévisions budgétaires tiennent compte de toutes les modifications du système fiscal apportées par la législation. Les effets sur les recettes des changements de règles fiscales sont communiqués séparément. Le budget indique la différence entre les estimations et les recettes réelles ; il explique, de la façon la plus claire possible, les déviations par rapport aux prévisions d'origine, bien qu'il soit parfois difficile de faire la distinction entre les erreurs d'estimation, les fluctuations macroéconomiques et l'évolution des comportements.

Dépenses fiscales visant à « rendre le travail rentable »

Il existe en Suède un crédit d'impôt sur les revenus d'activité qui a été mis en œuvre en 2007. Comme la plupart des prestations sociales sont taxées (les pensions de retraite ou les indemnités de maladie, par exemple), le gouvernement, dans le but de valoriser le travail, a décidé d'imposer les revenus d'activité différemment des revenus sociaux. Avant la réforme, les deux catégories étaient soumises au même régime fiscal. Mais cette disposition n'est pas considérée comme une dépense fiscale. Les principales dépenses fiscales visant à rendre l'activité professionnelle rentable sont les suivantes : une réduction d'impôts pour les services ménagers, des déductions pour les coûts de transport et pour les doubles dépenses de logement dues à l'exercice d'une activité professionnelle dans un lieu trop éloigné du domicile. Ces dispositifs ne suivent pas le modèle du crédit d'impôt récupérable.

Montant des dépenses fiscales

On ne présente pas ici d'analyse indépendante, d'origine suédoise, des données relatives aux dépenses fiscales. La communication officielle émanant de la Suède donne certains renseignements sur leur montant[23]. Elle indique qu'en 2007 les dépenses fiscales comprises dans les 60 domaines de politique spécifiquement définis s'élèvent à 10 % des recettes fiscales totales, cela après déduction des dépenses fiscales négatives mesurées (que l'on pourrait aussi qualifier de pénalités fiscales). Les dépenses fiscales afférentes à l'impôt sur les revenus du capital représentent 36% des recettes et les pénalités fiscales 15 % ; les dépenses fiscales afférentes aux droits d'accise en représentent 48 % et celles afférentes à la TVA 19 %. L'ensemble des dépenses fiscales s'élève à 12 % des recettes (après déduction des dépenses fiscales négatives). Avec notre méthode de mesure, les dépenses fiscales au titre de l'impôt sur les revenus du capital s'élèvent à

61 % des recettes (et les pénalités fiscales à 15 %), celles au titre des droits d'accise à 49 % et celles au titre de la TVA à 22 %. L'ensemble des dépenses fiscales représente 5.7 % du PIB et celles qui sont directement comparables à des programmes de dépenses 4.7 %.

Notes

1. Voir Section 3.2.

2. On pourrait soutenir que les dispositions fiscales sur la capacité contributive diffèrent de la plupart des programmes de dépenses, parce qu'elles s'appliquent aux personnes recevant des revenus du travail ou du capital, alors que ces programmes s'appliquent souvent aux personnes qui n'ont pas d'autres ressources. Mais même cette distinction est manifestement imparfaite. Toutes ces questions laissent penser qu'il serait utile de distinguer le coût en recettes publiques des allégements en question, même s'ils ne sont pas officiellement classés dans les dépenses fiscales. Beaucoup de pays sont loin de donner des informations aussi détaillées, et le faire ajouterait à la charge de travail.

3. Prenons un exemple spécifique : les États-Unis accordent un abattement à toutes les personnes physiques, y compris les enfants, qui est considéré comme une mesure structurelle et non comme une dépense fiscale. Il y aussi un crédit d'impôt pour les enfants, qui est considéré comme une dépense fiscale. Il est indéniable que le nombre d'enfants est inférieur à la population totale, et donc que le crédit d'impôt en leur faveur peut être considéré comme un avantage fiscal réservé à un nombre réduit de personnes ; mais le nombre total d'enfants semble tout de même très élevé. Si l'avantage prenait la forme d'un abattement supplémentaire pour les enfants ou d'un abattement plus élevé pour eux que pour les personnes âgées, ce classement pourrait paraître encore plus ambigu.

4. En ce qui concerne le système général des retraites, les dépenses, les recettes et les subventions fédérales sont estimées par un groupe de travail indépendant. Il se réunit chaque trimestre et formule des estimations à court et moyen terme. Le rapport annuel consacré à ce régime (*Rentenversicherungsbericht*) présente les recettes, les charges, la viabilité et les taux de cotisation prévus pour les 15 prochaines années. Le Rapport sur les retraites publiques (*Versorgungsbericht*) est publié tous les quatre ans. Il présente des données sur les dépenses de l'année antérieure et des estimations pour les 15 suivantes, en analysant les principaux facteurs qui les déterminent. Le rapport le plus récent, publié en 2005, donne des estimations allant jusqu'en 2050.

5. Le dénombrement et le classement en catégories sont effectués par l'auteur. Voir les remarques antérieures sur les limites de cet exercice.

6. Il s'agit seulement des dépenses fiscales du gouvernement central.

7. Pour les programmes d'épargne à imposition différée, on présente des estimations de la valeur actuelle en plus de celle des flux annuels.

8. Voir les chapitres intitulés « Projections financières » ou « Perspectives financières ». On trouve les projections les plus récentes au chapitre 3 de *l'Énoncé économique de 2008* (2008 Economic Statement) : *www.fin.gc.ca/ec2008/pdf/EconomicStatement2008_Eng.pdf*

9. Les projections les plus récentes figurent au chapitre 3 de *l'Énoncé économique de 2008* (2008 Economic Statement) : *www.fin.gc.ca/ec2008/pdf/EconomicStatement2008_Eng.pdf.*

10. Pour plus de précisions sur la PFRT, voir ministère des Finances Canada (2007*a*).

11. Tous les calculs et les classements sont effectués par l'auteur. Voir les remarques précédentes sur les limites de l'exercice.

12. Il convient d'apprécier avec circonspection l'efficacité des règles de caducité. Aux États-Unis, pendant les années 1980 et 1990, on a donné des dates d'expiration à un petit nombre de dépenses fiscales. Or elles ont été constamment reconduites, bien que parfois au terme d'un certain tumulte législatif. Les analystes politiques vont jusqu'à dire que ces clauses de caducité entraînent en réalité une augmentation du nombre et de l'importance des dépenses fiscales et des allégements fiscaux structurels, car leur expiration périodique donne de multiples occasions d'envisager une législation fiscale en l'absence d'autres raisons pressantes. Ainsi, d'autres pays pourraient considérer l'expérience coréenne comme la preuve que l'expiration obligatoire peut réussir, mais à condition que leur propre système législatif soit plus propice à ces résultats favorables que celui des États-Unis ne l'est apparemment.

13. Le dénombrement et le classement en catégories sont effectués par l'auteur. Voir les remarques antérieures sur les limites de cet exercice.

14. Communication de John Kim à la conférence de l'OCDE sur les dépenses fiscales des 10-11 décembre 2007. L'auteur prend l'entière responsabilité de l'interprétation.

15. Le dénombrement et le classement en catégories sont effectués par l'auteur. Voir les remarques antérieures sur les limites de cet exercice.

16. Communication de Robert B. Anderson à la conférence de l'OCDE sur les dépenses fiscales des 10-11 décembre 2007. L'auteur prend l'entière responsabilité de l'interprétation.

17. Communication de Georges-Henri Lion à la Conférence de l'OCDE sur les dépenses fiscales des 10-11 décembre 2007. L'auteur prend l'entière responsabilité de l'interprétation.

18. Communication de Takao Shiraishi à la conférence de l'OCDE sur les dépenses fiscales des 10-11 décembre 2007. L'auteur prend l'entière responsabilité de l'interprétation.

19. Le dénombrement et le classement en catégories sont effectués par l'auteur. Voir les remarques antérieures sur les limites de cet exercice.

20. Communication de Wilhelmus van Tol à la conférence de l'OCDE sur les dépenses fiscales des 10-11 décembre 2007. L'auteur prend l'entière responsabilité de l'interprétation.

21. Aux fins d'analyse, les dépenses fiscales au titre des impôts directs comprennent celles qui s'appliquent aux cotisations à l'assurance nationale.

22. Le dénombrement et le classement en catégories sont effectués par l'auteur. Voir les remarques antérieures sur les limites de cet exercice.

23. Communication de Ragnar Olofsson à la conférence de l'OCDE sur les dépenses fiscales des 10-11 décembre 2007. L'auteur prend l'entière responsabilité de l'interprétation.

Bibliographie

Assemblée nationale (1958), *Constitution du 4 octobre 1958*, La Documentation française, Paris, *www.assemblee-nationale.fr/ connaissance/constitution.asp*.

Ende, Leo van den, Amir Haberham, et Kees den Boogert (2004), « Tax Expenditures in the Netherlands » dans Polockova Brixi, Valenduc, et Swift (2004), *Tax Expenditures – Shedding Light on Government Spending through the Tax System*, Banque mondiale, Washington DC, pp. 134-136.

Grady, Patrick, et Richard W. Phidd (1992), « Budget Envelopes, Policy Making and Accountability », préparé pour le *Government and Competitiveness Reference*, Conseil économique du Canada, Discussion Paper 93-16, *http://global-economics.ca/budgetenvelopes.pdf*, pp. 259-268.

HM Treasury (2007*a*), « Financial Statement and Budget Report », The Stationary Office, London, *www.hm-treasury.gov.uk/media/D/0/bud07_ chaptera_235.pdf*.

HM Treasury (2007*b*), *Tax Ready Reckoner and Tax Reliefs*, HM Treasury, London.

Ministère de l'Économie, des Finances et de l'Industrie (2007), *Évaluation des Voies et Moyens, Tome II, Dépenses Fiscales*, annexe à la Loi des finances, République française, Paris, pp. 11-12.

Ministère des Finances Canada (2007*a*), *Le budget de 2007, Un Canada plus fort, plus sécuritaire et meilleur*, Gouvernement du Canada, Ottawa.

Ministère des Finances Canada (2007*b*), « Impôt sur le revenu des sociétés et investissement : l'effet des réductions des taux opérées de 2001 à 2004 » dans ministère des Finances, *Dépenses fiscales et évaluations*, Gouvernement du Canada, Ottawa, pp. 41-56.

Ministère des Finances Canada (2007*c*), « Projections financières », dans *Un Leadership fort. Un meilleur Canada, Énoncé économique 2007*,

Gouvernement du Canada, Ottawa, chapitre 2, *www.fin.gc.ca/ec2007/ec/ecc2-fra.asp*.

Ministère des Finances Canada (2007*d*), *Dépenses fiscales et évaluations*, Gouvernement du Canada, Ottawa.

Poddar, Satya (1988), « Integration of Tax Expenditures into the Expenditure Management System: The Canadian Experience » dans Neil Bruce (ed.), *Dépenses fiscales et politique gouvernementale*, Institut John Deutsch pour l'étude de la politique économique, Kingston, Ontario, pp. 259-268.

Receveur général du Canada (2007), *Comptes publics du Canada*, vol. 1, section 1, Gouvernement du Canada, Ottawa, *www.tpsgc-pwgsc.gc.ca/recgen/pdf/49-fra.pdf*.

Seguin, Marc, et Simon Burr (2004), « Federal Tax Expenditures in Canada », dans Polackova Brixi, Valenduc, et Swift, *Tax Expenditures – Shedding Light on Government Spending through the Tax System*, Banque mondiale, Washington DC, pp. 99-100.

Chapitre 5
Conclusions

Ce chapitre tire des conclusions de la comparaison des dix pays étudiés. Il examine la définition que donne chaque pays à ses dépenses fiscales et en conclut qu'il y a des similitudes. Il identifie ensuite les différences entre pays quant aux types d'impôt mesurés. Il explore les différences de système fiscal de référence utilisé afin de définir les dépenses fiscales en y incluant une analyse des différents concepts, méthodes, information, élaboration et révision des politiques, les dépenses fiscales visant à rendre le travail rentable, et le nombre et le montant des dépenses fiscales des dix pays membres étudiés dans cet ouvrage.

Plusieurs conclusions générales découlent de l'analyse, effectuée ci-dessus, des dépenses fiscales et des institutions responsables de la politique dans ce domaine. La première est que les comparaisons internationales des dépenses fiscales sont difficiles et demandent d'exercer son jugement avec prudence. On peut certes tirer des leçons utiles, mais sans exagérer la comparabilité des données. Il serait bon de poursuivre les recherches au-delà de ce que contient cet ouvrage ; à la limite, il faudrait pour cela examiner les systèmes fiscaux des différents pays avec un degré de précision dépassant de beaucoup les listes de dépenses fiscales. Une deuxième conclusion, d'ordre plus immédiatement pratique, est qu'il n'existe pas de règles ou de procédures de politique qui **garantissent** la maîtrise des dépenses fiscales, mais que certaines idées utilisées actuellement dans les pays composant l'échantillon peuvent être utiles. Les développements qui suivent approfondissent ces thèmes.

Définition et mesures

Définition

Si les définitions des dépenses fiscales données par tous les pays ont un noyau commun, elles diffèrent beaucoup par ailleurs.

Tous les pays définissent les « dépenses fiscales », explicitement ou implicitement et parfois avec une dénomination légèrement différente, comme des exceptions à une norme de base applicable à l'ensemble du système fiscal. Dans la plupart d'entre eux, le critère de distinction d'une déviation vis-à-vis de la norme de base est une perte de recettes, bien que quelques-uns reconnaissent officiellement des « dépenses fiscales négatives » ou des « pénalités fiscales ». Dans certains, le critère établi est l'octroi d'un avantage à une catégorie limitée de contribuables. Dans d'autres, la poursuite d'objectifs de politique autres que les finalités fondamentales du système fiscal. D'autres encore recherchent une certaine mesure de similitude avec un autre programme hypothétique de dépenses ayant le même objectif. Mais tous ces critères semblent assez proches pour ne pas devoir entraîner de grandes divergences d'identification des dépenses fiscales entre les pays.

Toutefois, les pays diffèrent dans la finalité de l'exercice de recensement des dépenses fiscales, ce qui peut entraîner de très importantes divergences de signification des statistiques de ces dépenses. La plupart d'entre elles se trouvent dans la liaison entre la définition des dépenses fiscales et la spécification du système fiscal de référence vis-à-vis duquel on teste les éventuelles dépenses fiscales. Cette référence sera évoquée plus loin.

On peut illustrer les différences entre les pays par l'exemple de l'Allemagne, qui s'intéresse surtout aux dépenses fiscales en tant que moyen de subventionner l'activité économique, qu'elle soit organisée au sein des sociétés ou des ménages. C'est pourquoi l'Allemagne recense et mesure des dépenses fiscales dans le cadre de son impôt sur le revenu des ménages, mais elles sont généralement en rapport avec l'activité professionnelle. Il y a donc lieu de s'attendre à ce que le nombre mesuré de dépenses fiscales au titre de l'impôt sur le revenu soit réduit, mais il pourrait exister d'autres décisions qui seraient considérées comme des dépenses fiscales si l'on ne mettait pas l'accent sur les subventions professionnelles. Pour trouver ces subventions non identifiées et octroyées par le canal du système fiscal, il faudrait analyser en profondeur, non pas la liste des dépenses fiscales de l'Allemagne, mais le reste de son système fiscal – ce qui serait une tâche considérable[1].

Types d'impôts mesurés

La plupart des pays étendent au delà de l'impôt sur le revenu leur analyse des dépenses fiscales afférentes aux impôts de l'État central. En fonction de la nature de leur système fiscal fédéral, certains calculent aussi les dépenses fiscales applicables aux impôts perçus par les échelons publics inférieurs. À l'évidence, ces pays recensent probablement un plus grand nombre et un montant plus élevé de dépenses fiscales que ceux qui s'en tiennent au niveau fédéral. Il arrive aussi que les dépenses fiscales reconnues comme telles assurent différentes fonctions de la puissance publique, compte tenu de la division habituelle du travail entre l'État central et les échelons administratifs inférieurs : le premier fournit des subventions et des services plus importants liés à des objectifs nationaux, comme la croissance économique, alors que les seconds poursuivent plus souvent des objectifs sociaux et lèvent moins d'impôts, pour lesquels les dépenses fiscales sont sans doute également de montant inférieur. En définitive, il faut bien rappeler qu'un pays qui ne mesure pas les dépenses fiscales en dehors du cadre de l'impôt direct peut très bien en avoir qui ne soient pas mesurées ; il en va de même pour un pays qui ne mesure pas les dépenses fiscales aux échelons provinciaux et locaux de l'État (si ces échelons ont des pouvoirs de taxation).

Systèmes fiscaux de référence

Le choix d'un système fiscal de référence a beaucoup d'influence sur la mesure des dépenses fiscales. Certains pays ont des références très élaborées, alors que d'autres ne donnent que des définitions implicites des dépenses fiscales à partir desquelles on infère leur système de référence. Mais, que l'on soit précis ou vague, le choix d'une référence peut être important.

La littérature économique accorde beaucoup d'attention au choix entre un impôt direct et un impôt sur la consommation en tant que référence pour la définition des dépenses fiscales au titre de l'impôt direct[2]. En théorie, il est évidemment d'une très grande importance. Avec une référence à un impôt direct exhaustif, toute subvention aux revenus du capital est une dépense fiscale. Avec une référence à un impôt sur la consommation, toute imposition des revenus du capital est une dépense fiscale négative ou une pénalité fiscale.

Tous les pays étudiés ici emploient comme référence ce qui constitue fondamentalement un impôt direct (ou se servent d'autres critères qui conduisent à classer les préférences fiscales accordées aux revenus du capital comme des dépenses fiscales). Mais les références présentent des différences significatives qui aboutissent apparemment à d'autres différences, également significatives, de mesure des dépenses fiscales, indépendamment de la nature de l'impôt de référence.

Chaque pays décide du degré de généralité ou de détail de son système de référence. Un pays dont la référence est très générale peut considérer de nombreuses dispositions de la législation en vigueur comme des dépenses fiscales. Dans un autre, une référence plus élaborée contient peut-être des dispositions du même type qui ne sont donc pas considérées comme des dépenses fiscales. Dans la gamme des pays, le Japon et les Pays-Bas sont à l'opposé. Le Japon limite sa référence aux principes de base de la fiscalité : équité, neutralité et simplicité. Toute disposition qui poursuit un autre objectif est qualifiée de « mesure fiscale spéciale », terme que le Japon emploie pour désigner ce que d'autres pourraient appeler une « dépense fiscale ». Avec cette référence, on peut s'attendre à ce que le Japon ait un grand nombre de dépenses fiscales. En fait, il estime que les mesures fiscales spéciales sont qualitativement différentes des dépenses fiscales reconnues et mesurées dans d'autres pays. À l'opposé, les Pays-Bas voient leur référence comme la « structure primaire » du système fiscal effectivement en place. Il y a donc lieu de s'attendre à ce que cette référence inclue des dispositions qui seraient autrement considérées comme des dépenses fiscales et à ce que les Pays-Bas comptent relativement peu de dépenses fiscales ainsi reconnues, toutes choses égales par ailleurs.

La conception française est une variation de la catégorie de définitions qui tend à réduire le nombre des dépenses fiscales. Dans le passé, on présumait que le concept de référence ou de « norme » évoluait dans le temps et qu'une mesure fiscale appliquée depuis longtemps pouvait être, pour cette raison, intégrée à la « norme ». Certaines dépenses fiscales finissaient donc par perdre ce statut. La France n'a mis que récemment fin à cette pratique.

Le Canada et le Royaume-Uni se réfèrent à des concepts de mesure qui les rangent dans la catégorie la plus restrictive des références, avec donc une tendance à distinguer de nombreuses dépenses fiscales. Outre ce qu'il considère ainsi, le Canada donne des estimations d'autres mesures qu'il juge structurelles et qui ne constituent donc pas à ses yeux des dépenses fiscales. On pourrait donc attendre de ce pays qu'il donne des estimations pour de nombreux aspects de la fiscalité, comme le fait le Japon, mais, à la différence de celui-ci, il les divise en deux catégories : celles considérées comme des dépenses fiscales et celles qui ne le sont pas. Le Royaume-Uni va plus loin en distinguant une troisième catégorie de dispositions qu'il situe à la limite entre dépenses fiscales et mesures structurelles.

Ainsi, selon la manière dont il définit les dépenses fiscales et la référence, un pays peut modifier sensiblement le nombre et l'importance des dépenses fiscales qu'il recense. Malgré son importance pour la mesure des résultats, ce choix a moins de portée économique que la décision, plus communément discutée, d'opter pour une référence d'impôt direct ou d'impôt sur la consommation.

Concepts

Comme on l'a déjà indiqué dans cet ouvrage, un choix conceptuel fondamental doit être opéré entre la mesure par la « perte initiale de recettes », plus souvent appelée « manque à gagner », « la perte finale de recettes » et l'« équivalent en dépenses ». En pratique, seule la Suède donne des mesures d'équivalent en dépenses, sous forme d'un supplément à la présentation de base et non dans cette présentation elle-même ; les États-Unis, qui faisaient auparavant de même, ont mis fin à cette pratique.

Ainsi, le principal choix auquel chaque pays est confronté est entre la méthode du manque à gagner et celle de la perte finale de recettes. Le fait que la première comporte d'importants inconvénients théoriques est inévitablement évoqué. Elle ne tient pas compte des trois éléments suivants : l'interaction des diverses dépenses fiscales ; les changements de comportement des contribuables du fait de l'existence d'une dépense fiscale ; les changements de comportement du gouvernement, consistant par exemple à adopter ou à supprimer d'autres dépenses fiscales ou programmes de dépenses. Dès lors, cette méthode ne donne pas une estimation exacte de l'effet sur les recettes de l'abrogation de la dépense fiscale, et on ne peut additionner de multiples dépenses fiscales pour obtenir une somme exacte.

En revanche, la méthode de perte finale de recettes ne comporte aucun de ces défauts.

Tous les gouvernements étudiés ici ont choisi la méthode du manque à gagner, malgré tous ses inconvénients. La raison en est presque certainement que la méthode de perte finale de recettes est totalement inapplicable. Il incombe aux gouvernements de produire des données, mais pas des estimations scientifiques contestables. Avec seulement quelques hypothèses de base, on formule une estimation du manque à gagner, alors qu'une estimation de la perte finale de recettes est presque totalement subjective. Une estimation du manque à gagner ne dépend pas de prévisions sur le comportement humain, contrairement à une estimation de la perte finale de recettes. C'est pourquoi il est infiniment plus difficile d'estimer cette dernière. De plus, le nombre d'interactions potentielles de dispositions fiscales et d'autres programmes de l'État est en pratique infini, lorsque celui des dispositions et des programmes en question peut aller jusqu'à trois chiffres. Les États ne sont pas en mesure d'effectuer de tels calculs, qui représenteraient plusieurs fois le travail nécessaire pour fournir l'estimation d'un projet de loi fiscal complexe. On ne doit donc pas être surpris qu'ils choisissent la méthode du manque à gagner.

Toutefois, on a coutume d'ignorer l'une des conséquences du choix de la méthode d'estimation par le manque à gagner : additionner des estimations distinctes de multiples dépenses fiscales ne donne pas un résultat exact. Pourtant, presque tous les États (et les chercheurs privés) le font constamment. En effet, on n'a pas d'autre moyen de comparer la prévalence et l'importance des dépenses fiscales dans le temps et dans les différents pays. Le présent ouvrage fait de même et suit cette procédure discutable.

Il est impossible de savoir si l'addition d'une pluralité de dépenses fiscales donne une somme qui est trop élevée ou trop basse, sans parler de la marge d'erreur. Aux États-Unis, comme on l'a indiqué précédemment, la somme des dépenses fiscales au titre de déductions spécifiques surestime probablement le véritable total, alors que celle des soustractions du revenu imposable le sous-estime. Les sommes d'une combinaison sont imprévisibles. Cela se vérifie même si l'objectif de la sommation est une autre estimation, pourtant combinée, des manques à gagner. Si l'on ajoute à l'exercice les changements de comportement des contribuables et de l'État, le résultat est encore plus incertain.

La meilleure solution est d'avertir à l'avance les analystes des politiques publiques des problèmes entraînés par les additions de dépenses fiscales et de les utiliser à titre indicatif, plutôt que comme des signaux précis. En faisant preuve d'une prudence appropriée, on peut ignorer les petites différences que font apparaître ces sommes et interpréter les différences importantes comme des signes qualitatifs. Dans certaines circonstances, ces indications peuvent s'avérer utiles et orienter des recherches supplémentaires, plus ciblées, dans la bonne direction. Seule l'Espagne a tenté de donner une estimation de l'effet conjugué de toutes les dépenses fiscales et même cela n'a pas permis de discerner celui d'un sous-ensemble quelconque de ces dépenses.

De même, bien que le nombre de dépenses fiscales, et non le manque à gagner qui en résulte, risque de ne pas constituer un indicateur décisif (en raison des différences de définition entre les pays), il peut ouvrir la voie à des recherches plus précises. Si, par exemple, le nombre de dépenses fiscales d'un pays a augmenté avec le temps, cela peut motiver un réexamen de la politique et de la procédure fiscales.

Certaines dépenses fiscales particulières soulèvent des questions conceptuelles qui leur sont propres. Les dépenses fiscales sont en général, mais pas toujours, mesurées sous forme de flux monétaires annuels. Dans certains cas, les gouvernements donnent des estimations de la valeur actualisée. Quelle que soit l'utilité de ces estimations, les gouvernements, qui peuvent s'intéresser aux différences de flux de coûts à valeur actuelle identique, souhaitent souvent connaître les chiffres année par année. Même les flux annuels nets de dépenses fiscales peuvent ne pas convenir quand des choix de politique doivent être faits en matière de report d'impôt, comme pour les dispositifs de retraite, où l'imposition des contributions et des gains est différée, mais où les remboursements ultérieurs sont imposés. Les autorités peuvent souhaiter prendre connaissance, pour chaque année, à la fois du produit de l'imposition des remboursements et des recettes différées à cause du report de l'imposition des contributions et des gains. Ces précisions ne figurent pas systématiquement dans les présentations publiques des dépenses fiscales[3].

Méthodes

Dans certains pays, les systèmes d'information sur les dépenses fiscales sont plus avancés qu'ailleurs, de sorte que la documentation sur les méthodes est plus disponible publiquement et plus complète. Toutefois, celle qui existe laisse penser que les méthodes sont à peu près les mêmes d'un pays à l'autre, que la dépense fiscale en question relève de l'impôt direct ou d'un autre. Les dépenses fiscales pour lesquelles les procédures de recouvrement actuelles de l'impôt génèrent les données nécessaires – comme dans le cas d'une déduction de revenu imposable, qui doit être réclamée dans la déclaration fiscale – sont estimées à partir de ces données, au moyen d'échantillons statistiques des déclarations elles-mêmes. Les dépenses fiscales qui ne donnent pas lieu à des données de ce type – telles qu'une exonération du revenu déclarable, qui n'apparaît même pas sur la déclaration – le sont au moyen de données disponibles quelconques, tirées soit de statistiques d'enquêtes publiques, soit des pouvoirs publics au niveau central, provincial ou local, soit encore d'entités privées. Des agences publiques autres que celles chargées de la politique fiscale ou du recouvrement sont éventuellement sollicitées. Lorsque c'est nécessaire, ces données peuvent servir à des estimations économétriques.

Information

Place des estimations

On a coutume de penser que la meilleure solution est de faire figurer les dépenses fiscales dans le budget au côté des programmes de dépenses qui ont le même objectif. Mais il arrive que même leur présentation ne soit pas une obligation légale. Certains pays les publient tous les deux ans au lieu de tous les ans. D'autres les placent en dehors du budget, souvent dans des annexes. Aucun des pays de notre échantillon ne les présente au côté de programmes de dépenses similaires ; le rapport de l'Allemagne sur les subventions est peut-être le plus proche de cette présentation. Selon le point de vue de l'observateur, on peut y voir l'une des raisons de la médiocrité de la politique des dépenses fiscales ou un paradoxe : celui que cette politique soit aussi bonne qu'elle l'est dans de telles conditions. Comme on l'a signalé auparavant, il ne peut pas y avoir d'arbitrage réaliste entre dépenses fiscales et programmes de dépenses ordinaires, surtout si des obstacles politiques s'opposent fortement à la hausse des impôts et des dépenses. Néanmoins, il semble souhaitable à l'avenir de se fixer pour objectif une présentation parallèle des dépenses fiscales et des programmes de dépenses similaires – même s'il n'y a actuellement aucun exemple de cette pratique dans les pays membres de l'OCDE.

Fréquence de la diffusion d'informations et années couvertes

Pour que les dépenses fiscales restent au centre de l'attention des responsables politiques, un rapport annuel pourrait sembler idéal et c'est en fait la périodicité suivie par la plupart des pays. En général, le rapport se limite à des estimations pour une, deux ou trois années. Le Canada, les États-Unis et les Pays-Bas ont l'horizon le plus lointain : le Canada donne des estimations portant sur huit ans (dont l'année budgétaire et les deux suivantes), tandis qu'aux États-Unis et aux Pays-Bas elles portent sur sept ans (aux États-Unis, ce sont l'année du budget, les deux précédentes et les quatre suivantes ; aux Pays-Bas, ce sont l'année du budget, la précédente et les cinq suivantes). Le nombre généralement réduit d'années présentées est peut-être l'indication du degré de priorité assigné aux dépenses fiscales ou de la conscience de la complexité des estimations. Pourtant, une fois que l'infrastructure d'estimation existe, des économies d'échelle doivent être possibles dans la formulation des estimations pour de multiples années. Aucun pays ne dispose d'une base de données historique cohérente des estimations de dépenses fiscales, d'où la difficulté d'analyser les tendances et le temps que cela exige, mais cette tâche n'est peut-être pas prioritaire en raison des changements de méthodologie et des limites de données.

Élaboration des politiques

Introduction ou extension des dépenses fiscales dans la procédure budgétaire

Il y a peu de pays où la procédure budgétaire fixe des limites explicites aux dépenses fiscales, ce qui laisse libre cours aux incitations, souvent évoquées, à en créer. En Suède, le plafonnement des dépenses ordinaires sans restriction sur les dépenses fiscales a poussé ces incitations à un point extrême ; mais le système a été corrigé depuis par un ajustement du plafond au titre des crédits d'impôt récupérables, qui sont des substituts très proches de programmes de dépenses alternatifs. Toutefois, la Suède accepte que de nouvelles dépenses fiscales – mais pas des programmes de dépenses ordinaires – soient « financées » par une hausse imprévue de l'excédent budgétaire. Globalement, la procédure budgétaire suédoise s'est tout de même avérée très efficace, au moins si l'on mesure l'efficacité par le maintien durable d'un solde budgétaire favorable.

Le Pacte de stabilité et de croissance de l'UE ainsi que le dispositif budgétaire américain (dont la forme la plus rigoureuse est venue à expiration) imposent des limites au déficit budgétaire et, du même coup, aux allégements fiscaux et aux dépenses en général. Plusieurs autres pays (dont les Pays-Bas, avec leurs accords de coalition, et la Suède) imposent au déficit des restrictions à caractère non contraignant. En Allemagne, il existe une directive non contraignante qui demande d'inscrire les subventions aux activités professionnelles dans la partie dépenses du budget. Seule la Corée impose des limites aux dépenses fiscales dans leur définition étroite, mais elles sont trop nouvelles pour avoir été testées. L'une d'entre elles est une règle de compensation automatique visant les dépenses fiscales. L'autre – la restriction sur les dépenses fiscales totales en moyenne mobile des trois années précédentes – soulève des questions à propos de l'imprécision des estimations séparées de manque à gagner (entre autres problèmes conceptuels). Il reste à voir si la Corée tentera de faire respecter cette limite au moyen d'estimations plus élaborées de l'ensemble de ces dépenses fiscales, de façon à éviter le problème de l'inexactitude des sommes d'estimations multiples. Même si la Corée calcule une estimation globale, il restera les problèmes de fluctuation des estimations en fonction de la conjoncture, ceux de mesure et de comportement des contribuables. À supposer que la politique de dépenses fiscales ne change pas, leur montant augmentera sous l'effet de la progressivité de l'impôt sur le revenu, dans l'hypothèse d'une croissance économique en termes réels. (À l'inverse, en période de récession, leur montant pourrait diminuer, ce qui rendrait la limite inopérante.) Le but de cette mesure était peut-être de faire diminuer les dépenses fiscales découlant seulement de la croissance économique. Mais, avec un instrument reposant sur une mesure imparfaite, il pourrait y avoir des conséquences inattendues et qui se produiraient au mauvais moment.

Le système canadien d'enveloppe a constitué une tentative intéressante pour pousser les responsables à faire explicitement le choix entre programmes de dépenses et programmes fiscaux. Les analystes canadiens des politiques publiques se sont inquiétés qu'il ne soit pas appliqué systématiquement. En outre, les élus peuvent être sensibles à la différence entre un budget comptant moins de dépenses fiscales, et donc avec des recettes et des dépenses totales apparemment supérieures, et un autre budget prélevant le même montant de ressources sur l'économie, mais avec davantage de dépenses fiscales et donc un état de dimension apparemment plus modeste. Il a été rapporté que les agences canadiennes tentaient de remplacer leurs propres dépenses fiscales par des augmentations d'impôt implicites, afin de pouvoir dépenser plus. Mais cette expérience montre au moins l'intérêt de faire jouer aux agences un rôle constructif dans le choix entre programmes de dépenses et dépenses fiscales équivalentes ; elle comporte peut-être même une certaine incitation à transformer des dépenses fiscales peu efficaces en programmes de dépenses directes plus transparents et plus souvent réexaminés.

Incitations à l'abrogation ou à la réduction des dépenses fiscales existantes dans la procédure budgétaire

On trouve dans plusieurs pays des expériences encourageantes, voire certaines idées qui pourraient être reprises en vue d'une meilleure maîtrise budgétaire. En Suède, la suppression de l'incitation à augmenter les dépenses fiscales s'est accompagnée de la conversion en programmes de dépenses plus transparents de plusieurs crédits d'impôt récupérables, qui n'avaient été créés que pour tirer parti des contraintes asymétriques de la procédure budgétaire. Aux États-Unis, le système de compensation automatique a permis de supprimer des dépenses fiscales pour financer d'autres allégements d'impôts ou augmentations de dépenses. La Corée a adopté un système similaire. Le Pacte de stabilité et de croissance de l'UE, les politiques de base du Japon et la règle d'or britannique incitent théoriquement à réduire ou à éliminer les dépenses fiscales pour atteindre les objectifs de déficit budgétaire[4]. Il est trop tôt pour se prononcer sur l'objectif en moyenne mobile employé par la Corée pour limiter l'extension des dépenses fiscales. Il soulève des questions quant à la possibilité pratique d'additionner des estimations d'abandons de recettes dus aux dépenses fiscales. En Allemagne, en Corée et au Japon, les règles d'expiration automatique donnent des signes de succès, mais il faudra davantage de recherches, d'évaluations et peut-être d'expérience pour se prononcer.

Examen des politiques

Réexamen des dépenses fiscales

Il existe dans certains pays un calendrier officiel de réexamen des dépenses fiscales. Le système allemand a l'intéressante particularité de conférer un rôle officiel à de multiples organismes de recherche non gouvernementaux, qui formulent des évaluations concurrentes. Il a commencé à fonctionner et il convient d'en observer les résultats, tant sur le plan de la qualité des analyses que sur celui de leur incidence au sein de l'État. Aux Pays-Bas, le nouveau cycle de réexamen sur cinq ans pourrait aussi donner des résultats. En France, les évaluations prévues par la loi n'ont produit jusqu'à présent que des estimations quantitatives des dépenses fiscales, mais la procédure a été révisée et apparemment améliorée.

D'autres pays ont des obligations d'évaluation sans périodicité rigoureuse, ce qui donne des résultats limités. Aux États-Unis, malgré une obligation légale, les résultats sont médiocres. Des révisions plus approfondies, dont l'impact politique est néanmoins limité, sont effectuées par deux instances officielles, mais non partisanes : le Bureau d'études budgétaires et le Service de recherche du Congrès. La Corée lancera dans quelques années une nouvelle procédure obligatoire. Le Japon procède à des réexamens quand ses mesures fiscales spéciales se rapprochent de leur date d'expiration automatique ; les résultats concrets ne sont pas clairs.

Bien que le Canada ne prévoie pas d'obligation d'évaluer, il a réussi à publier des examens assez détaillés. Les autres pays n'imposent pas d'obligations spécifiques et ont un bilan limité en matière de réexamen.

Réexamen des programmes de dépenses comparables

Il convient de rappeler que les analystes budgétaires critiquent depuis longtemps les programmes de dépenses obligatoires ou de droits à prestation, qui seraient susceptibles de remplacer de nombreuses dépenses fiscales, pour leur caractère incontrôlable et pour l'absence de réexamen (Schick, 2007). Dans les pays membres de l'OCDE, il ne semble pas que leur contrôle soit sensiblement meilleur que celui des dépenses fiscales. En Corée, notamment, le nouveau système de révision des dépenses fiscales, bien que non encore en vigueur, semble beaucoup plus solide que celui des programmes de dépenses obligatoires. Aux États-Unis, certains programmes de dépenses doivent périodiquement faire l'objet d'une nouvelle autorisation, mais il n'en résulte pas systématiquement un réexamen rigoureux et les programmes de droits à prestation les plus importants échappent à cette obligation. Sauf au Royaume-Uni, il s'avère que les dépenses fiscales sont plus souvent soumises à une expiration légale que les programmes de dépenses, ce qui peut donner plus d'occasions de révision.

En d'autres termes, si le remplacement des dépenses fiscales par des dépenses ordinaires peut accroître la transparence, il ne garantit nullement un réexamen plus régulier et plus rigoureux. On peut soutenir que l'énergie politique consacrée à convertir les dépenses fiscales en programmes de dépenses serait mieux employée si on l'appliquait directement pour obtenir des révisions.

Informations sur les causes des différences entre les résultats budgétaires et les prévisions antérieures

Le système américain, qui consiste à présenter deux fois par an un calcul exhaustif des changements intervenus par rapport aux projections budgétaires initiales est unique : on distingue les effets de nouvelles législations, les modifications des hypothèses économiques et les « réestimations techniques » (il s'agit en général d'erreurs de prévision non expliquées, mais parfois aussi de changements de la réglementation ou d'autres facteurs identifiables d'ordre non législatif et non économique). Les autres pays donnent beaucoup moins d'informations, l'Allemagne, le Canada, la France et la Suède étant les seuls à fournir des chiffres distincts qui représentent les effets des changements législatifs. Une comptabilisation plus précise pourrait permettre d'envisager des politiques de substitution aux dépenses fiscales.

Les dépenses fiscales visant à « rendre le travail rentable »

En longue période, l'adoption et l'extension de mesures visant à rentabiliser le travail ont eu un important effet cumulé sur le montant total des dépenses fiscales. Koiwa (2006) énumère 11 pays membres de l'OCDE où existent des dépenses fiscales visant à rentabiliser l'activité professionnelle et les techniques budgétaires qu'ils communiquent à l'OCDE. Mais les pays figurant dans l'échantillon utilisé ici ne font état que de changements limités **dans la période récente**. La Corée a adopté une mesure analogue au crédit d'impôt américain en faveur des revenus d'activité, qui est entrée en vigueur en 2009. Le Royaume-Uni a modifié les dispositions de ce type qui existaient auparavant.

Le mode de comptabilisation des crédits d'impôt récupérables visant à rentabiliser le travail varie selon les pays. Les États-Unis et le Royaume-Uni les divisent en recettes (pour la fraction compensant l'impôt dû) et en dépenses (pour la fraction récupérable). La France comptabilise la totalité du dispositif en recettes, alors que le Canada le comptabilise en dépenses. L'Allemagne et la Suède ne considèrent pas les mesures de rentabilisation du travail comme des dépenses fiscales. Il n'en existe pas au Japon et aux Pays-Bas. Comme on l'a indiqué ci-dessus, la Corée n'a pas encore commencé à verser des fonds, et leur traitement comptable reste à déterminer.

Mais si la fonction de rentabilisation du travail est vraiment nécessaire dans les économies développées contemporaines, elle devra être exercée par l'un des deux côtés du budget. La question est de choisir la meilleure de ces deux solutions, au lieu de s'inquiéter que l'instrument des dépenses fiscales mène à la création de ces programmes.

Nombre de dépenses fiscales

Impôts directs

Le nombre de dépenses fiscales est très variable selon les pays (voir Graphique II.8 et Tableau II.32). Comme on l'a dit précédemment, cette situation pourrait être beaucoup plus due aux détails de la mesure des dépenses et aux grandes questions relatives à leur définition et à la fiscalité de référence qu'à la législation et aux règles fiscales effectives des différents pays. C'est au Royaume-Uni qu'il y a le plus de dépenses fiscales. Mais la liste des dépenses fiscales britanniques est tellement détaillée que ce qui constituerait une seule dépense fiscale selon la méthodologie d'autres pays pourrait en représenter plusieurs au Royaume-Uni. En outre, cet ouvrage a comptabilisé comme dépenses fiscales beaucoup des mesures auxquelles le Royaume-Uni prête à la fois des attributs structurels et des attributs de dépenses fiscales. D'autres pays où existent des dispositions d'une ambiguïté similaire ne les auraient peut-être pas cité du tout.

À l'autre bout de la gamme, l'Allemagne et les Pays-Bas mentionnent relativement peu de dépenses fiscales. Mais ces résultats semblent découler d'une conception et d'une méthodologie autant que de questions de fond. Le fait que l'Allemagne privilégie les dépenses fiscales qui subventionnent l'activité professionnelle peut conduire à qualifier ainsi moins de mesures concernant l'impôt sur le revenu que ne le feraient peut-être d'autres pays ; pourtant, il y a en Allemagne moins de dépenses fiscales subventionnant l'activité professionnelle que dans beaucoup d'autres pays. Aux Pays-Bas, l'impôt de référence, largement défini, intègre sans doute certaines dispositions que d'autres pays considéreraient comme des dépenses fiscales. Cela résulte de l'adoption du système, dit « à trois boîtes », d'imposition des revenus provenant de différents pays, mais aussi de l'inclusion dans la référence de nombreuses dispositions destinées à simplifier l'administration de l'impôt.

En bref, on aurait tort d'interpréter ces données même comme une mesure imprécise de l'importance des dépenses fiscales dans les différents pays. Il vaudrait mieux les utiliser au même titre que les informations sur leurs pratiques et leurs institutions, afin d'envisager les moyens d'améliorer partout la politique économique.

L'un des résultats conformes à la conception politico-économique des dépenses fiscales est l'existence dans plusieurs pays de nombreuses mesures d'allégement fiscal en faveur de secteurs spécifiques (voir Graphique II.9 et Tableau II.32). Elles n'entraînent nulle part de substantielles pertes de recettes. Mais l'existence d'un grand nombre de mesures étroitement ciblées se paie sans doute en partie par un cumul de complexité d'administration et de mise en conformité ainsi que de perception d'inéquité. De plus, mêmes si ces dépenses fiscales ne sont pas d'un montant élevé, elles risquent de répartir les ressources beaucoup plus étroitement et spécifiquement qu'il ne le faudrait.

Autres impôts

En matière d'impôt ne frappant pas les revenus, les pratiques d'information diffèrent selon les pays. Dans ceux qui informent beaucoup, il est clair que ces impôts donnent lieu à des dépenses fiscales. Il arrive que des dépenses fiscales de nombre et de montant significatifs s'appliquent à la TVA et aux droits de succession. Ici encore, les comparaisons entre pays risquent de se heurter à des problèmes de référence, tels que le recensement de certaines dispositions comme mesures structurelles de la capacité contributive. De manière générale, les pays qui distinguent le plus de dépenses fiscales au titre des impôts directs font de même au titre de la TVA et d'autres impôts (voir Graphique II.8). Ce constat pourrait signifier que les pays les plus enclins à utiliser les dépenses fiscales le font pour tous leurs impôts. Mais on pourrait aussi en conclure, une fois de plus, que certains pays définissent et classent leurs dépenses fiscales plus soigneusement que d'autres. Si l'on s'en tient à cette interprétation, les comparaisons du nombre des dépenses fiscales nous en apprennent peut-être plus sur les méthodes de mesure que sur les systèmes fiscaux eux-mêmes et doivent donc être traitées avec prudence.

Rubrique pour mémoire

La présentation d'estimations de mesures structurelles au Canada et aux États-Unis aide quelque peu à comparer ces pays aux autres. Mais, comme ces mesures ne peuvent être considérées comme des dépenses fiscales dans une comparaison internationale raisonnable, on ne doit pas les comptabiliser sans précaution dans le nombre total de ces dépenses. La comparaison opérée dans cet ouvrage est basée sur une appréciation, pays par pays et mesure par mesure, des aspects de la fiscalité qui doivent être comptabilisés comme une dépense fiscale avec le maximum de cohérence. C'est pourquoi beaucoup des éléments cités pour mémoire par le Canada et le Royaume-Uni n'en font pas partie.

Montant des dépenses fiscales

Impôts directs

La diversité des données entre les pays, observée pour le nombre de dépenses fiscales, se retrouve en ce qui concerne leur montant total en pourcentage du PIB et les parts des différentes dépenses dans ce total. C'est en général dans les pays ayant le plus grand nombre de dépenses fiscales que leur montant est le plus élevé (voir Graphique II.10 et Tableau II.29).

L'exception peut-être la plus notable à cette tendance générale est la Corée. Alors que ce pays recense un nombre comparativement important de dépenses fiscales au titre des impôts directs, leur somme représente un pourcentage assez limité du PIB. La multiplicité des dépenses fiscales en Corée a certes un coût propre en termes de complexité et de distorsion économique, indépendamment de leur montant ; mais celui-ci semble comparativement modeste, à moins que la somme de ces dépenses fiscales ne soit particulièrement faussée par des problèmes de mesure et de méthodologie. On pourrait faire l'hypothèse que la Corée accorde une part disproportionnée de ses allégements sous forme de dépenses fiscales non afférentes aux impôts directs, mais les données ne semblent pas confirmer cette explication. Sachant que les modes de mesure des dépenses fiscales non imputables aux impôts directs diffèrent selon les pays, ce problème nécessiterait des recherches supplémentaires.

La corrélation apparente entre le nombre de dépenses fiscales et la somme de leurs coûts, constatée pour leur pourcentage dans le PIB, se retrouve généralement, mais pas précisément, dans leur pourcentage des recettes d'impôts directs (voir Graphique II.11 et Tableau II.31), avec des variations qui dépendent du poids relatifs de ces impôts dans chaque pays.

L'observation du montant des dépenses fiscales selon les pays donne lieu à d'autres impressions, sinon à des conclusions. Il est sensiblement plus élevé au Canada, aux États-Unis et au Royaume-Uni et qu'en Allemagne, en Corée et aux Pays-Bas. Des comparaisons très précises sont bien sûrs impossibles, sachant que les estimations du manque à gagner sur les recettes ne tiennent pas compte des réactions comportementales et que la somme des différentes dépenses fiscales n'est pas égale aux effets combinés des changements. Mais ces différences importantes d'ordres de grandeur laissent penser qu'il existe des divergences significatives en matière de méthodologie de mesure, d'institutions ou sur ces deux plans.

Comme on l'a noté précédemment, l'Allemagne, par exemple, reconnaît surtout des dépenses fiscales dans les subventions à l'activité ; on pourrait penser qu'elle ne recense pas ce que les autres pays appelleraient des dépenses fiscales à finalité sociale bénéficiant aux ménages. Mais l'ensemble des dépenses fiscales distinguées par l'Allemagne représente un pourcentage du PIB sensiblement inférieur aux seules dépenses fiscales consacrées à l'allégement de l'imposition des revenus du capital, aux incitations à l'activité générale et au logement par le Canada, les États-Unis ou le Royaume-Uni. Le fait que l'Allemagne ne reconnaisse pas de dépenses fiscales à caractère social ne suffit donc probablement pas à expliquer les différences entre elle et ce groupe de pays. Ces différences peuvent être de méthode ou de fond. Mais les données incitent vraiment à penser qu'elles sont significatives et pourraient justifier des recherches supplémentaires.

La question se pose aussi de la finalité publique d'utilisation des dépenses fiscales. On ne dégage que quelques tendances assez vagues pour celles applicables aux impôts directs (voir Graphique II.12 ainsi que le Tableau II.29 et les Graphiques II.1-7). Le Canada, les États-Unis et le Royaume-Uni consacrent une part relativement large de leurs dépenses fiscales aux retraites. L'Allemagne, les États-Unis et le Royaume-Uni font de même pour le logement. L'Allemagne, le Canada, les États-Unis et le Royaume-Uni affectent une part non négligeable du total en faveur des revenus du capital (plus-values, intérêts, dividendes ou amortissements). Cela mis à part, il est rare de trouver des cas laissant penser que la similitude entre pays ne soit pas seulement le fait du hasard. Comme on l'a fait remarquer antérieurement, une faible fraction du PIB est affectée aux avantages spécifiquement sectoriels, malgré le grand nombre de mesures en ce domaine. Ainsi, de nombreuses dépenses fiscales de cette nature ont apparemment un coût réduit, tout en exigeant beaucoup de textes de loi et de règlement, voire d'attention du contribuable, ce qui peut représenter un coût réel pour la société.

Ce résultat, autant que d'autres, est éventuellement sensible à des problèmes de mesure. Les avantages fiscaux accordés à de grandes catégories de revenus du capital en sont un bon exemple. La mesure de l'avantage fiscal que représente un amortissement supérieur à la dépréciation économique réelle dépend totalement de la mesure choisie pour cette dernière, qui est un objet de controverse et d'ignorance. Le Canada estime que les mesures prises pour éviter la double imposition des dividendes de sociétés font partie de la référence, mais fait figurer le coût pour les recettes dans la rubrique « pour mémoire ». Comme les autres pays ne présentent pas explicitement les références dans les mêmes termes, nous classons ici cet élément pour mémoire dans la catégorie des dépenses fiscales. Pourtant, les États-Unis ont adopté, en 2003, un allégement visant spécifiquement les dividendes et choisi de ne pas le comptabiliser dans les dépenses fiscales. En l'absence d'une rubrique pour mémoire, qui n'existe aux États-Unis pour aucune mesure fiscale, on ne peut traiter cette mesure de façon comparable à l'abattement canadien en faveur des dividendes. La mesure des dispositions concernant les plus-values pourrait être aussi inégale selon les pays.

Aucun de ces pays n'affecte un pourcentage substantiel du PIB à un crédit d'impôt récupérable visant à rentabiliser le travail. Il est possible que d'autres le fassent. Les pays analysés jusqu'à présent n'ont pas de dispositif de ce type ou comptabilisent seulement comme réduction de recettes la fraction qui s'impute sur l'impôt dû. L'Espagne est de loin le pays où le coût de toutes les dépenses fiscales visant à rendre le travail rentable est le plus élevé, à 0.7 % du PIB. La plus importante de cette catégorie est une déduction (qui n'est donc pas récupérable). Le Royaume-Uni vient en deuxième position, avec 0.3 % du PIB, ce qui n'est pas un chiffre excessivement faible, mais limité relativement aux différences globales entre les dépenses fiscales des divers pays. Des recherches supplémentaires pourraient produire des données pour la France, qui considère l'effet total de son dispositif de rentabilisation du travail comme un coût pour les recettes ;

à l'exception de ce groupe de pays, les dépenses fiscales de cette nature ne sont pas la cause principale des écarts numériques.

Mais, encore une fois, les données actuelles ne se prêtent pas à des comparaisons ou à des conclusions assurées. Au Royaume-Uni, la somme des dépenses fiscales est inexacte, comme le serait n'importe quelle somme d'estimations de pertes de recettes. La liste détaillée de dépenses fiscales de ce pays est peut-être simplement plus globale que celle de toute autre. Il convient d'utiliser ces données pour trouver de bonnes questions, et non des réponses définitives.

Autres impôts

Le Royaume-Uni a le total le plus élevé de dépenses fiscales au titre de ces impôts, comme des impôts directs, et donc évidemment le total le plus important de dépenses fiscales en pourcentage du PIB (voir Graphique II.13 et Tableau II.29). Ici encore, il faudrait pousser plus loin la recherche pour trouver les sources de ces chiffres et déterminer s'ils reflètent des différences de programmes ou plutôt une comptabilisation plus large au Royaume-Uni que dans les autres pays. Comme les dépenses fiscales au titre de l'impôt direct, les dépenses fiscales au titre d'autres impôts sont moins élevées dans les pays d'Europe continentale et en Corée qu'au Canada et au Royaume-Uni. Mais, par rapport aux recettes fiscales, les dépenses fiscales du Canada sont supérieures à celles du Royaume-Uni (voir Graphique II.14 et Tableau II.30). Cela découle arithmétiquement de la part supérieure des recettes fiscales dans le PIB au Royaume-Uni. Comparativement aux dépenses fiscales au titre des impôts directs, les autres sont légèrement supérieures en Allemagne et pas tout à fait égales aux Pays-Bas. Elles sont sensiblement inférieures au Royaume-Uni, en Corée et au Canada (en ordre décroissant). Comme on l'a dit plus haut, les États-Unis ne mesurent les dépenses fiscales que pour les impôts directs (mais, sachant que les États-Unis n'ont pas de TVA national et que les impôts directs représentent une plus grande proportion de leurs recettes totales, les autres dépenses fiscales seraient probablement moins importantes en tout état de cause).

Dans le cadre des comparaisons numériques entre pays, on peut se demander si, dans l'un d'entre eux, une seule dépense fiscale très importante pourrait déterminer le montant total. Pour répondre à cette question, le Graphique II.16 indique les dix dépenses fiscales les plus importantes de chaque pays exprimées en pourcentage du PIB[5]. Si le total d'un pays dépasse celui d'un autre du seul fait d'une dépense fiscale très élevée, les courbes des deux pays se croisent sur ce graphique. Parmi les six pays représentés, il y a un seul croisement : entre la Corée et les Pays-Bas. Dans ces deux pays, les totaux sont comparativement réduits et les deux courbes très proches. On constate donc que les dépenses totales des pays de l'échantillon représentent des modes de comportement assez voisins pour chacune d'entre elles, plutôt que des anomalies de politique et de mesure résultant de dispositions légales sortant de l'ordinaire.

La question se pose aussi de l'usage relatif selon les pays des dépenses fiscales afférentes aux divers impôts. Pour y répondre, le Graphique II.17 compare le ratio des dépenses fiscales au titre des impôts directs et de la TVA dans les six pays de l'échantillon qui utilisent les deux. Il fait apparaître des tendances très diverses. L'Espagne et le Royaume-Uni ont des dépenses fiscales sensiblement plus élevées au titre de la TVA que des impôts directs. C'est le contraire en Allemagne et en Corée, alors que les ratios sont plus égaux au Canada et aux Pays-Bas. Ces deux ratios sont plus bas en Allemagne et aux Pays-Bas qu'au Canada, en Espagne et au Royaume-Uni, tandis que la Corée se situe à peu près au milieu de cette échelle.

Rubrique pour mémoire

Comme on l'a signalé auparavant, le Canada et le Royaume-Uni donnent des renseignements supplémentaires substantiels sous forme d'éléments cités pour mémoire. Après reclassement aux fins de comparabilité internationale, ces éléments dépassent encore respectivement 3 % et 4 % du PIB. Dans le cas du Canada, la somme des éléments cités pour mémoire est supérieure de plus d'un tiers au montant total des dépenses fiscales (voir Graphique II.15). Ces informations se sont révélées utiles à notre étude. Ainsi, le Canada ne considère pas la mesure évitant la double imposition des dividendes de sociétés comme une dépense fiscale, alors que d'autres pays le font pour des mesures similaires. En ajoutant la rubrique pour mémoire du Canada à sa liste de dépenses fiscales, on la rend plus comparable à celle présentée dans ces pays.

Conclusions

Le présent ouvrage explore les pratiques en matière de dépenses fiscales dans un échantillon de pays membres de l'OCDE.

La définition des dépenses fiscales peut guider l'analyse dans un sens ou dans un autre. Par exemple, un pays donné reconnaît comme dépense fiscale une disposition mesurant la capacité à acquitter l'impôt (ou une disposition qui facilite un fonctionnement efficace du système fiscal), adoptant sans doute un point de vue différent de celui d'un pays qui ne le fait pas. Mais quelles que soient les règles de définition, la dépense fiscale est parfois le meilleur instrument de la politique économique pour atteindre un objectif légitime. Dans d'autres circonstances, elle est le moyen le moins difficile d'atteindre des buts moins justifiés. C'est pourquoi il s'agit d'un sujet manifestement important dans une période de difficultés budgétaires.

On n'a pas trouvé dans cet ouvrage le moyen de distinguer à coup sûr la qualité d'une politique fiscale et les défauts des modalités d'adoption, d'information ou de réexamen. Les pays emploient des instruments différents et ne font pas les mêmes expériences. Néanmoins, cette analyse a peut-être fait ressortir des idées de politique ou de procédure qui s'avéreront utiles dans un contexte particulier. Si la pratique d'un pays peut stimuler la volonté politique d'un autre, cela se traduira par de meilleurs résultats.

Il est possible que les comparaisons numériques mesurent les différences des pratiques de présentation, et non celles de la politique fiscale elle-même. Mais cet ouvrage présente une gamme apparemment large de pratiques nationales et ouvre peut-être des voies fructueuses à des recherches supplémentaires – là encore en incitant un pays à employer des instruments qui se sont révélés judicieux dans un autre.

Dans l'idéal, ces comparaisons institutionnelles feront naître certaines idées auxquelles les responsables réfléchiront. Il était à prévoir que les comparaisons de données aboutiraient à poser des questions, plutôt qu'à donner des réponses, et elles semblent avoir atteint cet objectif plus raisonnable. Les difficultés économiques et budgétaires devraient donc inciter à poursuivre les recherches et l'analyse des données.

Notes

1. On remarque que le nombre et l'importance des dépenses fiscales professionnelles de l'Allemagne sont sensiblement inférieurs à ceux de la plupart des autres pays ; cela laisse penser que l'Allemagne pourrait faire un moindre usage de ces dépenses mesurées de façon comparable.

2. Actuellement, aucun pays n'emploie ce que l'on appelle un impôt sur le « revenu consommé » ou un impôt sur la consommation au niveau des ménages (bien que beaucoup utilisent une taxe sur la valeur ajoutée ou une taxe sur les ventes recouvrée au moment et à l'endroit des achats habituels des ménages). Pourtant, n'importe quel pays pourrait se servir d'une référence d'impôt sur la consommation pour mesurer les dépenses fiscales au titre de ses impôts directs. Les États-Unis ont évoqué cette possibilité dans leurs rapports sur les dépenses fiscales. Voir OMB (2008).

3. Le Canada les fournit.

4. Anderson et Minarik (2006) contestent l'efficacité de ces règles de déficit.

5. L'Espagne ne figure pas au Graphique II.16 parce qu'elle présente les dépenses fiscales au titre de la TVA en catégories, et non individuellement, ce qui fausserait les résultats.

Bibliographie

Anderson, Barry, et Joseph J. Minarik (2006), « Design Choices for Fiscal Policy Rules », *OECD Journal on Budgeting*, vol. 5, n°4, OCDE, Paris, pp. 159-208.

Koiwa, Tetsuro (2006), « Recent Issues on Tax Expenditures in OECD Countries », non publié, OCDE, tableau 10, p. 49.

OMB (*Office of Management and Budget*, Bureau de la gestion publique et du budget) (2008), « Tax Expenditures » dans *Budget of the United States Government, Fiscal Year 2009, Analytical Perspectives*, Executive Office of the President, Washington DC, chapitre 19, p. 287.

Schick, Allen (2007), « Off-Budget Expenditure: An Economic and Political Framework », *OECD Journal on Budgeting*, vol. 7, n°3, OCDE, Paris.

Partie II

Comparaison internationale des dépenses fiscales dans les pays de l'OCDE

Note d'explication

Cette partie présente les données pour chaque pays. Les données sont présentées dans quatre tableaux pour chaque pays. Ce sont :

- les dépenses fiscales en pourcentage du PIB ;

- les dépenses fiscales en pourcentage des recettes fiscales totales ;

- les dépenses fiscales par catégorie d'impôts en pourcentage du produit de ces impôts ;

- le nombre des dépenses fiscales.

La première partie de chaque tableau suit d'aussi près que possible la présentation des dépenses fiscales dans les différents pays. Ils indiquent toutes les dépenses fiscales recensées par chaque pays, tandis que les dispositions qualifiées par deux pays (le Canada et le Royaume-Uni) d'éléments cités pour mémoire, qui ne sont pas considérées comme des dépenses fiscales, figurent séparément.

La deuxième partie de chaque tableau tente de minimiser le degré de non-comparabilité des pays en requalifiant les dépenses fiscales et les éléments cités pour mémoire pour se rapprocher d'une norme commune. Cela inclut : *i)* le reclassement parmi les dépenses fiscales de certains « éléments pour mémoire » distingués par le Canada et le Royaume-Uni, lorsque les pratiques dominantes des autres pays conduiraient à identifier ainsi ces dispositions ; et *ii)* le reclassement de certaines dépenses fiscales recensées par les autres pays dans une catégorie appelée « éléments structurels », si les pratiques dominantes dans ce groupe de pays tendent à ne **pas** les considérer comme des dépenses fiscales. La catégorie des « éléments structurels » comprend ceux des « éléments cités pour mémoire » par le Canada et le Royaume-Uni qui ne sont toujours pas considérés comme des dépenses fiscales après ce reclassement. Le nombre de dépenses fiscales et d'autres mesures ainsi reclassées est réduit.

Les tableaux des comparaisons internationales présentent la dernière année pour laquelle on dispose de données effectives de dépenses fiscales pour tous les pays, en utilisant les reclassements opérés dans la deuxième partie des tableaux.

Les sources des données des tableaux et graphiques qui suivent sont détaillées aux pages 247-250.

Tableau II.1. Dépenses fiscales en Allemagne (% du PIB) †

	Déclarées par le pays				Reclassées par l'auteur			
	2005	2006	2007‡	2008‡	2005	2006	2007‡	2008‡
*Finalité des dépenses fiscales au titre des impôts directs**								
Retraite	0.03	0.03	0.03	0.03	0.00	0.00	0.01	0.01
En rapport avec le travail [2]	0.04	0.04	0.04	0.04	0.03	0.03	0.03	0.03
Education [3]	0.00	0.00	0.00	0.00	0.00	0.00	0.00	0.00
Logement [2]	0.20	0.18	0.18	0.15	0.20	0.18	0.18	0.15
Incitations à l'activité générale [2] [3]	0.00	0.00	0.02	0.01	0.00	0.00	0.02	0.01
Allégements spécifiquement sectoriels[2][3]	0.02	0.01	0.01	0.01	0.02	0.01	0.01	0.01
Relations entre échelons publics	0.05	0.03	0.01	0.01	0.05	0.03	0.01	0.01
Autres [2]	0.00	0.00	0.00	0.00	0.00	0.00	0.00	0.00
Total	0.34	0.29	0.29	0.26	0.30	0.26	0.27	0.23
Imposition des revenus du capital								
Dividendes					0.04	0.04	0.02	0.02
Sous-total					0.04	0.04	0.02	0.02
Total					0.34	0.29	0.29	0.26
Rentabilisation du travail [1]								
Total					0.34	0.29	0.29	0.26
Taxe sur l'électricité [2]	0.17	0.17	0.15	0.15	0.17	0.17	0.15	0.15
Taxe sur les carburants [2]	0.20	0.23	0.18	0.17	0.20	0.23	0.18	0.17
Taxe sur les assurances [2] [3]	0.00	0.00	0.00	0.00	0.00	0.00	0.00	0.00
Taxe sur les ventes [2]	0.05	0.05	0.06	0.06	0.05	0.05	0.06	0.06
Taxe sur les spiritueux	0.00	0.00	0.00	0.00	0.00	0.00	0.00	0.00
Taxe sur le tabac	0.00	0.00	0.00	0.00	0.00	0.00	0.00	0.00
Sous-total	0.43	0.45	0.40	0.38	0.43	0.45	0.40	0.38
Total général	0.77	0.74	0.69	0.64	0.77	0.74	0.69	0.64
Eléments structurels								
*Dépenses fiscales au titre des impôts directs par catégorie**					0.00	0.00	0.00	0.00
Crédits [2]	0.00	0.00	0.00	0.00	0.00	0.00	0.00	0.00
Déductions, exonérations & exclusions [2][3]	0.33	0.28	0.28	0.25	0.33	0.28	0.28	0.25
Reports de paiement [2] [3]	0.01	0.00	0.00	0.00	0.01	0.00	0.00	0.00
Réduction de taux [2] [3]	0.01	0.01	0.00	0.00	0.01	0.01	0.00	0.00

† Seuls les coûts supportés par l'État fédéral sont inclus.

‡ 2007 est une estimation, 2008 est une projection.

* Le classement des dépenses fiscales par finalité et par catégorie est dans une certaine mesure arbitraire.

[1] Il n'y a pas de dépenses fiscales fédérales dans les catégories suivantes : allégement général, bas revenu sans rapport avec le travail, santé, R&D, philanthropie, rentabilisation du travail, amortissement accéléré, intérêts, plus-values, taxe sur la bière, impôt sur les successions, taxe sur les véhicules à moteur.

[2] Au moins une mesure de cette catégorie n'est pas estimée faute de disposer de données adéquates.

[3] On estime qu'au moins une mesure figurant dans cette catégorie est égale à zéro, parce que son coût est inférieur à EUR 0.5 million.

StatLink ⧉ http://dx.doi.org/10.1787/775570247032

Tableau II.2. Dépenses fiscales en Allemagne (% des recettes fiscales de l'État central) †

	Déclarées par le pays			Reclassées par l'auteur		
	2005	2006	2007‡	2005	2006	2007‡
*Finalité des dépenses fiscales au titre des impôts directs**						
Retraite	0.41	0.39	0.28	0.05	0.05	0.08
En rapport avec le travail [2]	0.51	0.44	0.42	0.40	0.36	0.36
Education [3]	0.00	0.00	0.00	0.00	0.00	0.00
Logement [2]	2.31	2.01	1.89	2.31	2.01	1.89
Incitations à l'activité générale [2] [3]	0.05	0.04	0.17	0.05	0.04	0.17
Allégements spécifiquement sectoriels [2] [3]	0.23	0.14	0.15	0.23	0.14	0.15
Relations entre échelons publics	0.56	0.30	0.15	0.56	0.30	0.15
Autres [2]	0.00	0.00	0.00	0.00	0.00	0.00
Total	4.06	3.33	3.05	3.59	2.91	2.79
Imposition des revenus du capital						
Dividendes				0.47	0.42	0.26
Sous-total				0.47	0.42	0.26
Total				4.06	3.33	3.05
Rentabilisation du travail [1]						
Total				4.06	3.33	3.05
Taxe sur l'électricité [2]	2.05	1.92	1.62	2.05	1.92	1.62
Taxe sur les carburants [2]	2.38	2.65	1.88	2.38	2.65	1.88
Taxe sur les assurances [2] [3]	0.00	0.00	0.00	0.00	0.00	0.00
Taxe sur les ventes [2]	0.63	0.59	0.68	0.63	0.59	0.68
Taxe sur les spiritueux	0.00	0.00	0.00	0.00	0.00	0.00
Taxe sur le tabac	0.00	0.00	0.00	0.00	0.00	0.00
Sous-total	5.07	5.16	4.18	5.07	5.16	4.18
Total général	9.13	8.48	7.23	9.13	8.48	7.23
Eléments structurels				0.00	0.00	0.00
*Dépenses fiscales au titre des impôts directs par catégorie**						
Crédits [2]	0.00	0.00	0.00	0.00	0.00	0.00
Déductions, exonérations et exclusions [2] [3]	3.88	3.24	2.95	3.88	3.24	2.95
Reports de paiement [2] [3]	0.06	0.02	0.04	0.06	0.02	0.04
Réduction de taux [2] [3]	0.11	0.07	0.05	0.11	0.07	0.05

† Seuls les coûts supportés par l'État fédéral sont inclus.
‡ 2007 est une estimation, 2008 est une projection.
* Le classement des dépenses fiscales par finalité et par catégorie est dans une certaine mesure arbitraire.
[1] Il n'y a pas de dépenses fiscales fédérales dans les catégories suivantes : allégement général, bas revenu sans rapport avec le travail, santé, R&D, philanthropie, rentabilisation du travail, amortissement accéléré, intérêts, plus-values, taxe sur la bière, impôt sur les successions, taxe sur les véhicules à moteur.
[2] Au moins une mesure de cette catégorie n'est pas estimée faute de disposer de données adéquates.
[3] On estime qu'au moins une mesure figurant dans cette catégorie est égale à zéro, parce que son coût est inférieur à EUR 0.5 million.

StatLink ᠁ᡱᡏᡂ http://dx.doi.org/10.1787/775570247032

Tableau II.3. Dépenses fiscales en Allemagne (en % des recettes fiscales concernées)†‡*

	Déclarées par le pays			Reclassées par l'auteur		
	2005	2006	2007**	2005	2006	2007**
*Finalité des dépenses fiscales au titre des impôts directs****						
Retraite	1.14	1.04	0.75	0.13	0.14	0.23
En rapport avec le travail [2]	1.42	1.16	1.14	1.13	0.96	0.96
Education [3]	0.00	0.00	0.00	0.00	0.00	0.00
Logement [2]	6.47	5.33	5.11	6.47	5.33	5.11
Incitations à l'activité générale [2] [3]	0.13	0.12	0.45	0.13	0.12	0.45
Allégements spécifiquement sectoriels [2] [3]	0.65	0.36	0.41	0.65	0.36	0.41
Relations entre échelons publics	1.56	0.80	0.40	1.56	0.80	0.40
Autres [2]	0.00	0.00	0.00	0.00	0.00	0.00
Total	11.38	8.81	8.27	10.07	7.71	7.57
Imposition des revenus du capital						
Dividendes				1.31	1.10	0.70
Sous-total				1.31	1.10	0.70
Total				11.38	8.81	8.27
Rentabilisation du travail [1]						
Total				11.38	8.81	8.27
Taxe sur l'électricité [2]	60.20	62.27	58.69	60.20	62.27	58.69
Taxe sur les carburants [2]	11.31	13.52	11.08	11.31	13.52	11.08
Taxe sur les ventes [2]	1.62	1.54	1.68	1.62	1.54	1.68
Taxe sur les spiritueux	0.32	0.28	0.31	0.32	0.28	0.31
Taxe sur le tabac	0.05	0.05	0.05	0.05	0.05	0.05
*Dépenses fiscales au titre des impôts directs par catégorie****						
Crédits [2]	0.01	0.01	0.01	0.01	0.01	0.01
Déductions, exonérations et exclusions [2] [3]	10.88	8.58	8.00	10.88	8.58	8.00
Reports de paiement [2] [3]	0.18	0.04	0.12	0.18	0.04	0.12
Réduction de taux [2] [3]	0.31	0.18	0.14	0.31	0.18	0.14

† Seuls les coûts supportés par l'État fédéral sont inclus. Pourcentage de dépense fiscale par type d'impôt.

‡ Hypothèses actuelles : on suppose que les taxes sur l'électricité, les spiritueux, les carburants et le tabac sont toutes des impôts fédéraux dont 100 % du produit vont à l'État fédéral. On suppose aussi que la taxe sur le carburant intitulée *mineralÖlsteuer* et la taxe sur l'énergie intitulée *Energiesteuer* ne font qu'une.

* L'impôt sur le revenu et l'impôt sur les sociétés sont présentés ensemble.

** Estimations

***Le classement des dépenses fiscales par finalité et par catégorie est dans une certaine mesure arbitraire.

[1] Il n'y a pas de dépenses fiscales fédérales dans les catégories suivantes : allégement général, bas revenu sans rapport avec le travail, santé, R&D, philanthropie, rentabilisation du travail, amortissement accéléré, intérêts, plus-values.

[2] Au moins une mesure de cette catégorie n'est pas estimée faute de disposer de données adéquates.

[3] On estime qu'au moins une mesure figurant dans cette catégorie est égale à zéro, parce que son coût est inférieur à EUR 0.5 million.

StatLink 🔗 http://dx.doi.org/10.1787/775570247032

Tableau II.4. Nombre de dépenses fiscales en Allemagne (en % du PIB) †

	Déclarées par le pays				Reclassées par l'auteur			
	2005	2006	2007‡	2008‡	2005	2006	2007‡	2008‡
*Finalité des dépenses fiscales au titre des impôts directs**								
Allégement général	0	0	0	0	0	0	0	0
Bas revenu sans rapport avec le travail	0	0	0	0	0	0	0	0
Retraite	2	2	2	2	1	1	1	1
En rapport avec le travail	4	4	4	4	2	2	2	2
Education	1	1	1	1	1	1	1	1
Santé	0	0	0	0	0	0	0	0
Logement	9	10	10	10	9	10	10	10
Incitations à l'activité générale	9	9	10	10	9	9	10	10
R&D	0	0	0	0	0	0	0	0
Allégements spécifiquement sectoriels	22	22	23	23	22	22	23	23
Relations entre échelons publics	5	7	5	5	5	7	5	5
Philanthropie	0	0	0	0	0	0	0	0
Autres	1	1	1	1	1	1	1	1
Rentabilisation du travail	0	0	0	0				
Total	53	56	56	56	50	53	53	53
Imposition des revenus du capital								
Amortissement accéléré					0	0	0	0
Intérêts					0	0	0	0
Dividendes					3	3	3	3
Plus-values					0	0	0	0
Sous-total					3	3	3	3
Total					53	56	56	56
Rentabilisation du travail					0	0	0	0
Total					53	56	56	56
Taxe sur la bière	0	0	0	0	0	0	0	0
Taxe sur l'électricité	5	6	5	5	5	6	5	5
Taxe sur les carburants	12	13	13	13	12	13	13	13
Impôt sur les successions	0	0	0	0	0	0	0	0
Taxe sur les assurances	3	3	3	3	3	3	3	3
Taxe sur les véhicules à moteur	0	0	0	0	0	0	0	0
Taxe sur les ventes	6	6	6	6	6	6	6	6
Taxe sur les spiritueux	1	1	1	1	1	1	1	1
Taxe sur le tabac	1	1	1	1	1	1	1	1
Sous-total	28	30	29	29	28	30	29	29
Total général	81	86	85	85	81	86	85	85
Eléments structurels					0	0	0	0
*Dépenses fiscales au titre des impôts directs par catégorie**								
Crédits	2	2	2	2	2	2	2	2
Déductions, exonérations et exclusions	43	46	47	47	43	46	47	47
Reports de paiement	4	4	3	3	4	4	3	3
Réduction de taux	4	4	4	4	4	4	4	4

† Seuls les coûts supportés par l'État fédéral sont inclus.

‡ 2007 est une estimation, 2008 est une projection.

* Le classement des dépenses fiscales par finalité et par catégorie est dans une certaine mesure arbitraire.

StatLink 🖳 http://dx.doi.org/10.1787/775570247032

Tableau II.5. Dépenses fiscales au Canada (% du PIB)

	Déclarées par le pays								
	2001†	2002	2003	2004	2005‡	2006‡	2007‡	2008‡	2009‡
Finalité des dépenses fiscales au titre des impôts directs*									
Allègement général	0.16	0.16	0.15	0.14	0.14	0.14	0.23	0.22	0.23
Bas revenu sans rapport avec le travail [1] [2]	0.02	0.02	0.02	0.02	0.02	0.02	0.02	0.02	0.02
Retraite [1] [2]	0.65	0.96	1.35	1.68	1.87	2.03	2.07	2.06	2.03
En rapport avec le travail [1] [2]	0.12	0.10	0.09	0.10	0.11	0.12	0.11	0.12	0.12
Éducation	0.12	0.12	0.12	0.12	0.11	0.12	0.11	0.11	0.12
Santé	0.24	0.25	0.26	0.27	0.25	0.25	0.26	0.27	0.27
Logement	0.08	0.12	0.15	0.20	0.25	0.28	0.27	0.27	0.27
Incitations à l'activité générale [1] [2]	1.00	0.82	0.76	0.85	0.97	1.15	1.12	1.12	1.10
R&D [2]	0.22	0.21	0.20	0.24	0.25	0.27	0.28	0.30	0.33
Allègements spécifiquement sectoriels [1] [2]	0.21	0.17	0.08	0.02	0.02	0.04	0.07	0.07	0.07
Relations entre échelons publics [1] [2]	1.63	1.56	1.55	1.55	1.56	1.57	1.56	1.58	1.60
Philanthropie [1] [2]	0.20	0.18	0.19	0.21	0.20	0.21	0.21	0.21	0.20
Autres [1] [2]	0.02	0.02	0.02	0.02	0.02	0.03	0.03	0.03	0.03
Rentabilisation du travail	0.00	0.01	0.01	0.01	0.01	0.04	0.16	0.16	0.16
Total	4.67	4.71	4.95	5.44	5.77	6.26	6.51	6.54	6.54
Imposition des revenus du capital									
Amortissement accéléré [2]									
Intérêts [4]									
Dividendes									
Plus-values [2]									
Sous-total									
Total									
Rentabilisation du travail									
Total									
En rapport avec la TPS [1] [2] [3]	1.11	1.12	1.12	1.16	1.17	1.10	1.02	0.89	0.90
Total	5.78	5.82	6.07	6.60	6.93	7.36	7.52	7.43	7.44
Eléments cités pour mémoire [1] [2]	3.94	3.86	3.66	3.56	3.50	3.52	3.47	3.40	3.42
Eléments structurels [1] [2]									
Grand total	9.72	9.69	9.73	10.16	10.44	10.88	10.99	10.83	10.86
Dépenses fiscales au titre des impôts directs par catégorie*									
Crédits d'impôt [2]	1.21	1.20	1.19	1.23	1.20	1.32	1.53	1.56	1.59
Déductions, exonérations et exclusions [1] [2]	2.52	2.33	2.31	2.50	2.65	2.86	2.83	2.85	2.85
Reports de paiement [1] [2]	0.47	0.77	1.15	1.50	1.71	1.85	1.86	1.85	1.83
Réduction de taux [1]	0.47	0.40	0.30	0.21	0.20	0.24	0.28	0.28	0.27

Tableau II.5. Dépenses fiscales au Canada (% du PIB) *(suite)*

	Reclassées par l'auteur								
	2001†	2002	2003	2004	2005‡	2006‡	2007‡	2008‡	2009‡
*Finalité des dépenses fiscales au titre des impôts directs**									
Allègement général	[4]	[4]	[4]	[4]	[4]	[4]	[4]	[4]	[4]
Bas revenu sans rapport avec le travail [1] [2]	0.02	0.02	0.02	0.02	0.02	0.02	0.02	0.02	0.02
Retraite [1] [2]	0.65	0.96	1.35	1.68	1.87	2.03	2.07	2.06	2.03
En rapport avec le travail [1] [2]	0.46	0.43	0.40	0.39	0.37	0.36	0.34	0.34	0.34
Education	0.12	0.12	0.12	0.12	0.11	0.12	0.11	0.11	0.12
Santé	0.24	0.25	0.26	0.27	0.25	0.25	0.26	0.27	0.27
Logement	0.08	0.12	0.15	0.20	0.25	0.28	0.27	0.27	0.27
Incitations à l'activité générale [1] [2]	0.53	0.47	0.42	0.41	0.43	0.45	0.46	0.47	0.47
R&D [2]	0.22	0.21	0.20	0.24	0.25	0.27	0.28	0.30	0.33
Allègements spécifiquement sectoriels [1] [2]	0.22	0.19	0.10	0.05	0.05	0.08	0.10	0.10	0.10
Relations entre échelons publics [1] [2]	1.63	1.56	1.55	1.55	1.56	1.57	1.56	1.58	1.60
Philanthropie [1] [2]	0.20	0.18	0.19	0.21	0.20	0.21	0.21	0.21	0.20
Autres [1] [2]	0.02	0.02	0.02	0.02	0.02	0.03	0.03	0.03	0.03
Rentabilisation du travail									
Total	4.39	4.54	4.78	5.16	5.36	5.66	5.72	5.76	5.78
Imposition des revenus du capital									
Amortissement accéléré [2]	0.00	0.00	0.00	0.00	0.00	0.00	0.00	0.00	0.00
Intérêts [4]									
Dividendes	0.29	0.27	0.22	0.27	0.29	0.39	0.39	0.40	0.40
Plus-values [2]	0.42	0.29	0.27	0.35	0.44	0.55	0.51	0.48	0.45
Sous-total	0.71	0.56	0.49	0.62	0.73	0.94	0.91	0.88	0.85
Total	5.09	5.10	5.27	5.77	6.09	6.60	6.62	6.64	6.63
Rentabilisation du travail	0.00	0.01	0.01	0.01	0.01	0.04	0.16	0.16	0.16
Total	5.10	5.10	5.27	5.78	6.10	6.64	6.78	6.80	6.79
En rapport avec la TPS [1] [2] [3]	1.11	1.12	1.12	1.16	1.17	1.10	1.02	0.89	0.90
Total	6.21	6.22	6.40	6.94	7.26	7.74	7.80	7.70	7.68
Eléments cités pour mémoire [1][2]									
Eléments structurels [1] [2]	3.51	3.46	3.33	3.22	3.17	3.14	3.19	3.14	3.17
Grand total									
*Dépenses fiscales au titre des impôts directs par catégorie**									
Crédits d'impôt [2]	1.46	1.43	1.40	1.44	1.40	1.53	1.64	1.67	1.69
Déductions, exonérations et exclusions [1] [2]	2.71	2.50	2.42	2.64	2.78	3.02	3.01	3.00	3.00
Reports de paiement [1] [2]	0.47	0.77	1.15	1.50	1.71	1.85	1.86	1.85	1.83
Réduction de taux [1]	0.47	0.40	0.30	0.21	0.20	0.24	0.28	0.28	0.27

†   Les dépenses fiscales sont présentées par année calendaire et non par année budgétaire.
‡   Projections.
*   Le classement des dépenses fiscales par finalité et par catégorie est dans une certaine mesure arbitraire.
[1] Au moins une mesure de cette catégorie n'est pas estimée faute de disposer de données adéquates.
[2] Au moins une mesure de cette catégorie n'est pas estimée, parce qu'elle coûte moins de CAD 2.5 millions.
[3] Les projections commencent en 2006 pour les mesures concernant la TPS.
[4] Il n'y a pas de dépenses fiscales dans cette catégorie.
Basées sur la définition officielle canadienne des recettes budgétaires.

StatLink ⸚ http://dx.doi.org/10.1787/775557040365

Tableau II.6. Dépenses fiscales au Canada
(en % des recettes fiscales et non fiscales de l'État central) †

	Déclarées par le pays								
	2001†	2002	2003	2004	2005‡	2006‡	2007‡	2008‡	2009‡
*Finalité des dépenses fiscales au titre des impôts directs**									
Allégement général	0.93	0.98	0.96	0.92	0.89	0.87	1.45	1.45	1.51
Bas revenu sans rapport avec le travail [2] [3]	0.14	0.14	0.14	0.13	0.12	0.12	0.13	0.13	0.13
Retraite [2] [3]	3.77	5.95	8.49	10.72	11.96	13.01	13.30	13.34	13.64
En rapport avec le travail [2] [3]	0.68	0.60	0.58	0.67	0.73	0.77	0.74	0.75	0.78
Education	0.67	0.75	0.76	0.78	0.69	0.74	0.68	0.73	0.78
Santé	1.39	1.58	1.64	1.70	1.61	1.63	1.68	1.74	1.81
Logement	0.46	0.76	0.95	1.29	1.59	1.77	1.76	1.76	1.79
Incitations à l'activité générale [2] [3]	5.79	5.10	4.76	5.44	6.24	7.40	7.23	7.27	7.37
R&D [3]	1.26	1.31	1.25	1.55	1.62	1.71	1.81	1.98	2.20
Allégements spécifiquement sectoriels [2][3]	1.21	1.09	0.52	0.12	0.13	0.27	0.45	0.45	0.47
Relations entre échelons publics [2] [3]	9.39	9.70	9.78	9.94	9.98	10.09	10.06	10.21	10.77
Philanthropie [2] [3]	1.15	1.13	1.18	1.32	1.26	1.33	1.33	1.34	1.37
Autres [2] [3]	0.11	0.12	0.11	0.13	0.12	0.16	0.20	0.21	0.22
Rentabilisation du travail	0.03	0.03	0.04	0.04	0.04	0.25	1.02	1.03	1.06
Total	26.97	29.23	31.15	34.75	36.97	40.13	41.85	42.37	43.89
Imposition des revenus du capital									
Amortissement accéléré [2]									
Intérêts [1]									
Dividendes									
Plus-values [2]									
Sous-total									
Total									
Rentabilisation du travail									
Total									
En rapport avec la TPS [2] [3] [4]	6.43	6.95	7.06	7.43	7.48	7.06	6.54	5.79	6.02
Total	33.40	36.18	38.21	42.18	44.45	47.19	48.39	48.16	49.91
Eléments structurels [2] [3]									
Eléments cités pour mémoire [1] [2]	22.76	24.00	23.06	22.79	22.46	22.56	22.32	22.04	22.94
Total général	56.16	60.18	61.27	64.96	66.91	69.75	70.71	70.20	72.85
*Dépenses fiscales au titre des impôts directs par catégorie**									
Crédits d'impôt [3]	7.01	7.45	7.47	7.88	7.70	8.43	9.86	10.12	10.65
Déductions, exonérations et exclusions [2][3]	14.56	14.46	14.55	15.97	16.98	18.31	18.23	18.44	19.14
Reports de paiement [2] [3]	2.69	4.81	7.26	9.56	10.98	11.86	11.98	11.99	12.30
Réduction de taux [2]	2.72	2.50	1.88	1.34	1.31	1.53	1.77	1.82	1.81

Tableau II.6. Dépenses fiscales au Canada
(en % des recettes fiscales et non fiscales de l'État central) *(suite)*

	Reclassées par l'auteur								
	2001†	2002	2003	2004	2005‡	2006‡	2007‡	2008‡	2009‡
*Finalité des dépenses fiscales au titre des impôts directs**									
Allégement général	[1]	[1]	[1]	[1]	[1]	[1]	[1]	[1]	[1]
Bas revenu sans rapport avec le travail [2] [3]	0.14	0.14	0.14	0.13	0.12	0.12	0.13	0.13	0.13
Retraite [2] [3]	3.77	5.95	8.49	10.72	11.96	13.01	13.30	13.34	13.64
En rapport avec le travail [2] [3]	2.66	2.64	2.52	2.47	2.40	2.32	2.20	2.21	2.27
Education	0.67	0.75	0.76	0.78	0.69	0.74	0.68	0.73	0.78
Santé	1.39	1.58	1.64	1.70	1.61	1.63	1.68	1.74	1.81
Logement	0.46	0.76	0.95	1.29	1.59	1.77	1.76	1.76	1.79
Incitations à l'activité générale [2] [3]	3.05	2.93	2.63	2.64	2.72	2.91	2.97	3.07	3.15
R&D [3]	1.26	1.31	1.25	1.55	1.62	1.71	1.81	1.98	2.20
Allégements spécifiquement sectoriels [2] [3]	1.29	1.18	0.66	0.30	0.32	0.48	0.66	0.65	0.67
Relations entre échelons publics [2] [3]	9.39	9.70	9.78	9.94	9.98	10.09	10.06	10.21	10.77
Philanthropie [2] [3]	1.15	1.13	1.18	1.32	1.26	1.33	1.33	1.34	1.37
Autres [2] [3]	0.11	0.12	0.11	0.13	0.12	0.16	0.20	0.21	0.22
Rentabilisation du travail									
Total	25.34	28.18	30.11	32.97	34.39	36.28	36.78	37.35	38.79
Imposition des revenus du capital									
Amortissement accéléré [1]									
Intérêts [1]									
Dividendes	1.70	1.68	1.37	1.70	1.86	2.47	2.53	2.59	2.70
Plus-values [2]	2.40	1.81	1.71	2.23	2.79	3.56	3.29	3.10	2.99
Sous-total	4.10	3.49	3.08	3.93	4.66	6.03	5.82	5.69	5.69
Total	29.44	31.68	33.19	36.90	39.05	42.31	42.60	43.05	44.48
Rentabilisation du travail	0.03	0.03	0.04	0.04	0.04	0.25	1.02	1.03	1.06
Total	29.47	31.71	33.23	36.94	39.09	42.56	43.63	44.08	45.54
En rapport avec la TPS [2] [3] [4]	6.43	6.95	7.06	7.43	7.48	7.06	6.54	5.79	6.02
Total	35.89	38.66	40.29	44.37	46.57	49.62	50.17	49.87	51.55
Eléments structurels [2] [3]	20.27	21.52	20.98	20.59	20.34	20.13	20.54	20.32	21.29
Eléments cités pour mémoire [1] [2]									
Total général									
*Dépenses fiscales au titre des impôts directs par catégorie**									
Crédits d'impôt [3]	8.41	8.89	8.82	9.18	8.98	9.78	10.54	10.82	11.33
Déductions, exonérations et exclusions [2] [3]	15.65	15.51	15.27	16.86	17.82	19.39	19.33	19.45	20.10
Reports de paiement [2] [3]	2.69	4.81	7.26	9.56	10.98	11.86	11.98	11.99	12.30
Réduction de taux [2]	2.72	2.50	1.88	1.34	1.31	1.53	1.77	1.82	1.81

Ŧ   Basées sur la définition officielle canadienne des recettes budgétaires.
†   Les dépenses fiscales sont présentées par année calendaire et non par année budgétaire.
‡   Projections.
*   Le classement des dépenses fiscales par finalité et par catégorie est dans une certaine mesure arbitraire.
[1] Il n'y a pas de dépenses fiscales dans cette catégorie.
[2] Au moins une mesure de cette catégorie n'est pas estimée faute de disposer de données adéquates.
[3] Au moins une mesure de cette catégorie n'est pas estimée, parce qu'elle coûte moins de CAD 2.5 millions.
[4] Les projections commencent en 2006 pour les mesures concernant la TPS.

StatLink 🍱🖅🖳   http://dx.doi.org/10.1787/775557040365

Tableau II.7. Dépenses fiscales au Canada (en % des recettes fiscales concernées) † ‡

	Déclarées par le pays † ‡								
	2001*	2002	2003	2004	2005**	2006**	2007**	2008**	2009**
*Finalité des dépenses fiscales au titre des impôts directs***									
Allégement général	1.46	1.58	1.58	1.48	1.42	1.37	2.23	2.18	2.22
Bas revenu sans rapport avec le travail [1] [2]	0.22	0.23	0.23	0.21	0.20	0.19	0.20	0.19	0.19
Retraite [1] [2]	5.95	9.65	13.96	17.23	19.15	20.49	20.42	20.08	20.00
En rapport avec le travail [1] [2]	1.07	0.97	0.95	1.08	1.16	1.54	2.28	2.27	2.28
Education	1.05	1.22	1.24	1.25	1.10	1.16	1.05	1.09	1.14
Santé	2.20	2.56	2.69	2.73	2.58	2.57	2.58	2.61	2.65
Logement	0.73	1.23	1.56	2.07	2.54	2.79	2.71	2.65	2.62
Incitations à l'activité générale [1] [2]	9.14	8.28	7.82	8.75	10.00	11.66	11.10	10.95	10.80
R&D [2]	1.99	2.13	2.05	2.48	2.59	2.70	2.79	2.97	3.22
Allégements spécifiquement sectoriels [1] [2]	1.91	1.76	0.85	0.19	0.20	0.43	0.69	0.68	0.70
Relations entre échelons publics [1] [2]	14.83	15.73	16.07	15.97	15.97	15.90	15.44	15.38	15.78
Philanthropie [1] [2]	1.81	1.84	1.94	2.13	2.02	2.09	2.05	2.01	2.00
Autres [1] [2]	0.17	0.19	0.19	0.20	0.19	0.25	0.30	0.31	0.32
Rentabilisation du travail	0.05	0.06	0.06	0.06	0.07	0.07	0.43	0.41	0.41
Total									
Imposition des revenus du capital									
Amortissement accéléré [1]									
Intérêts [1]									
Dividendes									
Plus-values [1]									
Sous-total									
Total									
Rentabilisation du travail									
Total	42.57	47.43	51.20	55.84	59.18	63.22	64.26	63.80	64.34
En rapport avec la TPS [1] [2] [3]	49.49	49.54	48.13	52.38	52.48	48.85	50.18	47.78	53.09
*Dépenses fiscales au titre des impôts directs par catégorie***									
Crédits d'impôt [2]	11.07	12.09	12.27	12.66	12.32	13.28	15.15	15.24	15.61
Déductions, exonérations et exclusions [1] [2]	22.97	23.47	23.92	25.66	27.18	28.84	28.00	27.77	28.06
Reports de paiement [1] [2]	4.24	7.81	11.93	15.36	17.58	18.69	18.40	18.05	18.03
Réduction de taux [1]	4.29	4.06	3.09	2.15	2.09	2.41	2.72	2.74	2.65

† En pourcentage des recettes fiscales par catégorie d'impôt.

‡ L'impôt sur le revenu et l'impôt sur les sociétés sont présentés ensemble.

* Les dépenses fiscales sont présentées par année calendaire et non par année budgétaire.

** Projections.

***Le classement des dépenses fiscales par finalité et par catégorie est dans une certaine mesure arbitraire.

[1] Au moins une mesure de cette catégorie n'est pas estimée faute de disposer de données adéquates.

[2] Au moins une mesure de cette catégorie n'est pas estimée, parce qu'elle coûte moins de CAD 2.5 millions.

[3] Les projections commencent en 2006 pour les mesures concernant la TPS.

[4] Il n'y a pas de dépenses fiscales dans cette catégorie.

StatLink 🔍📊 http://dx.doi.org/10.1787/775557040365

Tableau II.7. Dépenses fiscales au Canada (% des recettes fiscales concernées) †‡ (suite)

	Reclassées par l'auteur † ‡								
	2001*	2002	2003	2004	2005**	2006**	2007**	2008**	2009**
*Finalité des dépenses fiscales au titre des impôts directs***									
Allégement général [4]									
Bas revenu sans rapport avec le travail [1] [2]	0.22	0.23	0.23	0.21	0.20	0.19	0.20	0.19	0.19
Retraite [1] [2]	5.95	9.65	13.96	17.23	19.15	20.49	20.42	20.08	20.00
En rapport avec le travail [1] [2]	4.19	4.29	4.14	3.96	3.84	3.97	4.52	4.47	4.47
Education	1.05	1.22	1.24	1.25	1.10	1.16	1.05	1.09	1.14
Santé	2.20	2.56	2.69	2.73	2.58	2.57	2.58	2.61	2.65
Logement	0.73	1.23	1.56	2.07	2.54	2.79	2.71	2.65	2.62
Incitations à l'activité générale [1] [2]	4.81	4.75	4.33	4.25	4.36	4.59	4.57	4.63	4.62
R&D [2]	1.99	2.13	2.05	2.48	2.59	2.70	2.79	2.97	3.22
Allégements spécifiquement sectoriels [1] [2]	2.03	1.91	1.08	0.49	0.51	0.76	1.01	0.98	0.99
Relations entre échelons publics [1][2]	14.83	15.73	16.07	15.97	15.97	15.90	15.44	15.38	15.78
Philanthropie [1] [2]	1.81	1.84	1.94	2.13	2.02	2.09	2.05	2.01	2.00
Autres [1] [2]	0.17	0.19	0.19	0.20	0.19	0.25	0.30	0.31	0.32
Rentabilisation du travail									
Total	39.99	45.73	49.49	52.97	55.04	57.48	57.63	57.39	58.01
Imposition des revenus du capital									
Amortissement accéléré [1]									
Intérêts [1]									
Dividendes	2.68	2.73	2.25	2.73	2.98	3.89	3.88	3.91	3.96
Plus-values [1]	3.79	2.94	2.82	3.59	4.47	5.60	5.06	4.67	4.38
Sous-total	6.47	5.67	5.07	6.32	7.46	9.50	8.94	8.58	8.34
Total	46.46	51.40	54.56	59.30	62.50	66.98	66.57	65.96	66.35
Rentabilisation du travail	0.05	0.06	0.06	0.06	0.07	0.07	0.43	0.41	0.41
Total	46.51	51.46	54.62	59.36	62.57	67.05	67.00	66.38	66.75
En rapport avec la TPS [1] [2] [3]	49.49	49.54	48.13	52.38	52.48	48.85	50.18	47.78	53.09
*Dépenses fiscales au titre des impôts directs par catégorie***									
Crédits d'impôt [2]	13.28	14.42	14.50	14.76	14.37	15.41	16.19	16.30	16.60
Déductions, exonérations et exclusions [1] [2]	24.69	25.17	25.10	27.09	28.52	30.54	29.69	29.29	29.47
Reports de paiement [1] [2]	4.24	7.81	11.93	15.36	17.58	18.69	18.40	18.05	18.03
Réduction de taux [1]	4.29	4.06	3.09	2.15	2.09	2.41	2.72	2.74	2.65

† En pourcentage des recettes fiscales par catégorie d'impôt.

‡ L'impôt sur le revenu et l'impôt sur les sociétés sont présentés ensemble.

* Les dépenses fiscales sont présentées par année calendaire et non par année budgétaire.

** Projections.

***Le classement des dépenses fiscales par finalité et par catégorie est dans une certaine mesure arbitraire.

[1] Au moins une mesure de cette catégorie n'est pas estimée faute de disposer de données adéquates.

[2] Au moins une mesure de cette catégorie n'est pas estimée, parce qu'elle coûte moins de CAD 2.5 millions.

[3] Les projections commencent en 2006 pour les mesures concernant la TPS.

[4] Il n'y a pas de dépenses fiscales dans cette catégorie.

StatLink ⫚⫚ http://dx.doi.org/10.1787/775557040365

Tableau II.8. Nombre de dépenses fiscales au Canada (en % du PIB)

	Déclarées par le pays						
	2001†	2002	2003	2004	2005‡	2006‡	2007‡
*Finalité des dépenses fiscales au titre des impôts directs**							
Allégement général	2	2	2	2	2	2	3
Bas revenu sans rapport avec le travail	4	4	4	4	5	5	6
Retraite	13	13	13	13	13	13	14
En rapport avec le travail	8	8	8	8	8	8	9
Education	8	9	9	9	9	10	10
Santé	5	5	5	5	5	5	6
Logement	1	1	1	1	1	1	1
Incitations à l'activité générale	32	32	32	32	31	32	32
R&D	5	5	5	5	5	5	5
Allégements spécifiquement sectoriels	32	32	34	34	33	35	35
Relations entre échelons publics	8	8	8	8	8	8	8
Philanthropie	13	13	13	13	13	13	13
Autres	7	7	7	8	8	9	9
Rentabilisation du travail	1	1	1	1	1	2	3
Total							
Imposition des revenus du capital							
Amortissement accéléré							
Intérêts							
Dividendes							
Plus-values							
Sous-total							
Total							
Rentabilisation du travail							
Total	139	140	142	143	142	148	154
En rapport avec la TPS [1]	32	32	32	32	32	32	32
Total	171	172	174	175	174	180	186
Eléments cités pour mémoire	39	39	39	38	38	38	38
Eléments structurels							
Total général	210	211	213	213	212	218	224
*Dépenses fiscales au titre des impôts directs par catégorie**							
Crédits d'impôt	30	30	32	32	33	37	41
Déductions, exonérations et exclusions	66	67	67	68	68	69	71
Reports de paiement	35	35	35	35	35	36	36
Réduction de taux	8	8	8	8	6	6	6

† Les dépenses fiscales sont présentées par année calendaire et non par année budgétaire.
‡ Projections.
* Le classement des dépenses fiscales par finalité et par catégorie est dans une certaine mesure arbitraire.
[1] Les projections commencent en 2006 pour les mesures concernant la TPS.

StatLink 🖳🖳 http://dx.doi.org/10.1787/775557040365

Tableau II.8. Nombre de dépenses fiscales au Canada (en % du PIB) *(suite)*

	Reclassées par l'auteur						
	2001†	2002	2003	2004	2005‡	2006‡	2007‡
*Finalité des dépenses fiscales au titre des impôts directs**							
Allégement général	0	0	0	0	0	0	0
Bas revenu sans rapport avec le travail	4	4	4	4	5	5	6
Retraite	13	13	13	13	13	13	14
En rapport avec le travail	11	11	11	11	11	11	12
Education	8	9	9	9	9	10	10
Santé	5	5	5	5	5	5	6
Logement	1	1	1	1	1	1	1
Incitations à l'activité générale	29	29	29	29	28	29	29
R&D	5	5	5	5	5	5	5
Allégements spécifiquement sectoriels	33	33	35	35	34	36	36
Relations entre échelons publics	8	8	8	8	8	8	8
Philanthropie	13	13	13	13	13	13	13
Autres	7	7	7	8	8	9	9
Rentabilisation du travail							
Total	137	138	140	141	140	145	149
Imposition des revenus du capital							
Amortissement accéléré	1	1	1	1	1	1	1
Intérêts	0	0	0	0	0	0	0
Dividendes	3	3	3	3	3	3	3
Plus-values	3	3	3	3	3	3	3
Sous-total	7	7	7	7	7	7	7
Total	144	145	147	148	147	152	156
Rentabilisation du travail	1	1	1	1	1	2	3
Total	145	146	148	149	148	154	159
En rapport avec la TPS [1]	32	32	32	32	32	32	32
Total	177	178	180	181	180	186	191
Eléments cités pour mémoire							
Eléments structurels	33	33	33	32	32	32	33
Total général							
*Dépenses fiscales au titre des impôts directs par catégorie**							
Crédits d'impôt	31	31	33	33	34	38	41
Déductions, exonérations et exclusions	71	72	72	73	73	74	76
Reports de paiement	35	35	35	35	35	36	36
Réduction de taux	8	8	8	8	6	6	6

† Les dépenses fiscales sont présentées par année calendaire et non par année budgétaire.
‡ Projections.
* Le classement des dépenses fiscales par finalité et par catégorie est dans une certaine mesure arbitraire.
[1] Les projections commencent en 2006 pour les mesures concernant la TPS.

StatLink ᴴᴵᴸᴾ http://dx.doi.org/10.1787/775557040365

Tableau II.9. Dépenses fiscales en Corée (en % du PIB)

	Déclarées par le pays		Reclassées par l'auteur	
	2006	2007†	2006	2007†
*Finalité des dépenses fiscales au titre des impôts directs**				
Allégement général	0.08	0.09	0.05	0.05
Bas revenu sans rapport avec le travail	0.03	0.04	0.03	0.04
Retraite	0.02	0.01	0.02	0.01
En rapport avec le travail [1]	0.03	0.03	0.03	0.03
Education	0.12	0.12	0.12	0.12
Santé [2]	0.29	0.31	0.29	0.31
Logement	0.05	0.06	0.05	0.06
Incitations à l'activité générale [1] [2]	0.69	0.65	0.68	0.65
R&D [1]	0.15	0.12	0.15	0.12
Allégements spécifiquement sectoriels [1] [2]	0.18	0.24	0.18	0.24
Relations entre échelons publics [3]				
Philanthropie [2]	0.13	0.14	0.13	0.14
Autres [1] [2]	0.02	0.02	0.02	0.02
Rentabilisation du travail	0.01	0.01		
Total	1.79	1.83	1.75	1.79
Imposition des revenus du capital				
Amortissement accéléré			0.00	0.00
Intérêts [3]				
Dividendes [3]				
Plus-values [3]				
Sous-total			0.00	0.00
Total			1.75	1.79
Rentabilisation du travail			0.01	0.01
Total			1.76	1.80
Droit de timbre	0.01	0.01	0.01	0.01
Impôt sur les successions	0.00	0.01	0.00	0.01
Impôt sur l'éducation	0.03	0.03	0.03	0.03
Taxe sur les transactions sur titres	0.02	0.02	0.02	0.02
Droit d'accise spécial	0.03	0.03	0.03	0.03
Taxe sur les spiritueux	0.01	0.01	0.01	0.01
Droits de douane	0.04	0.03	0.04	0.03
Taxe sur les transports	0.14	0.15	0.14	0.15
TVA [2]	0.45	0.44	0.45	0.44
Subtotal	0.72	0.72	0.72	0.72
Total général	2.52	2.55	2.48	2.52
Eléments structurels			0.03	0.03
*Dépenses fiscales au titre des impôts directs par catégorie**				
Crédits d'impôt	0.02	0.01	0.02	0.01
Déductions, exonérations et exclusions [1] [2]	1.73	1.78	1.70	1.75
Reports de paiement [1] [2]	0.00	0.00	0.00	0.00
Réduction des taux	0.04	0.05	0.04	0.05

†   Prévisions.

*   Le classement des dépenses fiscales par finalité et par catégorie est dans une certaine mesure arbitraire.

[1] Au moins une mesure de cette catégorie a été instituée en 2006 ou 2007 et n'a pas été estimée pour l'année en question.

[2] Au moins une mesure de cette catégorie n'est pas estimée faute de disposer de données adéquates.

[3] Il n'y a pas de dépenses fiscales fédérales dans cette catégorie.

StatLink 🔊📊 http://dx.doi.org/10.1787/775578480720

Tableau II.10. Dépenses fiscales en Corée
(en % des recettes fiscales et non fiscales de l'État central)

	Déclarées par le pays		Reclassées par l'auteur	
	2006	2007†	2006	2007†
*Finalité des dépenses fiscales au titre des impôts directs**				
Allégement général	0.47	0.49	0.29	0.31
Bas revenu sans rapport avec le travail	0.19	0.20	0.19	0.20
Retraite	0.10	0.08	0.10	0.08
En rapport avec le travail [1]	0.16	0.15	0.16	0.15
Education	0.67	0.67	0.67	0.67
Santé [2]	1.67	1.78	1.67	1.78
Logement	0.29	0.35	0.29	0.35
Incitations à l'activité générale [1] [2]	3.96	3.71	3.95	3.70
R&D [1]	0.87	0.65	0.87	0.65
Allégements spécifiquement sectoriels [1] [2]	1.05	1.37	1.05	1.37
Relations entre échelons publics [3]				
Philanthropie [2]	0.76	0.82	0.76	0.82
Autres [1] [2]	0.09	0.09	0.09	0.09
Rentabilisation du travail	0.05	0.05		
Total	10.34	10.41	10.09	10.17
Imposition des revenus du capital				
Amortissement accéléré			0.02	0.01
Intérêts [3]				
Dividendes [3]				
Plus-values [3]				
Sous-total			0.02	0.01
Total			10.11	10.18
Rentabilisation du travail			0.05	0.05
Total			10.16	10.24
Droit de timbre	0.04	0.04	0.04	0.04
Impôt sur les successions	0.03	0.04	0.03	0.04
Impôt sur l'éducation	0.16	0.16	0.16	0.16
Taxe sur les transactions sur titres	0.14	0.12	0.14	0.12
Droit d'accise spécial	0.18	0.18	0.18	0.18
Taxe sur les spiritueux	0.03	0.03	0.03	0.03
Droits de douane	0.20	0.20	0.20	0.20
Taxe sur les transports	0.83	0.85	0.83	0.85
TVA [2]	2.59	2.48	2.59	2.48
Sous-total	4.18	4.10	4.18	4.10
Total général	14.52	14.51	14.34	14.33
Eléments structurels			0.18	0.18
*Dépenses fiscales au titre des impôts directs par catégorie**				
Crédits d'impôt	0.11	0.05	0.11	0.05
Déductions, exonérations & exclusions [1] [2]	9.97	10.09	9.79	9.92
Reports de paiement [1] [2]	0.02	0.01	0.02	0.01
Réduction des taux	0.24	0.26	0.24	0.26

† Prévisions.

*   Le classement des dépenses fiscales par finalité et par catégorie est dans une certaine mesure arbitraire.

[1] Au moins une mesure de cette catégorie a été instituée en 2006 ou 2007 et n'a pas été estimée pour l'année en question.

[2] Au moins une mesure de cette catégorie n'est pas estimée faute de disposer de données adéquates.

[3] Il n'y a pas de dépenses fiscales fédérales dans cette catégorie.

StatLink ᕫᓵᔍᔊᕞ   http://dx.doi.org/10.1787/775578480720

Tableau II.11. Dépenses fiscales en Corée (en % des recettes fiscales concernées) † ‡

	Déclarées par le pays	Reclassées par l'auteur
	2006	2006
Finalité des dépenses fiscales au titre des impôts directs*		
Allégement général	1.15	0.72
Bas revenu sans rapport avec le travail	0.45	0.45
Retraite	0.23	0.23
En rapport avec le travail [1]	0.39	0.39
Education	1.64	1.64
Santé [2]	4.06	4.06
Logement	0.71	0.71
Incitations à l'activité générale [1] [2]	9.65	9.61
R&D [1]	2.12	2.12
Allégements spécifiquement sectoriels [1] [2]	2.56	2.56
Relations entre échelons publics [3]		
Philanthropie [2]	1.85	1.85
Autres [1] [2]	0.22	0.22
Rentabilisation du travail	0.13	
Total	25.17	24.56
Imposition des revenus du capital		
Amortissement accéléré		0.05
Intérêts [3]		
Dividendes [3]		
Plus-values [3]		
Sous-total		0.05
Total		24.60
Rentabilisation du travail		0.13
Total		24.73
Droit de timbre	8.76	8.76
Impôt sur les successions	1.64	1.6 [4]
Impôt sur l'éducation	6.80	6.81
Taxe sur les transactions sur titres	7.93	7.93
Droit d'accise spécial	5.28	5.28
Taxe sur les spiritueux	1.90	1.90
Droits de douane	4.39	4.39
Taxe sur les transports	12.64	12.64
TVA [2]	9.98	9.98
Dépenses fiscales au titre des impôts directs par catégorie*		
Crédits d'impôt	0.27	0.27
Déductions, exonérations et exclusions [1] [2]	24.27	23.84
Reports de paiement [1] [2]	0.05	0.05
Réduction des taux	0.57	0.57

†   Pourcentage des recettes fiscales par catégorie d'impôt.
‡   L'impôt sur le revenu et l'impôt sur les sociétés sont présentés ensemble.
*   Le classement des dépenses fiscales par finalité et par catégorie est dans une certaine mesure arbitraire.

[1] Au moins une mesure de cette catégorie a été instituée en 2006 et n'a pas été estimée pour l'année en question.

[2] Au moins une mesure de cette catégorie n'est pas estimée faute de disposer de données adéquates.

[3] Il n'y a pas de dépenses fiscales fédérales dans cette catégorie.

StatLink 🛢️📊 http://dx.doi.org/10.1787/775578480720

Tableau II.12. Nombre de dépenses fiscales en Corée (en % du PIB)

	Déclarées par le pays		Reclassées par l'auteur	
	2006	2007†	2006	2007†
*Finalité des dépenses fiscales au titre des impôts directs**				
Allégement général	3	3	1	1
Bas revenu sans rapport avec le travail	2	2	2	2
Retraite	2	2	2	2
En rapport avec le travail	4	4	4	4
Education	5	5	5	5
Santé	3	3	3	3
Logement	12	12	12	12
Incitations à l'activité générale	50	55	49	54
R&D	7	8	7	8
Allégements spécifiquement sectoriels [1]	34	34	34	34
Relations entre échelons publics	0	0	0	0
Philanthropie	4	4	4	4
Autres	11	12	11	12
Rentabilisation du travail	1	1		
Total	138	145	134	141
Imposition des revenus du capital				
Amortissement accéléré			1	1
Intérêts			0	0
Dividendes			0	0
Plus-values			0	0
Sous-total			1	1
Total			135	142
Rentabilisation du travail			1	1
Total			136	143
Droit de timbre	6	6	6	6
Impôt sur les successions [1]	2	2	2	2
Impôt sur l'éducation [1]	3	3	3	3
Taxe sur les transactions sur titres	17	17	17	17
Droit d'accise spécial [1]	11	11	11	11
Taxe sur les spiritueux	1	1	1	1
Droits de douane [1]	13	12	13	12
Taxe sur les transports [1]	3	3	3	3
TVA [1]	26	26	26	26
Sous-total	82	81	82	81
Total général	220	226	218	224
Eléments structurels			2	2
*Dépenses fiscales au titre des impôts directs par catégorie**				
Crédits d'impôts	2	2	2	2
Déductions, exonérations et exclusions	122 [1]	125 [1]	120	123
Reports de paiement	7	10	7	10
Réduction des taux	7 [1]	8 [1]	7	8

† Prévisions.
* Le classement des dépenses fiscales par finalité et par catégorie est dans une certaine mesure arbitraire.

[1] Au moins une mesure de cette catégorie s'appliquant à deux impôts différents ou plus, elle est comptabilisée avec chacun de ces impôts. Si elle ne l'était qu'une fois, le nombre total de dépenses fiscales en 2007 serait de 215 au lieu de 226 (l'impôt sur le revenu et l'impôt sur les sociétés sont présentés ensemble).

StatLink 🔊📊 http://dx.doi.org/10.1787/775578480720

Tableau II.13. Dépenses fiscales en Espagne (en % du PIB)

	Déclarées par le pays		Reclassées par l'auteur	
	2008	2009†	2008	2009†
Finalité des dépenses fiscales au titre des impôts directs*				
Allégement général	0.28	0.82	[3]	[3]
Bas revenu sans rapport avec le travail	0.04	0.04	0.04	0.04
Retraite	0.17	0.19	0.17	0.19
En rapport avec le travail	0.01	0.01	0.01	0.01
Education	0.00	0.00	0.00	0.00
Santé	0.00	0.00	0.00	0.00
Logement	0.41	0.59	0.41	0.59
Incitations à l'activité générale [1]	0.68	0.56	0.52	0.38
R&D [1]	0.03	0.02	0.03	0.02
Allégements spécifiquement sectoriels [1]	0.04	0.04	0.04	0.04
Relations entre échelons publics [3]				
Philanthropie	0.02	0.02	0.02	0.02
Autres [1]	0.17	0.18	0.17	0.18
Rentabilisation du travail	0.74	0.90		
Total	2.58	3.37	1.41	1.48
Imposition des revenus du capital				
Amortissement accéléré			[3]	[3]
Intérêts			[3]	[3]
Dividendes			[3]	[3]
Plus-values [5]			0.16	0.18
Sous-total			0.16	0.18
Total			1.57	1.66
Rentabilisation du travail			0.74	0.90
Total			2.31	2.56
TVA [1] [2]	2.08	2.20	2.08	2.20
Donations	0.01	0.01	0.01	0.01
Taxe sur les assurances	0.03	0.04	0.03	0.04
Taxe sur les boissons alcoolisées et les sous-produits [1]	0.01	0.01	0.01	0.01
Impôt sur le patrimoine des non-résidents [4]	0.00	0.00	0.00	0.00
Taxe sur les hydrocarbures [1] [2]	0.12	0.14	0.12	0.14
Sous-total	2.25	2.39	2.25	2.39
Total	4.83	5.76	4.55	4.95
Eléments structurels			0.28	0.82
Dépenses fiscales au titre des impôts directs par catégorie*				
Crédits	0.51	0.53	0.32	0.36
Déductions, exonérations et exclusions [1] [2]	1.72	2.63	1.63	1.99
Reports de paiement [3]	0.00	0.00	0.00	0.00
Réduction de taux	0.36	0.21	0.36	0.21

† 2009 est une prévision.

* Le classement des dépenses fiscales par finalité et par catégorie est dans une certaine mesure arbitraire.

[1] Au moins une mesure de cette catégorie n'est pas estimée parce que son coût est faible.

[2] Au moins une mesure de cette catégorie n'est pas estimée faute de disposer de données adéquates.

[3] Il n'y a pas de dépenses fiscales dans cette catégorie.

[4] Cette dépense fiscale n'est plus en vigueur.

[5] Déductions fiscales pour les réinvestissements et les réserves des sociétés.

StatLink ☜☜☜ http://dx.doi.org/10.1787/775607742157

Tableau II.14. Dépenses fiscales en Espagne
(en % des recettes fiscales et non fiscales de l'État central)

	Déclarées par le pays		Reclassées par l'auteur	
	2008	2009†	2008	2009†
*Finalité des dépenses fiscales au titre des impôts directs**				
Allégement général	0.76	2.27	[3]	[3]
Bas revenu sans rapport avec le travail	0.11	0.12	0.11	0.12
Retraite	0.46	0.51	0.46	0.51
En rapport avec le travail	0.03	0.04	0.03	0.04
Education	0.01	0.01	0.01	0.01
Santé	0.00	0.00	0.00	0.00
Logement	1.12	1.62	1.12	1.62
Incitations à l'activité générale [1]	1.86	1.56	1.42	1.06
R&D [1]	0.10	0.07	0.10	0.07
Allégements spécifiquement sectoriels [1]	0.11	0.11	0.11	0.11
Relations entre échelons publics [3]				
Philanthropie	0.04	0.06	0.04	0.06
Autres [1]	0.46	0.49	0.46	0.49
Rentabilisation du travail	2.02	2.49		
Total	7.08	9.35	3.86	4.09
Impositions des revenus du capital				
Amortissement accéléré			[3]	[3]
Intérêts			[3]	[3]
Dividendes			[3]	[3]
Plus-values [5]			0.44	0.50
Sous-total			0.44	0.50
Total			4.30	4.59
Rentabilisation du travail			2.02	2.49
Total			6.32	7.08
TVA [1] [2]	5.70	6.10	5.70	6.10
Donations	0.02	0.02	0.02	0.02
Taxe sur les assurances	0.09	0.11	0.09	0.11
Taxe sur les boissons alcoolisées et les sous-produits [1]	0.02	0.02	0.02	0.02
Impôt sur le patrimoine des non-résidents [4]	0.00	0.00	0.00	0.00
Taxe sur les hydrocarbures [1] [2]	0.32	0.38	0.32	0.38
Sous-total	6.16	6.62	6.16	6.62
Total	13.24	15.97	12.48	13.70
Eléments structurels			0.76	2.27
*Dépenses fiscales au titre des impôts directs par catégorie**				
Crédits	1.38	1.47	0.87	0.99
Déductions, exonérations et exclusions [1] [2]	4.71	7.29	4.46	5.51
Reports de paiement [3]	0.00	0.00	0.00	0.00
Réduction de taux	0.99	0.59	0.99	0.59

†   2009 est une prévision.
*   Le classement des dépenses fiscales par finalité et par catégorie est dans une certaine mesure arbitraire.

[1] Au moins une mesure de cette catégorie n'est pas estimée parce que son coût est faible.

[2] Au moins une mesure de cette catégorie n'est pas estimée faute de disposer de données adéquates.

[3] Il n'y a pas de dépenses fiscales dans cette catégorie.

[4] Cette dépense fiscale n'est plus en vigueur.

[5] Déductions fiscales pour les réinvestissements et les réserves des sociétés.

StatLink ⛭ http://dx.doi.org/10.1787/775607742157

Tableau II.15. Dépenses fiscales en Espagne (en % des recettes fiscales concernées)

	Déclarées par le pays		Reclassées par l'auteur	
	2008	2009†	2008	2009†
*Finalité des dépenses fiscales au titre des impôts directs**				
Allégement général	3.39	11.49	[3]	[3]
Bas revenu sans rapport avec le travail	0.48	0.62	0.48	0.62
Retraite	2.07	2.60	2.07	2.60
En rapport avec le travail	0.12	0.20	0.12	0.20
Education	0.05	0.05	0.05	0.05
Santé	0.00	0.00	0.00	0.00
Logement	4.98	8.24	4.98	8.24
Incitations à l'activité générale [1]	8.31	7.90	6.34	5.36
R&D [1]	0.43	0.33	0.43	0.33
Allégements spécifiquement sectoriels [1]	0.49	0.56	0.49	0.56
Relations entre échelons publics [3]				
Philanthropie	0.20	0.31	0.20	0.31
Autres [1]	2.05	2.47	2.05	2.47
Rentabilisation du travail	8.99	12.62		
Total	31.56	47.38	17.21	20.73
Imposition des revenus du capital				
Amortissement accéléré			[3]	[3]
Intérêts			[3]	[3]
Dividendes			[3]	[3]
Plus-values [5]			1.97	2.54
Sous-total			1.97	2.54
Total			19.18	23.27
Rentabilisation du travail			8.99	12.62
Total			28.16	35.89
TVA [1] [2]	59.69	66.12	59.69	66.12
Donations	6.78	5.05	6.78	5.05
Taxe sur les assurances	23.65	25.07	23.65	25.07
Taxe sur les boissons alcoolisées et les sous-produits [1]	10.05	10.15	10.05	10.15
Impôt sur le patrimoine des non-résidents [2] [4]	0.00	0.00	0.00	0.00
Taxe sur les hydrocarbures [1] [2]	19.45	23.43	19.45	23.43
*Dépenses fiscales au titre des impôts directs par catégorie**				
Crédits	6.17	7.44	3.89	5.00
Déductions, exonérations et exclusions [1] [2]	20.99	36.97	19.88	27.92
Reports de paiement [3]	0.00	0.00	0.00	0.00
Réduction de taux	4.40	2.97	4.40	2.97

†   2009 est une prévision.

*   Le classement des dépenses fiscales par finalité et par catégorie est dans une certaine mesure arbitraire.

[1] Au moins une mesure de cette catégorie n'est pas estimée parce que son coût est faible.

[2] Au moins une mesure de cette catégorie n'est pas estimée faute de disposer de données adéquates.

[3] Il n'y a pas de dépenses fiscales dans cette catégorie.

[4] Cette dépense fiscale n'est plus en vigueur.

[5] Déductions fiscales pour les réinvestissements et les réserves des sociétés.

StatLink 🔗 http://dx.doi.org/10.1787/775607742157

Tableau II.16. Nombre de dépenses fiscales en Espagne (en % du PIB)

	Déclarées par le pays		Reclassées par l'auteur	
	2008	2009 †	2008	2009 †
Finalité des dépenses fiscales au titre des impôts directs*				
Allégement général	2	3	0	0
Bas revenu sans rapport avec le travail	5	7	5	7
Retraite	3	3	3	3
En rapport avec le travail	3	3	3	3
Education	2	2	2	2
Santé	1	1	1	1
Logement	3	5	3	5
Incitations à l'activité générale	26	26	24	24
R&D	2	2	2	2
Allégements spécifiquement sectoriels	10	10	10	10
Relations entre échelons publics	0	0	0	0
Philanthropie	5	5	5	5
Autres	10	9	10	9
Rentabilisation du travail	5	5		
Total	77	81	68	71
Imposition des revenus du capital				
Amortissement accéléré				
Intérêts				
Dividendes				
Plus-values [1]			2	2
Sous-total			2	2
Total			70	73
Rentabilisation du travail			5	5
Total			75	78
TVA	48	55	48	55
Donations	3	3	3	3
Taxe sur les assurances	5	6	5	6
Taxe sur les boissons alcoolisées et les sous-produits	3	3	3	3
Impôt sur le patrimoine des non-résidents	1 [1]	0 [1]	1 [1]	0 [1]
Taxe sur les hydrocarbures	4	4	4	4
Sous-total	63	71	63	71
Total	140	152	138	149
Eléments structurels			2	3
Dépenses fiscales au titre des impôts directs par catégorie*				
Crédits	14	14	13	13
Déductions, exonérations et exclusions	60	64	59	62
Reports de paiement	0	0	0	0
Réduction de taux	3	3	3	3

† 2009 est une prévision.

* Le classement des dépenses fiscales par finalité et par catégorie est dans une certaine mesure arbitraire.

[1] Cette dépense fiscale n'est plus en vigueur.

StatLink 🔗 http://dx.doi.org/10.1787/775607742157

Tableau II.17. Dépenses fiscales aux États-Unis (en % du PIB)

	Déclarées par le pays												
	2002	2003	2004	2005	2006	2007	2008	2009†	2010†	2011†	2012†	2013†	2014†
Finalité des dépenses fiscales au titre des impôts directs*													
Allégement général	0.21	0.35	0.19	0.34	0.23	0.23	0.20	0.19	0.18	0.13	0.06	0.05	0.05
Bas revenu sans rapport avec le travail	0.14	0.14	0.13	0.12	0.11	0.11	0.11	0.11	0.11	0.11	0.10	0.10	0.10
Retraite	1.47	1.50	1.19	1.04	1.00	1.02	1.02	1.06	1.04	1.09	1.11	1.09	1.07
En rapport avec le travail	0.12	0.07	0.07	0.07	0.07	0.07	0.07	0.07	0.07	0.07	0.07	0.07	0.07
Education	0.12	0.13	0.13	0.14	0.15	0.12	0.13	0.13	0.12	0.12	0.12	0.12	0.11
Santé [1]	1.04	1.04	1.01	1.08	1.06	1.08	1.05	1.15	1.21	1.26	1.30	1.33	1.37
Logement	0.91	0.89	1.10	1.21	1.20	1.06	1.05	1.02	1.10	1.23	1.31	1.33	1.36
Incitations à l'activité générale [1][2]	1.51	1.06	1.03	0.94	1.24	1.11	1.10	0.60	0.73	0.72	0.77	0.80	0.83
R&D	0.08	0.03	0.02	0.08	0.08	0.11	0.09	0.08	0.06	0.05	0.05	0.05	0.05
Allégements spécifiquement sectoriels [1]	0.25	0.26	0.26	0.24	0.25	0.24	0.23	0.26	0.26	0.26	0.26	0.26	0.26
Relations entre échelons publics	0.91	0.90	0.79	0.67	0.67	0.59	0.63	0.57	0.48	0.65	0.73	0.72	0.70
Philanthropie	0.38	0.35	0.30	0.30	0.35	0.35	0.33	0.38	0.40	0.40	0.41	0.42	0.42
Autres	0.04	0.03	0.03	0.04	0.04	0.04	0.10	0.10	0.09	0.09	0.09	0.08	0.08
Rentabilisation du travail	0.07	0.08	0.07	0.07	0.07	0.06	0.06	0.07	0.06	0.06	0.07	0.06	0.06
Total	7.26	6.83	6.33	6.34	6.51	6.19	6.17	5.80	5.92	6.25	6.46	6.49	6.52
Imposition des revenus du capital [3]													
Amortissement accéléré													
Intérêts													
Dividendes													

	Déclarées par le pays												
	2002	2003	2004	2005	2006	2007	2008	2009†	2010†	2011†	2012†	2013†	2014†
Plus-values													
Sous-total													
Total													
Rentabilisation du travail													
Total													
Non relative aux impôts directs [3]													
Total général	7.26	6.83	6.33	6.34	6.51	6.19	6.17	5.80	5.92	6.25	6.46	6.49	6.52
Eléments structurels													
*Dépenses fiscales au titre des impôts directs par catégorie**													
Crédits [1]	0.54	0.67	0.47	0.62	0.49	0.53	0.54	0.50	0.45	0.38	0.31	0.29	0.28
Déductions, exonérations et exclusions [1]	5.35	5.12	5.04	5.01	5.03	4.73	4.63	4.77	4.83	5.25	5.51	5.53	5.56
Reports de paiement [1]	0.77	0.77	0.57	0.46	0.58	0.49	0.80	0.34	0.41	0.43	0.46	0.48	0.49
Réduction de taux [1]	0.60	0.28	0.25	0.25	0.41	0.44	0.20	0.19	0.23	0.19	0.17	0.18	0.19

† Prévisions.
* Le classement des dépenses fiscales par finalité et par catégorie est dans une certaine mesure arbitraire.
[1] Au moins une disposition de cette catégorie n'a pas été estimée en 1994 parce qu'elle coûtait USD 2.5 millions ou moins.
[2] À partir de 2003, les taux réduits d'imposition des dividendes et des plus-values d'actions de sociétés ne sont pas considérés comme des dépenses fiscales.
[3] Il n'y a pas de dépenses fiscales dans cette catégorie.

StatLink http://dx.doi.org/10.1787/775676141643

Tableau II.17. Dépenses fiscales aux États-Unis (en % du PIB) *(suite)*

	Reclassées par l'auteur										
	1994	1995	1996	1997	1998	1999	2000	2001	2002	2003	2004
*Finalité des dépenses fiscales au titre des impôts directs**											
Allégement général [3]											
Bas revenu sans rapport avec le travail	0.15	0.16	0.15	0.15	0.15	0.14	0.14	0.14	0.14	0.14	0.13
Retraite	1.15	1.13	1.14	1.30	1.37	1.36	1.37	1.33	1.47	1.50	1.19
En rapport avec le travail	0.12	0.11	0.08	0.07	0.13	0.12	0.12	0.12	0.12	0.07	0.07
Education	0.04	0.04	0.04	0.04	0.04	0.11	0.11	0.10	0.12	0.13	0.13
Santé [1]	0.88	0.88	0.91	0.89	0.85	0.83	0.86	0.90	1.04	1.04	1.01
Logement	1.16	1.07	1.01	1.03	0.93	0.96	0.95	0.97	0.91	0.89	1.10
Incitations à l'activité générale [2]	0.18	0.18	0.17	0.17	0.22	0.22	0.23	0.21	0.22	0.22	0.22
R&D	0.06	0.04	0.01	0.01	0.03	0.04	0.03	0.07	0.08	0.03	0.02
Allégements spécifiquement sectoriels [1]	0.23	0.23	0.24	0.24	0.22	0.23	0.22	0.23	0.25	0.26	0.26
Relations entre échelons publics	0.74	0.76	0.78	0.75	0.82	0.90	0.90	0.91	0.91	0.90	0.79
Philanthropie	0.31	0.33	0.27	0.27	0.28	0.27	0.27	0.38	0.38	0.35	0.30
Autres	0.04	0.04	0.03	0.03	0.03	0.03	0.03	0.03	0.03	0.03	0.03
Rentabilisation du travail											
Total	5.06	4.96	4.83	4.96	5.06	5.21	5.22	5.39	5.68	5.56	5.25
Imposition des revenus du capital [3]											
Amortissement accéléré	0.33	0.44	0.42	0.38	0.41	0.31	0.35	0.42	0.44	0.43	0.36
Intérêts	0.02	0.02	0.02	0.01	0.01	0.01	0.00	0.00	0.00	0.00	0.00
Dividendes	0.05	0.06	0.06	0.06	0.06	0.07	0.07	0.05	0.05	0.03	0.02
Plus-values	0.47	0.49	0.49	0.41	0.73	0.72	0.70	0.94	0.81	0.38	0.43
Sous-total	0.87	0.99	0.98	0.85	1.21	1.11	1.12	1.42	1.30	0.84	0.81
Total	5.92	5.95	5.81	5.81	6.28	6.32	6.34	6.81	6.98	6.40	6.06
Rentabilisation du travail	0.10	0.11	0.10	0.11	0.10	0.08	0.08	0.08	0.07	0.08	0.07
Total	6.03	6.06	5.91	5.92	6.38	6.40	6.42	6.89	7.05	6.47	6.13
Non relative aux impôts directs [3]											
Total général	6.03	6.06	5.91	5.92	6.38	6.40	6.42	6.89	7.05	6.47	6.13
Eléments structurels	0.00	0.00	0.00	0.00	0.04	0.21	0.20	0.20	0.21	0.35	0.19
*Dépenses fiscales au titre des impôts directs par catégorie**											
Crédits [1]	0.26	0.26	0.23	0.23	0.27	0.29	0.29	0.31	0.33	0.32	0.27
Déductions, exonérations et exclusions [1]	4.85	4.78	4.67	4.55	4.90	4.96	4.95	5.07	5.35	5.12	5.04
Reports de paiement [1]	0.77	0.86	0.84	0.77	0.69	0.63	0.68	0.78	0.77	0.77	0.57
Réduction de taux [1]	0.14	0.16	0.16	0.37	0.51	0.51	0.49	0.74	0.60	0.28	0.25

Tableau II.17. Dépenses fiscales aux États-Unis (en % du PIB) *(suite)*

	Reclassées par l'auteur									
	2005	2006	2007	2008	2009†	2010†	2011†	2012†	2013†	2014†
Finalité des dépenses fiscales au titre des impôts directs*										
Allégement général [3]										
Bas revenu sans rapport avec le travail	0.12	0.11	0.11	0.11	0.11	0.11	0.11	0.10	0.10	0.10
Retraite	1.04	1.00	1.02	1.02	1.06	1.04	1.09	1.11	1.09	1.07
En rapport avec le travail	0.07	0.07	0.07	0.07	0.07	0.07	0.07	0.07	0.07	0.07
Education	0.14	0.15	0.12	0.13	0.13	0.12	0.12	0.12	0.12	0.11
Santé [1]	1.08	1.06	1.08	1.05	1.15	1.21	1.26	1.30	1.33	1.37
Logement	1.21	1.20	1.06	1.05	1.02	1.10	1.23	1.31	1.33	1.36
Incitations à l'activité générale [2]	0.32	0.33	0.28	0.41	0.40	0.43	0.42	0.42	0.40	0.40
R&D	0.08	0.08	0.11	0.09	0.08	0.06	0.05	0.05	0.05	0.05
Allégements spécifiquement sectoriels [1]	0.24	0.25	0.24	0.23	0.26	0.26	0.26	0.26	0.26	0.26
Relations entre échelons publics	0.67	0.67	0.59	0.63	0.57	0.48	0.65	0.73	0.72	0.70
Philanthropie	0.30	0.35	0.35	0.33	0.38	0.40	0.40	0.41	0.42	0.42
Autres	0.03	0.03	0.03	0.09	0.09	0.08	0.08	0.08	0.08	0.07
Rentabilisation du travail										
Total	5.30	5.29	5.06	5.21	5.33	5.37	5.75	5.97	5.96	5.97
Imposition des revenus du capital [3]										
Amortissement accéléré	0.16	0.27	0.16	0.35	-0.12	-0.07	-0.06	-0.01	0.02	0.04
Intérêts	0.01	0.01	0.01	0.01	0.01	0.01	0.01	0.01	0.01	0.01
Dividendes	0.03	0.03	0.04	0.02	0.02	0.02	0.02	0.02	0.02	0.02
Plus-values	0.44	0.61	0.63	0.33	0.31	0.34	0.34	0.34	0.36	0.37
Sous-total	0.63	0.92	0.84	0.70	0.21	0.30	0.31	0.36	0.41	0.44
Total	5.93	6.21	5.90	5.91	5.54	5.67	6.06	6.33	6.37	6.42
Rentabilisation du travail	0.07	0.07	0.06	0.06	0.07	0.06	0.06	0.07	0.06	0.06
Total	6.00	6.27	5.96	5.97	5.61	5.73	6.12	6.39	6.43	6.47
Non relative aux impôts directs [3]										
Total général	6.00	6.27	5.96	5.97	5.61	5.73	6.12	6.39	6.43	6.47
Eléments structurels	0.34	0.23	0.23	0.20	0.19	0.18	0.13	0.06	0.05	0.05
Dépenses fiscales au titre des impôts directs par catégorie*										
Crédits [1]	0.28	0.25	0.30	0.34	0.31	0.26	0.25	0.25	0.24	0.23
Déductions, exonérations et exclusions [1]	5.01	5.03	4.73	4.63	4.77	4.83	5.25	5.51	5.53	5.56
Reports de paiement [1]	0.46	0.58	0.49	0.80	0.34	0.41	0.43	0.46	0.48	0.49
Réduction de taux [1]	0.25	0.41	0.44	0.20	0.19	0.23	0.19	0.17	0.18	0.19

† Prévisions.

* Le classement des dépenses fiscales par finalité et par catégorie est dans une certaine mesure arbitraire.

[1] Au moins une disposition de cette catégorie n'a pas été estimée en 1994 parce qu'elle coûtait USD 2.5 millions ou moins.

[2] À partir de 2003, les taux réduits d'imposition des dividendes et des plus-values d'actions de sociétés ne sont pas considérés comme des dépenses fiscales.

[3] Il n'y a pas de dépenses fiscales dans cette catégorie.

Tableau II.18. Dépenses fiscales aux États-Unis (en % des recettes fiscales et non fiscales de l'État central)

	Déclarées par le pays												
	2002	2003	2004	2005	2006	2007	2008	2009†	2010†	2011†	2012†	2013†	2014†
*Finalité des dépenses fiscales au titre des impôts directs**													
Allégement général	1.20	2.13	1.19	1.94	1.26	1.20	1.13	1.26	1.16	0.75	0.33	0.29	0.26
Bas revenu sans rapport avec le travail	0.76	0.84	0.78	0.69	0.61	0.57	0.61	0.73	0.67	0.61	0.55	0.54	0.53
Retraite	8.24	9.10	7.29	5.89	5.39	5.42	5.77	7.01	6.58	6.30	5.93	5.78	5.65
En rapport avec le travail	0.69	0.43	0.46	0.40	0.38	0.36	0.38	0.47	0.46	0.42	0.37	0.36	0.35
Education	0.68	0.79	0.77	0.77	0.78	0.65	0.76	0.88	0.78	0.70	0.65	0.62	0.60
Santé [1]	5.84	6.33	6.17	6.14	5.70	5.73	5.93	7.57	7.64	7.27	6.97	7.04	7.21
Logement	5.12	5.37	6.74	6.88	6.48	5.63	5.90	6.75	6.92	7.10	7.01	7.04	7.16
Incitations à l'activité générale [1][2]	8.46	6.43	6.29	5.36	6.68	5.90	6.18	3.95	4.58	4.17	4.14	4.24	4.38
R&D	0.46	0.17	0.12	0.43	0.42	0.60	0.50	0.55	0.40	0.31	0.29	0.28	0.26
Allégements spécifiquement sectoriels [1]	1.39	1.55	1.56	1.37	1.35	1.28	1.30	1.71	1.66	1.48	1.39	1.37	1.36
Relations entre échelons publics	5.10	5.46	4.86	3.80	3.63	3.12	3.54	3.79	3.04	3.77	3.93	3.81	3.72
Philanthropie	2.13	2.10	1.84	1.71	1.91	1.84	1.88	2.49	2.50	2.33	2.20	2.21	2.23
Autres	0.20	0.20	0.21	0.25	0.23	0.23	0.55	0.67	0.56	0.51	0.46	0.44	0.44
Rentabilisation du travail	0.41	0.47	0.44	0.38	0.35	0.32	0.36	0.47	0.39	0.34	0.35	0.32	0.31
Total	40.67	41.37	38.73	36.01	35.17	32.87	34.78	38.31	37.36	36.05	34.58	34.34	34.47
Imposition des revenus du capital [3]													
Amortissement accéléré													
Intérêts													
Dividendes													
Plus-values													
Sous-total													
Total													

	Déclarées par le pays												
	2002	2003	2004	2005	2006	2007	2008	2009†	2010†	2011†	2012†	2013†	2014†
Rentabilisation du travail													
Total													
Non relative aux impôts directs [3]													
Total général	40.67	41.37	38.73	36.01	35.17	32.87	34.78	38.31	37.36	36.05	34.58	34.34	34.47
Eléments structurels													
Dépenses fiscales au titre des impôts directs par catégorie*													
Crédits [1]	3.05	4.04	2.87	3.54	2.63	2.81	3.05	3.28	2.82	2.18	1.66	1.56	1.49
Déductions, exonérations et exclusions [1]	29.96	31.00	30.87	28.44	27.16	25.11	26.09	31.51	30.49	30.32	29.51	29.29	29.38
Reports de paiement [1]	4.32	4.64	3.48	2.62	3.14	2.62	4.53	2.25	2.62	2.45	2.49	2.52	2.58
Réduction de taux [1]	3.35	1.68	1.51	1.41	2.24	2.34	1.11	1.27	1.43	1.09	0.92	0.97	1.02

† Prévisions.

* Le classement des dépenses fiscales par finalité et par catégorie est dans une certaine mesure arbitraire.

[1] Au moins une disposition de cette catégorie n'a pas été estimée en 1994 parce qu'elle coûtait USD 2.5 millions ou moins.

[2] À partir de 2003, les taux réduits d'imposition des dividendes et des plus-values d'actions de sociétés ne sont pas considérés comme des dépenses fiscales.

[3] Cette dépense fiscale n'est plus en vigueur.

StatLink http://dx.doi.org/10.1787/775676141643

Tableau II.18. Dépenses fiscales aux États-Unis
(en % des recettes fiscales et non fiscales de l'État central) *(suite)*

	Reclassées par l'auteur										
	1994	1995	1996	1997	1998	1999	2000	2001	2002	2003	2004
Finalité des dépenses fiscales au titre des impôts directs*											
Allégement général [3]											
Bas revenu sans rapport avec le travail	0.15	0.16	0.15	0.15	0.15	0.14	0.14	0.14	0.76	0.84	0.78
Retraite	1.15	1.13	1.14	1.30	1.37	1.36	1.37	1.33	8.24	9.10	7.29
En rapport avec le travail	0.12	0.11	0.08	0.07	0.13	0.12	0.12	0.12	0.69	0.43	0.46
Education	0.04	0.04	0.04	0.04	0.04	0.11	0.11	0.10	0.68	0.79	0.77
Santé [1]	0.88	0.88	0.91	0.89	0.85	0.83	0.86	0.90	5.84	6.33	6.17
Logement	1.16	1.07	1.01	1.03	0.93	0.96	0.95	0.97	5.12	5.37	6.74
Incitations à l'activité générale [1]	0.18	0.18	0.17	0.17	0.22	0.22	0.23	0.21	1.21	1.36	1.32
R&D	0.06	0.04	0.01	0.01	0.03	0.04	0.03	0.07	0.46	0.17	0.12
Allégements spécifique-ment sectoriels [1]	0.23	0.23	0.24	0.24	0.22	0.23	0.22	0.23	1.39	1.55	1.56
Relations entre échelons publics	0.74	0.76	0.78	0.75	0.82	0.90	0.90	0.91	5.10	5.46	4.86
Philanthropie	0.31	0.33	0.27	0.27	0.28	0.27	0.27	0.38	2.13	2.10	1.84
Autres	0.04	0.04	0.03	0.03	0.03	0.03	0.03	0.03	0.17	0.20	0.21
Rentabilisation du travail											
Total	5.06	4.96	4.83	4.96	5.06	5.21	5.22	5.39	31.78	33.69	32.12
Imposition des revenus du capital [3]											
Amortissement accéléré	0.33	0.44	0.42	0.38	0.41	0.31	0.35	0.42	2.48	2.59	2.20
Intérêts	0.02	0.02	0.02	0.01	0.01	0.01	0.00	0.00	0.03	0.00	0.00
Dividendes	0.05	0.06	0.06	0.06	0.06	0.07	0.07	0.05	0.26	0.17	0.13
Plus-values	0.47	0.49	0.49	0.41	0.73	0.72	0.70	0.94	4.51	2.31	2.64
Sous-total	0.87	0.99	0.98	0.85	1.21	1.11	1.12	1.42	7.28	5.08	4.97
Total	5.92	5.95	5.81	5.81	6.28	6.32	6.34	6.81	39.06	38.77	37.10
Rentabilisation du travail	0.10	0.11	0.10	0.11	0.10	0.08	0.08	0.08	0.41	0.47	0.44
Total	6.03	6.06	5.91	5.92	6.38	6.40	6.42	6.89	39.48	39.24	37.53
Non relative aux impôts directs [3]											
Total général	6.03	6.06	5.91	5.92	6.38	6.40	6.42	6.89	39.48	39.24	37.53
Eléments structurels	0.00	0.00	0.00	0.00	0.04	0.21	0.20	0.20	1.20	2.13	1.19
Dépenses fiscales au titre des impôts directs par catégorie*											
Crédits [1]	0.26	0.26	0.23	0.23	0.27	0.29	0.29	0.31	1.85	1.91	1.68
Déductions, exonérations et exclusions [1]	4.85	4.78	4.67	4.55	4.90	4.96	4.95	5.07	29.96	31.00	30.87
Reports de paiement [1]	0.77	0.86	0.84	0.77	0.69	0.63	0.68	0.78	4.32	4.64	3.48
Réduction de taux [1]	0.14	0.16	0.16	0.37	0.51	0.51	0.49	0.74	3.35	1.68	1.51

Tableau II.18. Dépenses fiscales aux États-Unis
(en % des recettes fiscales et non fiscales de l'État central) *(suite)*

	Reclassées par l'auteur									
	2005	2006	2007	2008	2009†	2010†	2011†	2012†	2013†	2014†
*Finalité des dépenses fiscales au titre des impôts directs**										
Allégement général [3]										
Bas revenu sans rapport avec le travail	0.69	0.61	0.57	0.61	0.73	0.67	0.61	0.55	0.54	0.53
Retraite	5.89	5.39	5.42	5.77	7.01	6.58	6.30	5.93	5.78	5.65
En rapport avec le travail	0.40	0.38	0.36	0.38	0.47	0.46	0.42	0.37	0.36	0.35
Education	0.77	0.78	0.65	0.76	0.88	0.78	0.70	0.65	0.62	0.60
Santé [1]	6.14	5.70	5.73	5.93	7.57	7.64	7.27	6.97	7.04	7.21
Logement	6.88	6.48	5.63	5.90	6.75	6.92	7.10	7.01	7.04	7.16
Incitations à l'activité générale [1]	1.83	1.77	1.48	2.29	2.63	2.74	2.42	2.24	2.13	2.09
R&D	0.43	0.42	0.60	0.50	0.55	0.40	0.31	0.29	0.28	0.26
Allégements spécifiquement sectoriels [1]	1.37	1.35	1.28	1.30	1.71	1.66	1.48	1.39	1.37	1.36
Relations entre échelons publics	3.80	3.63	3.12	3.54	3.79	3.04	3.77	3.93	3.81	3.72
Philanthropie	1.71	1.91	1.84	1.88	2.49	2.50	2.33	2.20	2.21	2.23
Autres	0.19	0.18	0.18	0.50	0.61	0.51	0.46	0.41	0.40	0.39
Rentabilisation du travail										
Total	30.11	28.59	26.87	29.36	35.19	33.91	33.16	31.95	31.57	31.56
Imposition des revenus du capital [3]										
Amortissement accéléré	0.90	1.47	0.85	1.95	-0.82	-0.44	-0.32	-0.04	0.11	0.22
Intérêts	0.06	0.05	0.05	0.05	0.06	0.06	0.05	0.05	0.05	0.04
Dividendes	0.15	0.17	0.21	0.10	0.11	0.12	0.12	0.10	0.10	0.10
Plus-values	2.48	3.27	3.37	1.84	2.04	2.16	1.95	1.84	1.90	1.97
Sous-total	3.59	4.97	4.48	3.94	1.39	1.90	1.80	1.95	2.15	2.33
Total	33.69	33.56	31.35	33.30	36.57	35.81	34.96	33.90	33.72	33.90
Rentabilisation du travail	0.38	0.35	0.32	0.36	0.47	0.39	0.34	0.35	0.32	0.31
Total	34.07	33.91	31.67	33.65	37.05	36.20	35.30	34.25	34.05	34.21
Non relative aux impôts directs [3]										
Total général	34.07	33.91	31.67	33.65	37.05	36.20	35.30	34.25	34.05	34.21
Eléments structurels	1.94	1.26	1.20	1.13	1.26	1.16	0.75	0.33	0.29	0.26
*Dépenses fiscales au titre des impôts directs par catégorie**										
Crédits [1]	1.60	1.37	1.60	1.92	2.02	1.66	1.43	1.33	1.27	1.23
Déductions, exonérations et exclusions [1]	28.44	27.16	25.11	26.09	31.51	30.49	30.32	29.51	29.29	29.38
Reports de paiement [1]	2.62	3.14	2.62	4.53	2.25	2.62	2.45	2.49	2.52	2.58
Réduction de taux [1]	1.41	2.24	2.34	1.11	1.27	1.43	1.09	0.92	0.97	1.02

† Prévisions.

* Le classement des dépenses fiscales par finalité et par catégorie est dans une certaine mesure arbitraire.

[1] Au moins une disposition de cette catégorie n'a pas été estimée en 1994 parce qu'elle coûtait USD 2.5 millions ou moins.

[2] À partir de 2003, les taux réduits d'imposition des dividendes et des plus-values d'actions de sociétés ne sont pas considérés comme des dépenses fiscales.

[3] Cette dépense fiscale n'est plus en vigueur.

StatLink 🖘 http://dx.doi.org/10.1787/775676141643

Tableau II.19. Dépenses fiscales aux États-Unis (en % des recettes fiscales concernées) † ‡

	Déclarées par le pays												
	2002	2003	2004	2005	2006	2007	2008	2009*	2010*	2011*	2012*	2013*	2014*
Finalité des dépenses fiscales au titre des impôts directs**													
Allégement général	2.20	4.10	2.24	3.47	2.17	2.02	1.96	2.48	2.20	1.33	0.57	0.50	0.45
Bas revenu sans rapport avec le travail	1.40	1.62	1.48	1.23	1.04	0.95	1.06	1.43	1.28	1.08	0.96	0.92	0.90
Retraite	15.17	17.53	13.72	10.53	9.28	9.08	10.04	13.75	12.48	11.15	10.38	9.96	9.68
En rapport avec le travail	1.26	0.84	0.86	0.71	0.66	0.61	0.66	0.92	0.88	0.74	0.65	0.62	0.61
Education	1.25	1.52	1.46	1.38	1.35	1.09	1.32	1.72	1.49	1.24	1.14	1.07	1.04
Santé [1]	10.75	12.19	11.63	10.97	9.82	9.60	10.33	14.84	14.49	12.87	12.19	12.13	12.35
Logement	9.43	10.35	12.69	12.28	11.15	9.44	10.27	13.24	13.12	12.56	12.26	12.13	12.26
Incitations à l'activité générale [1][2]	15.59	12.39	11.85	9.57	11.51	9.89	10.76	7.75	8.69	7.38	7.24	7.31	7.50
R&D	0.85	0.32	0.24	0.77	0.72	1.01	0.87	1.08	0.76	0.55	0.50	0.48	0.44
Allégements spécifiquement sectoriels [1]	2.57	2.98	2.94	2.45	2.32	2.14	2.26	3.34	3.14	2.63	2.43	2.36	2.33
Relations entre échelons publics	9.38	10.52	9.15	6.80	6.25	5.23	6.16	7.43	5.77	6.67	6.87	6.56	6.37
Philanthropie	3.92	4.05	3.46	3.06	3.29	3.09	3.27	4.89	4.73	4.13	3.84	3.81	3.82
Autres	0.37	0.38	0.39	0.46	0.40	0.39	0.96	1.32	1.07	0.90	0.81	0.76	0.75
Rentabilisation du travail	0.76	0.90	0.82	0.68	0.61	0.54	0.62	0.93	0.73	0.59	0.61	0.56	0.53
Total	74.91	79.68	72.94	64.34	60.58	55.04	60.55	75.13	70.83	63.81	60.45	59.17	59.01
Imposition des revenus du capital [3]													
Amortissement accéléré													
Intérêts													
Dividendes													
Plus-values													
Sous-total													
Total													

	Déclarées par le pays												
	2002	2003	2004	2005	2006	2007	2008	2009*	2010*	2011*	2012*	2013*	2014*
Rentabilisation du travail													
Total													
Non relative aux impôts directs [3]													
*Dépenses fiscales au titre des impôts directs par catégorie**													
Crédits [1]	5.61	7.79	5.40	6.33	4.53	4.70	5.31	6.43	5.34	3.87	2.90	2.68	2.55
Déductions, exonérations et exclusions [1]	55.17	59.71	58.13	50.81	46.78	42.05	45.41	61.80	57.81	53.67	51.59	50.47	50.30
Reports de paiement [1]	7.96	8.93	6.55	4.68	5.41	4.39	7.89	4.40	4.96	4.34	4.35	4.34	4.41
Réduction de taux [1]	6.17	3.24	2.85	2.52	3.85	3.91	1.94	2.50	2.72	1.93	1.61	1.68	1.75

† Pourcentage des recettes fiscales par catégorie d'impôt.

‡ L'impôt sur le revenu et l'impôt sur les sociétés sont présentés ensemble.

* Prévisions.

** Le classement des dépenses fiscales par finalité et par catégorie est dans une certaine mesure arbitraire.

[1] Au moins une disposition de cette catégorie n'a pas été estimée en 1994 parce qu'elle coûtait USD 2.5 millions ou moins.

[2] À partir de 2003, les taux réduits d'imposition des dividendes et des plus-values d'actions de sociétés ne sont pas considérés comme des dépenses fiscales.

[3] Cette dépense fiscale n'est plus en vigueur.

StatLink ⏵⏴ᶠⁱᵗˢ http://dx.doi.org/10.1787/775676141643

Tableau II.19. Dépenses fiscales aux États-Unis
(en % des recettes fiscales concernées) †‡ *(suite)*

	Reclassées par l'auteur										
	1994	1995	1996	1997	1998	1999	2000	2001	2002	2003	2004
*Finalité des dépenses fiscales au titre des impôts directs***											
Allégement général[1]											
Bas revenu sans rapport avec le travail	0.15	0.16	0.15	0.15	0.15	0.14	0.14	0.14	1.40	1.62	1.48
Retraite	1.15	1.13	1.14	1.30	1.37	1.36	1.37	1.33	15.17	17.53	13.72
En rapport avec le travail	0.12	0.11	0.08	0.07	0.13	0.12	0.12	0.12	1.26	0.84	0.86
Education	0.04	0.04	0.04	0.04	0.04	0.11	0.11	0.10	1.25	1.52	1.46
Santé [1]	0.88	0.88	0.91	0.89	0.85	0.83	0.86	0.90	10.75	12.19	11.63
Logement	1.16	1.07	1.01	1.03	0.93	0.96	0.95	0.97	9.43	10.35	12.69
Incitations à l'activité générale [2]	0.18	0.18	0.17	0.17	0.22	0.22	0.23	0.21	2.23	2.61	2.49
R&D	0.06	0.04	0.01	0.01	0.03	0.04	0.03	0.07	0.85	0.32	0.24
Allégements spécifiquement sectoriels [1]	0.23	0.23	0.24	0.24	0.22	0.23	0.22	0.23	2.57	2.98	2.94
Relations entre échelons publics	0.74	0.76	0.78	0.75	0.82	0.90	0.90	0.91	9.38	10.52	9.15
Philanthropie	0.31	0.33	0.27	0.27	0.28	0.27	0.27	0.38	3.92	4.05	3.46
Autres	0.04	0.04	0.03	0.03	0.03	0.03	0.03	0.03	0.32	0.38	0.39
Rentabilisation du travail											
Total	5.06	4.96	4.83	4.96	5.06	5.21	5.22	5.39	58.53	64.90	60.50
Imposition des revenus du capital [3]											
Amortissement accéléré	0.33	0.44	0.42	0.38	0.41	0.31	0.35	0.42	4.57	5.00	4.15
Intérêts	0.02	0.02	0.02	0.01	0.01	0.01	0.00	0.00	0.05	0.00	0.01
Dividendes	0.05	0.06	0.06	0.06	0.06	0.07	0.07	0.05	0.48	0.33	0.25
Plus-values	0.47	0.49	0.49	0.41	0.73	0.72	0.70	0.94	8.31	4.45	4.96
Sous-total	0.87	0.99	0.98	0.85	1.21	1.11	1.12	1.42	13.41	9.78	9.36
Total	5.92	5.95	5.81	5.81	6.28	6.32	6.34	6.81	71.94	74.68	69.87
Rentabilisation du travail	0.10	0.11	0.10	0.11	0.10	0.08	0.08	0.08	0.76	0.90	0.82
Total	6.03	6.06	5.91	5.92	6.38	6.40	6.42	6.89	72.70	75.57	70.69
Non relative aux impôts directs [3]											
*Dépenses fiscales au titre des impôts directs par catégorie***											
Crédits [1]	0.26	0.26	0.23	0.23	0.27	0.29	0.29	0.31	3.41	3.69	3.16
Déductions, exonérations et exclusions [1]	4.85	4.78	4.67	4.55	4.90	4.96	4.95	5.07	55.17	59.71	58.13
Reports de paiement [1]	0.77	0.86	0.84	0.77	0.69	0.63	0.68	0.78	7.96	8.93	6.55
Réduction de taux [1]	0.14	0.16	0.16	0.37	0.51	0.51	0.49	0.74	6.17	3.24	2.85

Tableau II.19. Dépenses fiscales aux États-Unis
(en % des recettes fiscales concernées) †‡ *(suite)*

	Reclassées par l'auteur									
	2005	2006	2007	2008	2009*	2010*	2011*	2012*	2013*	2014*
*Finalité des dépenses fiscales au titre des impôts directs***										
Allégement général [1]										
Bas revenu sans rapport avec le travail	1.23	1.04	0.95	1.06	1.43	1.28	1.08	0.96	0.92	0.90
Retraite	10.53	9.28	9.08	10.04	13.75	12.48	11.15	10.38	9.96	9.68
En rapport avec le travail	0.71	0.66	0.61	0.66	0.92	0.88	0.74	0.65	0.62	0.61
Education	1.38	1.35	1.09	1.32	1.72	1.49	1.24	1.14	1.07	1.04
Santé [1]	10.97	9.82	9.60	10.33	14.84	14.49	12.87	12.19	12.13	12.35
Logement	12.28	11.15	9.44	10.27	13.24	13.12	12.56	12.26	12.13	12.26
Incitations à l'activité générale [2]	3.28	3.04	2.47	3.99	5.15	5.20	4.28	3.92	3.68	3.58
R&D	0.77	0.72	1.01	0.87	1.08	0.76	0.55	0.50	0.48	0.44
Allégements spécifique-ment sectoriels [1]	2.45	2.32	2.14	2.26	3.34	3.14	2.63	2.43	2.36	2.33
Relations entre échelons publics	6.80	6.25	5.23	6.16	7.43	5.77	6.67	6.87	6.56	6.37
Philanthropie	3.06	3.29	3.09	3.27	4.89	4.73	4.13	3.84	3.81	3.82
Autres	0.34	0.31	0.30	0.87	1.20	0.96	0.81	0.72	0.69	0.67
Rentabilisation du travail										
Total	53.79	49.24	45.00	51.10	69.00	64.30	58.70	55.86	54.41	54.04
Imposition des revenus du capital [3]										
Amortissement accéléré	1.60	2.54	1.42	3.40	-1.62	-0.84	-0.56	-0.08	0.19	0.38
Intérêts	0.11	0.09	0.08	0.09	0.12	0.11	0.09	0.08	0.08	0.07
Dividendes	0.26	0.29	0.35	0.17	0.22	0.23	0.20	0.18	0.17	0.16
Plus-values	4.43	5.64	5.64	3.21	3.99	4.10	3.46	3.22	3.27	3.37
Sous-total	6.41	8.56	7.50	6.86	2.72	3.60	3.19	3.40	3.71	3.99
Total	60.20	57.79	52.49	57.97	71.72	67.90	61.89	59.27	58.11	58.03
Rentabilisation du travail	0.68	0.61	0.54	0.62	0.93	0.73	0.59	0.61	0.56	0.53
Total	60.88	58.40	53.03	58.59	72.65	68.63	62.48	59.88	58.67	58.56
Non relative aux impôts directs [3]										
*Dépenses fiscales au titre des impôts directs par catégorie***										
Crédits [1]	2.86	2.36	2.68	3.35	3.95	3.14	2.53	2.33	2.18	2.10
Déductions, exonérations et exclusions [1]	50.81	46.78	42.05	45.41	61.80	57.81	53.67	51.59	50.47	50.30
Reports de paiement [1]	4.68	5.41	4.39	7.89	4.40	4.96	4.34	4.35	4.34	4.41
Réduction de taux [1]	2.52	3.85	3.91	1.94	2.50	2.72	1.93	1.61	1.68	1.75

†   Pourcentage des recettes fiscales par catégorie d'impôt.
‡   L'impôt sur le revenu et l'impôt sur les sociétés sont présentés ensemble.
*   Prévisions.

** Le classement des dépenses fiscales par finalité et par catégorie est dans une certaine mesure arbitraire.

[1] Au moins une disposition de cette catégorie n'a pas été estimée en 1994 parce qu'elle coûtait USD 2.5 millions ou moins.

[2] À partir de 2003, les taux réduits d'imposition des dividendes et des plus-values d'actions de sociétés ne sont pas considérés comme des dépenses fiscales.

[3] Cette dépense fiscale n'est plus en vigueur.

StatLink ᗰᔕᒲ http://dx.doi.org/10.1787/775676141643

Tableau II.20. Nombre de dépenses fiscales aux États-Unis (en % du PIB)

	Déclarées par le pays								
	2002†	2003	2004	2005	2006	2007	2008	2009‡	2010‡
Finalité des dépenses fiscales au titre des impôts directs*									
Allégement général	1	1	1	1	1	1	1	1	1
Bas revenu sans rapport avec le travail	11	11	11	11	11	11	11	11	11
Retraite	11	11	11	10	10	10	10	10	10
En rapport avec le travail	10	9	9	9	9	9	10	10	10
Education	14	15	15	16	16	16	16	16	16
Santé	8	8	8	8	8	9	9	9	9
Logement	8	8	9	9	9	9	11	11	11
Incitations à l'activité générale	22	22	22	23	24	24	24	24	24
R&D	2	2	2	2	2	2	2	2	2
Allégements spécifiquement sectoriels	34	35	35	43	50	52	54	54	54
Relations entre échelons publics	3	3	3	3	3	3	3	3	3
Philanthropie	4	4	4	4	4	4	5	5	5
Autres	4	4	4	4	5	5	5	5	5
Total	132	133	134	143	152	155	161	161	161
Imposition des revenus du capital									
Amortissement accéléré									
Intérêts									
Dividendes									
Plus-values									
Sous-total									
Total									
Rentabilisation du travail	4	4	4	4	4	4	4	4	4
Total	136	137	138	147	156	159	165	165	165
Non relative aux impôts directs	0	0	0	0	0	0	0	0	0
Total général	136	137	138	147	156	159	165	165	165
Eléments structurels	0	0	0	0	0	0	0	0	0
Dépenses fiscales au titre des impôts directs par catégorie*									
Crédits	29	29	29	32	36	37	39	39	39
Déductions, exonérations et exclusions	80	81	82	88	91	92	96	96	96
Reports de paiement	22	22	22	22	24	25	25	25	25
Réduction de taux	5	5	5	5	5	5	5	5	5

† Années budgétaire : l'exercice 2006 va du 1er octobre 2005 au 30 septembre 2006.

‡ Prévisions.

* Le classement des dépenses fiscales par finalité et par catégorie est dans une certaine mesure arbitraire.

Source : Budget of the U.S. Government, *Fiscal Years 2009 and 2010, Analytical Perspectives*, chapitre 19, tableau 19-1.

Tableau II.20. Nombre de dépenses fiscales aux États-Unis (en % du PIB) *(suite)*

	Reclassées par l'auteur								
	2002†	2003	2004	2005	2006	2007	2008	2009‡	2010‡
*Finalité des dépenses fiscales au titre des impôts directs**									
Allégement général	0	0	0	0	0	0	0	0	0
Bas revenu sans rapport avec le travail	11	11	11	11	11	11	11	11	11
Retraite	11	11	11	10	10	10	10	10	10
En rapport avec le travail	10	9	9	9	9	9	10	10	10
Education	14	15	15	16	16	16	16	16	16
Santé	8	8	8	8	8	9	9	9	9
Logement	8	8	9	9	9	9	11	11	11
Incitations à l'activité générale	16	16	16	17	18	18	18	18	18
R&D	2	2	2	2	2	2	2	2	2
Allégements spécifiquement sectoriels	34	35	35	43	50	52	54	54	54
Relations entre échelons publics	3	3	3	3	3	3	3	3	3
Philanthropie	4	4	4	4	4	4	5	5	5
Autres	3	3	3	3	4	4	4	4	4
Total	124	125	126	135	144	147	153	153	153
Imposition des revenus du capital									
Amortissement accéléré	2	2	2	2	2	2	2	2	2
Intérêts	1	1	1	1	1	1	1	1	1
Dividendes	1	1	1	1	1	1	1	1	1
Plus-values	3	3	3	3	3	3	3	3	3
Sous-total	7	7	7	7	7	7	7	7	7
Total	131	132	133	142	151	154	160	160	160
Rentabilisation du travail	4	4	4	4	4	4	4	4	4
Total	135	136	137	146	155	158	164	164	164
Non relative aux impôts directs	0	0	0	0	0	0	0	0	0
Total général	135	136	137	146	155	158	164	164	164
Eléments structurels	1	1	1	1	1	1	1	1	1
*Dépenses fiscales au titre des impôts directs par catégorie**									
Crédits	28	28	28	31	35	36	38	38	38
Déductions, exonérations et exclusions	80	81	82	88	91	92	96	96	96
Reports de paiement	22	22	22	22	24	25	25	25	25
Réduction de taux	5	5	5	5	5	5	5	5	5

† Années budgétaire : l'exercice 2006 va du 1er octobre 2005 au 30 septembre 2006.

‡ Prévisions.

* Le classement des dépenses fiscales par finalité et par catégorie est dans une certaine mesure arbitraire.

Sources : Budget of the U.S. Government, *Fiscal Years 2009 and 2010, Analytical Perspectives*, chapitre 19, tableau 19-1.

StatLink 🔗 http://dx.doi.org/10.1787/775676141643

Tableau II.21. Dépenses fiscales aux Pays-Bas (en % du PIB)

	Déclarées par le pays						
	2006	2007†	2008†	2009†	2010†	2011†	2012†
Finalité des dépenses fiscales au titre des impôts directs*							
Allégement général	0.00	0.00	0.00	0.00	0.00	0.00	0.00
Bas revenu sans rapport avec le travail	0.00	0.00	0.00	0.00	0.00	0.00	0.00
Retraite	0.06	0.06	0.05	0.05	0.05	0.05	0.05
En rapport avec le travail	0.06	0.05	0.05	0.05	0.05	0.05	0.05
Education	0.06	0.06	0.06	0.06	0.06	0.06	0.06
Santé [1]							
Logement	0.05	0.04	0.04	0.04	0.04	0.04	0.04
Incitations à l'activité générale	0.48	0.45	0.43	0.43	0.42	0.41	0.40
R&D	0.07	0.07	0.07	0.07	0.08	0.08	0.08
Allégements spécifiquement sectoriels	0.18	0.15	0.14	0.14	0.14	0.14	0.14
Relations entre échelons publics [1]							
Philanthropie	0.09	0.08	0.08	0.08	0.08	0.08	0.08
Autres	0.01	0.01	0.01	0.01	0.01	0.01	0.01
Rentabilisation du travail	0.04	0.04	0.04	0.04	0.04	0.05	0.05
Total	1.11	1.02	0.99	0.99	0.98	0.98	0.97
Imposition des revenus du capital							
Amortissement accéléré							
Intérêts							
Dividendes							
Plus-values							
Sous-total							
Total							
Rentabilisation du travail							
Total							
Droits d'accise	0.08	0.07	0.07	0.07	0.07	0.07	0.08
Taxe sur les gros véhicules à moteur	0.00	0.00	0.00	0.00	0.00	0.00	0.00
Taxe sur les véhicules à moteur	0.02	0.02	0.03	0.03	0.03	0.03	0.03
Taxe de régulation énergétique [2]	0.03	0.03	0.00	0.00	0.00	0.00	0.00
Droit d'accise spécial sur les véhicules à moteur	0.01	0.02	0.01	0.01	0.01	0.01	0.01
Taxe sur la cession de biens immeubles	0.02	0.02	0.02	0.02	0.02	0.02	0.02
TVA [3]	0.73	0.72	0.71	0.71	0.70	0.69	0.68
Sous-total	0.90	0.88	0.85	0.84	0.83	0.82	0.81
Total général	2.00	1.90	1.83	1.83	1.81	1.80	1.78
Eléments structurels							
Dépenses fiscales au titre des impôts directs par catégorie*							
Crédits	0.06	0.06	0.06	0.07	0.07	0.08	0.08
Déductions, exonérations et exclusions	0.81	0.73	0.70	0.70	0.68	0.67	0.66
Reports de paiement	0.05	0.06	0.05	0.05	0.05	0.05	0.05
Réduction de taux	0.19	0.17	0.17	0.17	0.17	0.18	0.17

*   Le classement des dépenses fiscales par finalité et par catégorie est dans une certaine mesure arbitraire.

†   Estimations initiales pour 2007 et 2008. Prévisions pour 2009-2012.

[1] Il n'y a pas de dépenses fiscales fédérales dans cette catégorie.

[2] Au moins une mesure de cette catégorie n'est pas estimée parce que son coût est faible.

[3] Au moins une mesure de cette catégorie n'est pas estimée faute de disposer de données adéquates.

Tableau II.21. Dépenses fiscales aux Pays-Bas (en % du PIB) *(suite)*

	Reclassées par l'auteur						
	2006	2007†	2008†	2009†	2010†	2011†	2012†
*Finalité des dépenses fiscales au titre des impôts directs**							
Allégement général [1]							
Bas revenu sans rapport avec le travail	0.00	0.00	0.00	0.00	0.00	0.00	0.00
Retraite	0.06	0.06	0.05	0.05	0.05	0.05	0.05
En rapport avec le travail	0.06	0.05	0.05	0.05	0.05	0.05	0.05
Education	0.06	0.06	0.06	0.06	0.06	0.06	0.06
Santé [1]							
Logement	0.05	0.04	0.04	0.04	0.04	0.04	0.04
Incitations à l'activité générale	0.48	0.45	0.43	0.43	0.42	0.41	0.40
R&D	0.07	0.07	0.07	0.07	0.08	0.08	0.08
Allégements spécifiquement sectoriels	0.18	0.15	0.14	0.14	0.14	0.14	0.14
Relations entre échelons publics [1]							
Philanthropie	0.09	0.08	0.08	0.08	0.08	0.08	0.08
Autres	0.01	0.01	0.01	0.01	0.01	0.01	0.01
Rentabilisation du travail							
Total	1.06	0.98	0.95	0.94	0.93	0.93	0.92
Imposition des revenus du capital							
Amortissement accéléré [1]							
Intérêts [1]							
Dividendes [1]							
Plus-values [1]							
Sous-total	0.00	0.00	0.00	0.00	0.00	0.00	0.00
Total	1.06	0.98	0.95	0.94	0.93	0.93	0.92
Rentabilisation du travail	0.04	0.04	0.04	0.04	0.04	0.05	0.05
Total	1.10	1.01	0.98	0.98	0.97	0.98	0.96
Droits d'accise	0.08	0.07	0.07	0.07	0.07	0.07	0.08
Taxe sur les gros véhicules à moteur	0.00	0.00	0.00	0.00	0.00	0.00	0.00
Taxe sur les véhicules à moteur	0.02	0.02	0.03	0.03	0.03	0.03	0.03
Taxe de régulation énergétique [2]	0.03	0.03	0.00	0.00	0.00	0.00	0.00
Droit d'accise spécial sur les véhicules à moteur	0.01	0.02	0.01	0.01	0.01	0.01	0.01
Taxe sur la cession de biens immeubles	0.02	0.02	0.02	0.02	0.02	0.02	0.02
TVA [3]	0.73	0.72	0.71	0.71	0.70	0.69	0.68
Sous-total	0.90	0.88	0.85	0.84	0.83	0.82	0.81
Total général	2.00	1.89	1.83	1.83	1.81	1.80	1.78
Eléments structurels	0.00	0.00	0.00	0.00	0.00	0.00	0.00
*Dépenses fiscales au titre des impôts directs par catégorie**							
Crédits	0.06	0.06	0.06	0.07	0.07	0.08	0.08
Déductions, exonérations et exclusions	0.80	0.73	0.70	0.69	0.68	0.67	0.66
Reports de paiement	0.05	0.06	0.05	0.05	0.05	0.05	0.05
Réduction de taux	0.19	0.17	0.17	0.17	0.17	0.18	0.17

*   Le classement des dépenses fiscales par finalité et par catégorie est dans une certaine mesure arbitraire.

†   Estimations initiales pour 2007 et 2008. Prévisions pour 2009-2012.

[1] Il n'y a pas de dépenses fiscales fédérales dans cette catégorie.

[2] Au moins une mesure de cette catégorie n'est pas estimée parce que son coût est faible.

[3] Au moins une mesure de cette catégorie n'est pas estimée faute de disposer de données adéquates.

StatLink ⏸ http://dx.doi.org/10.1787/775583161331

Tableau II.22. Dépenses fiscales aux Pays-Bas
(en % des recettes fiscales et non fiscales de l'État central)

	Déclarées par le pays			Reclassées par l'auteur		
	2006	2007†	2008†	2006	2007†	2008†
*Finalité des dépenses fiscales au titre des impôts directs**						
Allégement général	0.01	0.01	0.01	[1]	[1]	[1]
Bas revenu sans rapport avec le travail	0.00	0.00	0.00	0.00	0.00	0.00
Retraite	0.16	0.15	0.14	0.16	0.15	0.14
En rapport avec le travail	0.17	0.15	0.13	0.17	0.15	0.13
Education	0.16	0.18	0.17	0.16	0.18	0.17
Santé [1]						
Logement	0.12	0.12	0.11	0.12	0.12	0.11
Incitations à l'activité générale	1.23	1.22	1.14	1.23	1.22	1.14
R&D	0.19	0.20	0.19	0.19	0.20	0.19
Allégements spécifiquement sectoriels	0.47	0.40	0.37	0.47	0.40	0.37
Relations entre échelons publics [1]						
Philanthropie	0.22	0.23	0.22	0.22	0.23	0.22
Autres	0.02	0.02	0.02	0.02	0.02	0.02
Rentabilisation du travail	0.10	0.10	0.09			
Total	2.85	2.79	2.60	2.74	2.68	2.50
Imposition des revenus du capital						
Amortissement accéléré				[1]	[1]	[1]
Intérêts				[1]	[1]	[1]
Dividendes				[1]	[1]	[1]
Plus-values				[1]	[1]	[1]
Sous-total				0.00	0.00	0.00
Total				2.74	2.68	2.50
Rentabilisation du travail				0.10	0.10	0.09
Total				2.84	2.78	2.59
Droits d'accise	0.21	0.19	0.20	0.21	0.19	0.20
Taxe sur les gros véhicules à moteur	0.00	0.00	0.00	0.00	0.00	0.00
Taxe sur les véhicules à moteur	0.06	0.06	0.07	0.06	0.06	0.07
Taxe de régulation énergétique [2]	0.08	0.08	0.00	0.08	0.08	0.00
Droit d'accise spécial sur les véhicules à moteur	0.04	0.04	0.02	0.04	0.04	0.02
Taxe sur la cession de biens immeubles	0.05	0.06	0.06	0.05	0.06	0.06
TVA [3]	1.87	1.97	1.89	1.87	1.97	1.89
Sous-total	2.31	2.41	2.23	2.31	2.41	2.23
Total général	5.16	5.20	4.84	5.15	5.19	4.83
Eléments structurels				0.01	0.01	0.01
*Dépenses fiscales au titre des impôts directs par catégorie**						
Crédits	0.14	0.16	0.16	0.14	0.16	0.16
Déductions, exonérations et exclusions	2.08	2.01	1.86	2.07	2.00	1.85
Reports de paiement	0.14	0.15	0.14	0.14	0.15	0.14
Réduction de taux	0.49	0.47	0.44	0.49	0.47	0.44

* Le classement des dépenses fiscales par finalité et par catégorie est dans une certaine mesure arbitraire.

† Estimations initiales pour 2007 et 2008.

[1] Il n'y a pas de dépenses fiscales fédérales dans cette catégorie.

[2] Au moins une mesure de cette catégorie n'est pas estimée parce que son coût est faible.

[3] Au moins une mesure de cette catégorie n'est pas estimée faute de disposer de données adéquates.

StatLink ᴍᴗᴤᴸ http://dx.doi.org/10.1787/775583161331

Tableau II.23. Dépenses fiscales aux Pays-Bas (en % des recettes fiscales concernées)†‡

	Déclarées par le pays			Reclassées par l'auteur		
	2006	2007*	2008*	2006	2007*	2008*
*Finalité des dépenses fiscales au titre des impôts directs***						
Allégement général	0.03	0.03	0.03	[1]	[1]	[1]
Bas revenu sans rapport avec le travail	0.01	0.01	0.00	0.01	0.01	0.00
Retraite	0.55	0.52	0.46	0.55	0.52	0.46
En rapport avec le travail	0.58	0.50	0.42	0.58	0.50	0.42
Education	0.58	0.61	0.55	0.58	0.61	0.55
Santé [1]						
Logement	0.42	0.42	0.37	0.42	0.42	0.37
Incitations à l'activité générale	4.32	4.18	3.69	4.32	4.18	3.69
R&D	0.67	0.68	0.62	0.67	0.68	0.62
Allégements spécifiquement sectoriels	1.63	1.37	1.21	1.63	1.37	1.21
Relations entre échelons publics [1]						
Philanthropie	0.78	0.79	0.70	0.78	0.79	0.70
Autres	0.07	0.08	0.07	0.07	0.08	0.07
Rentabilisation du travail	0.34	0.34	0.30			
Total	9.98	9.53	8.40	9.60	9.15	8.07
Imposition des revenus du capital						
Amortissement accéléré				[1]	[1]	[1]
Intérêts				[1]	[1]	[1]
Dividendes				[1]	[1]	[1]
Plus-values				[1]	[1]	[1]
Sous-total				0.00	0.00	0.00
Total				9.60	9.15	8.07
Rentabilisation du travail				0.34	0.34	0.30
Total				9.95	9.49	8.37
Droits d'accise	4.41	3.96	4.12	4.41	3.96	4.12
Taxe sur les gros véhicules à moteur	0.00	0.00	0.00	0.00	0.00	0.00
Taxe sur les véhicules à moteur	4.96	4.55	4.63	4.96	4.55	4.63
Taxe de régulation énergétique [2]	3.61	3.62	0.23	3.61	3.62	0.23
Droit d'accise spécial sur les véhicules à moteur	2.18	2.36	1.42	2.18	2.36	1.42
Taxe sur la cession de biens immeubles	2.02	2.33	2.06	2.02	2.33	2.06
TVA [3]	9.74	9.51	9.66	9.74	9.51	9.66
*Dépenses fiscales au titre des impôts directs par catégorie***						
Crédits	0.51	0.54	0.51	0.51	0.54	0.51
Déductions, exonérations et exclusions	7.30	6.86	6.00	7.27	6.82	5.97
Reports de paiement	0.47	0.52	0.46	0.47	0.52	0.46
Réduction de taux	1.70	1.60	1.43	1.70	1.60	1.43

† Pourcentage des recettes fiscales par catégorie d'impôt.
‡ L'impôt sur le revenu et l'impôt sur les sociétés sont présentés ensemble.
* Estimations initiales pour 2007 et 2008.
** Le classement des dépenses fiscales par finalité et par catégorie est dans une certaine mesure arbitraire.
[1] Il n'y a pas de dépenses fiscales fédérales dans cette catégorie.
[2] Au moins une mesure de cette catégorie n'est pas estimée parce que son coût est faible.
[3] Au moins une mesure de cette catégorie n'est pas estimée faute de disposer de données adéquates.

StatLink ᔕᕵᒪ http://dx.doi.org/10.1787/775583161331

Tableau II.24. Nombre de dépenses fiscales aux Pays-Bas (en % du PIB)

	Déclarées par le pays			Reclassées par l'auteur		
	2006	2007†	2008†	2006	2007†	2008†
*Finalité des dépenses fiscales au titre des impôts directs**						
Allégement général	1	1	1	0	0	0
Bas revenu sans rapport avec le travail	1	1	1	1	1	1
Retraite	2	2	2	2	2	2
En rapport avec le travail	6	6	6	6	6	6
Education	2	2	2	2	2	2
Santé	0	0	0	0	0	0
Logement	2	2	2	2	2	2
Incitations à l'activité générale	13	13	12	13	13	12
R&D	2	2	2	2	2	2
Allégements spécifiquement sectoriels	16	14	14	16	14	14
Relations entre échelons publics	0	0	0	0	0	0
Philanthropie	6	6	6	6	6	6
Autres	2	2	2	2	2	2
Rentabilisation du travail	2	2	2			
Total	55	53	52	52	50	49
Imposition des revenus du capital						
Amortissement accéléré				0	0	0
Intérêts				0	0	0
Dividendes				0	0	0
Plus-values				0	0	0
Sous-total				0	0	0
Total				52	50	49
Rentabilisation du travail				2	2	2
Total				54	52	51
Droits d'accise	7	6	6	7	6	6
Taxe sur les gros véhicules à moteur	1	1	1	1	1	1
Taxe sur les véhicules à moteur	8	8	8	8	8	8
Taxe de régulation énergétique	3	3	3	3	3	3
Droit d'accise spécial sur les véhicules à moteur	4	4	4	4	4	4
Taxe sur la cession de biens immeubles	6	7	7	6	7	7
TVA	17	17	17	17	17	17
Sous-total	46	46	46	46	46	46
Total général	101	99	98	100	98	97
Eléments structurels				1	1	1
*Dépenses fiscales au titre des impôts directs par catégorie**						
Crédits	7	7	7	7	7	7
Déductions, exonérations et exclusions	35	34	33	34	33	32
Reports de paiement	6	6	6	6	6	6
Réduction de taux	7	6	6	7	6	6

† Estimations initiales pour 2007 et 2008.

* Le classement des dépenses fiscales par finalité et par catégorie est dans une certaine mesure arbitraire.

StatLink ⬛ᵢₛ⬛ http://dx.doi.org/10.1787/775583161331

Tableau II.25. Dépenses fiscales au Royaume-Uni (en % du PIB)

	Déclarées par le pays		Reclassées par l'auteur	
	2006-07	2007-08†	2006-07	2007-08†
*Finalité des dépenses fiscales au titre des impôts directs**				
Allégement général [1]	0.00	0.00		
Bas revenu sans rapport avec le travail [1] [2]	0.00	0.00	0.09	0.09
Retraite [1] [2]	2.13	2.05	2.32	2.24
En rapport avec le travail [1] [2]	0.15	0.15	0.15	0.15
Education [2]	0.00	0.00	0.00	0.00
Santé [1] [2]	0.00	0.00	0.00	0.00
Logement [1] [2]	1.20	1.17	1.20	1.17
Incitations à l'activité générale [1] [2]	0.03	0.03	0.77	0.74
R&D [2]	0.04	0.04	0.04	0.04
Allégements spécifiquement sectoriels [1] [2]	0.05	0.03	0.11	0.10
Relations entre échelons publics [2]	0.00	0.00	0.00	0.00
Philanthropie [2]	0.09	0.09	0.09	0.09
Autres [2]	0.12	0.11	0.12	0.11
Rentabilisation du travail [2] [4]	0.35	0.34		
Total	4.16	4.00	4.90	4.72
Imposition des revenus du capital				
Amortissement accéléré [3]			1.41	1.34
Intérêts [2] [3]			0.02	0.02
Dividendes [3]			1.13	1.07
Plus-values [3]			0.52	0.55
Sous-total			3.08	2.99
Total			7.98	7.71
Rentabilisation du travail [3] [4]			0.35	0.34
Total			8.32	8.06
TVA [1] [2]	2.33	2.31	3.19	3.18
Impôt sur les successions [1] [2]	0.08	0.08	0.98	1.03
Droit de timbre complémentaire [2]	0.00	0.00	0.00	0.00
Droit de timbre [2]	0.00	0.00	0.00	0.00
Droit de timbre sur transactions foncières [1]	0.01	0.01	0.19	0.17
Taxe sur la production pétrolière [1]	0.00	0.00	0.09	0.06
Droits d'accise	0.00	0.00	0.00	0.00
Taxe sur la mise en décharge [1] [2]	0.00	0.00	0.00	0.00
Taxe pour changement climatique [1] [2]	0.00	0.00	0.00	0.00
Taxe sur les agglomérats [1] [2]	0.01	0.00	0.01	0.00
Droit sur le transport passager aérien [2]	0.00	0.00	0.01	0.01
Taxe sur les hydrocarbures [2]	0.00	0.00	0.00	0.00
Droit d'accise sur les véhicules	[3]	[3]	0.01	0.01
Sous-total	2.43	2.41	4.47	4.48
Total	6.59	6.41	12.79	12.54
Allégements à éléments de dépenses fiscales et structurels	5.10	5.08		
Allégements structurels	5.34	5.26		
Total général	17.03	16.75		
Eléments structurels			4.25	4.21
*Dépenses fiscales au titre des impôts directs par catégorie**				
Crédits [2]	0.39	0.37	1.52	1.44
Déductions, exonérations et exclusions [1] [2]	3.77	3.63	4.93	4.80
Reports de paiement [1] [2]	0.00	0.00	1.47	1.40
Réduction de taux [2]	0.00	0.00	0.41	0.40

† Estimation préliminaire.

*   Le classement des dépenses fiscales par finalité et par catégorie est dans une certaine mesure arbitraire.

[1] Au moins une mesure de cette catégorie n'est pas estimée parce que son coût est faible.

[2] Au moins une mesure de cette catégorie n'est pas estimée faute de disposer de données adéquates.

[3] Il n'y a pas de dépenses fiscales dans cette catégorie.

[4] Dans cette catégorie, une disposition intitulée « crédits d'impôt personnels » comprend le crédit d'impôt pour l'enfant (élément structurel) et le crédit d'impôt sur les revenus du travail. On ne peut distinguer leurs coûts.

StatLink 🔗 http://dx.doi.org/10.1787/775623506750

Tableau II.26. Dépenses fiscales au Royaume-Uni
(en % des recettes fiscales et non fiscales de l'État central)

	Déclarées par le pays		Reclassées par l'auteur	
	2006-07	2007-08†	2006-07	2007-08†
*Finalité des dépenses fiscales au titre des impôts directs**				
Allégement général [1]	0.00	0.00		
Bas revenu sans rapport avec le travail [1] [2]	0.01	0.01	0.26	0.26
Retraite [1] [2]	5.85	5.63	6.38	6.15
En rapport avec le travail [1] [2]	0.42	0.41	0.42	0.41
Education [2]	0.00	0.00	0.00	0.00
Santé [1] [2]	0.00	0.00	0.00	0.00
Logement [1] [2]	3.30	3.22	3.30	3.22
Incitations à l'activité générale [1] [2]	0.09	0.08	2.12	2.03
R&D [2]	0.10	0.10	0.10	0.10
Allégements spécifiquement sectoriels [1] [2]	0.13	0.08	0.31	0.28
Relations entre échelons publics [2]	0.00	0.00	0.00	0.00
Philanthropie [2]	0.25	0.25	0.25	0.25
Autres [2]	0.32	0.30	0.32	0.30
Rentabilisation du travail [2] [4]	0.95	0.92		
Total	11.44	11.01	13.47	13.00
Imposition des revenus du capital				
Amortissement accéléré [3]			3.86	3.70
Intérêts [2] [3]			0.05	0.06
Dividendes [3]			3.11	2.94
Plus-values [3]			1.43	1.52
Sous-total			8.45	8.22
Total			21.92	21.22
Rentabilisation du travail [3] [4]			0.95	0.92
Total			22.87	22.14
TVA [1] [2]	6.42	6.35	8.78	8.75
Impôt sur les successions [1] [2]	0.21	0.21	2.68	2.84
Droit de timbre complémentaire [2]	0.00	0.00	0.00	0.00
Droit de timbre [2]	0.00	0.00	0.00	0.00
Droit de timbre sur transactions foncières [1]	0.02	0.02	0.51	0.47
Taxe sur la production pétrolière [1]	0.00	0.00	0.24	0.17
Droits d'accise	0.01	0.01	0.01	0.01
Taxe sur la mise en décharge [1] [2]	0.00	0.00	0.00	0.00
Taxe pour changement climatique [1] [2]	0.01	0.01	0.01	0.01
Taxe sur les agglomérats [1] [2]	0.01	0.01	0.01	0.01
Droit sur le transport passager aérien [2]	0.00	0.00	0.01	0.03
Taxe sur les hydrocarbures [2]	0.00	0.00	0.00	0.00
Droit d'accise sur les véhicules	[3]	[3]	0.04	0.03
Sous total	6.68	6.61	12.30	12.32
Total	18.12	17.62	35.17	34.46
Allégements à éléments de dépenses fiscales et structurels	14.04	13.97		
Allégements structurels	14.68	14.44		
Total général	46.84	46.04		
Eléments structurels			11.67	11.58
*Dépenses fiscales au titre des impôts directs par catégorie**				
Crédits [2]	1.06	1.03	4.18	3.97

	Déclarées par le pays		Reclassées par l'auteur	
	2006-07	2007-08†	2006-07	2007-08†
Déductions, exonérations et exclusions [1] [2]	10.38	9.98	13.54	13.20
Reports de paiement [1] [2]	0.00	0.00	4.03	3.86
Réduction de taux [2]	0.00	0.00	1.12	1.11

† Estimation préliminaire.

* Le classement des dépenses fiscales par finalité et par catégorie est dans une certaine mesure arbitraire.

[1] Au moins une mesure de cette catégorie n'est pas estimée parce que son coût est faible.

[2] Au moins une mesure de cette catégorie n'est pas estimée faute de disposer de données adéquates.

[3] Il n'y a pas de dépenses fiscales dans cette catégorie.

[4] Dans cette catégorie, une disposition intitulée « crédits d'impôt personnels » comprend le crédit d'impôt pour l'enfant (élément structurel) et le crédit d'impôt sur les revenus du travail. On ne peut distinguer leurs coûts.

StatLink http://dx.doi.org/10.1787/775623506750

Tableau II.27. Dépenses fiscales au Royaume-Uni (en % des recettes fiscales concernées) †‡

	Déclarées par le pays		Reclassées par l'auteur	
	2006-07	2007-08*	2006-07	2007-08*
*Finalité des dépenses fiscales au titre des impôts directs**				
Allégement général [1]	0.01	0.01		
Bas revenu sans rapport avec le travail [1] [2]	0.01	0.01	0.45	0.44
Retraite [1] [2]	9.94	9.42	11.03	10.55
En rapport avec le travail [1] [2]	0.71	0.69	0.72	0.70
Education [2]	0.01	0.01	0.01	0.01
Santé [1] [2]	0.00	0.00	0.00	0.00
Logement [1] [2]	5.61	5.39	5.71	5.53
Incitations à l'activité générale [1] [2]	0.15	0.13	3.66	3.48
R&D [2]	0.17	0.16	0.18	0.17
Allégements spécifiquement sectoriels [1] [2]	0.22	0.13	0.53	0.48
Relations entre échelons publics [2]	0.00	0.00	0.00	0.00
Philanthropie [2]	0.42	0.41	0.43	0.42
Autres [2]	0.55	0.51	0.56	0.52
Rentabilisation du travail [2] [4]	1.62	1.54		
Total	19.43	18.40	23.27	22.29
Imposition des revenus du capital				
Amortissement accéléré [3]			6.68	6.34
Intérêts [2] [3]			0.08	0.10
Dividendes [3]			5.38	5.05
Plus-values [3]			2.47	2.61
Sous-total			14.61	14.10
Total			37.88	36.39
Rentabilisation du travail [3] [4]			1.65	1.58
Total			39.53	37.97
TVA [1] [2]	39.93	40.20	54.69	54.74
Droit de timbre [1] [2]	0.71	0.73	18.48	15.91
Taxe sur les hydrocarbures [2]	0.00	0.00	4.45	3.33
Autres [1] [2] [5]	2.43	2.43	46.79	49.23
*Dépenses fiscales au titre des impôts directs par catégorie**				
Crédits [2]	1.81	1.72	7.22	6.81
Déductions, exonérations et exclusions [1] [2]	17.62	16.68	23.41	22.64
Reports de paiement [1] [2]	0.00	0.00	6.96	6.62
Réduction de taux [2]	0.00	0.00	1.94	1.90

†   Pourcentage des recettes fiscales par catégorie d'impôt.
‡   Les impôts sur le revenu, les sociétés et les plus-values ainsi que les cotisations à l'assurance nationale sont présentés ensemble.
*   Estimation préliminaire.
**   Le classement des dépenses fiscales par finalité et par catégorie est dans une certaine mesure arbitraire.
[1] Au moins une mesure de cette catégorie n'est pas estimée parce que son coût est faible.
[2] Au moins une mesure de cette catégorie n'est pas estimée faute de disposer de données adéquates.
[3] Il n'y a pas de dépenses fiscales dans cette catégorie.
[4] Dans cette catégorie, une disposition intitulée « crédits d'impôt personnels » comprend le crédit d'impôt pour l'enfant (élément structurel) et le crédit d'impôt sur les revenus du travail. On ne peut distinguer leurs coûts.
[5] La rubrique « autres » comprend tous les impôts dont le produit annuel total est inférieur à GBP 10 milliards.

StatLink ⬛ℳ🖵 http://dx.doi.org/10.1787/775623506750

Tableau II.28. Nombre de dépenses fiscales au Royaume-Uni (en % du PIB) †

	Déclarées par le pays		Reclassées par l'auteur	
	2006-07	2007-08‡	2006-07	2007-08‡
*Finalité des dépenses fiscales au titre des impôts directs**				
Allégement général	2	2	0	0
Bas revenu sans rapport avec le travail	11	11	15	15
Retraite	15	15	16	16
En rapport avec le travail	37	37	37	37
Education	4	4	4	4
Santé	4	4	4	4
Logement	7	7	7	7
Incitations à l'activité générale	35	35	38	38
R&D	2	2	2	2
Allégements spécifiquement sectoriels	28	28	29	29
Relations entre échelons publics	2	2	2	2
Philanthropie	6	6	6	6
Autres	33	33	27	27
Rentabilisation du travail	3	3		
Total	189	189	187	187
Imposition des revenus du capital				
Amortissement accéléré			2	2
Intérêts			6	6
Dividendes			3	3
Plus-values			7	7
Sous-total			18	18
Total			205	205
Rentabilisation du travail			3	3
Total			208	208
TVA	34	35	43	44
Impôt sur les successions	42	42	44	44
Droit de timbre complémentaire	5	5	5	5
Droit de timbre	8	8	8	8
Droit de timbre sur transactions foncières	17	18	22	23
Taxe sur la production pétrolière	4	4	9	9
Droits d'accise	2	2	2	2
Taxe sur la mise en décharge	5	5	5	5
Taxe pour changement climatique	9	9	9	9
Taxe sur les agglomérats	18	18	18	18
Droit sur le transport passager aérien	5	5	6	6
Taxe sur les hydrocarbures	1	1	1	1
Droit d'accise sur les véhicules	0	0	1	1
Sous-total	150	152	173	175
Total	339	341	381	383
Allégements à éléments de dépenses fiscales et structurels	42	42		
Allégements structurels	8	8		
Total général	389	391		
Eléments structurels			8	8
*Dépenses fiscales au titre des impôts directs par catégorie**				
Crédits	4	4	5	5
Déductions, exonérations et exclusions	177	177	186	186
Reports de paiement	7	7	11	11
Réduction de taux	1	1	6	6

† Compte tenu du mode de présentation, certaines de ces dépenses fiscales ne sont peut-être entrées en vigueur qu'en 2007.

‡ Estimation préliminaire.

* Le classement des dépenses fiscales par finalité et par catégorie est dans une certaine mesure arbitraire.

[1 Dans cette catégorie, une disposition intitulée « crédits d'impôt personnels » comprend le crédit d'impôt pour l'enfant (élément structurel) et le crédit d'impôt sur les revenus du travail. On ne peut distinguer leurs coûts.

StatLink 🔳 http://dx.doi.org/10.1787/775623506750

Tableau II.29. Comparaison internationale des dépenses fiscales (en % du PIB) †

Dernière année connue de chiffres effectifs

	Allemagne (2006)	Canada (2004)	Corée (2006)	Espagne (2008)	États-Unis (2008)	Pays-Bas (2006)	Royaume-Uni (2006)
*Finalité des dépenses fiscales au titre des impôts directs**							
Allégement général	0.00	0.00	0.05	0.00	0.00	0.00	0.00
Bas revenu sans rapport avec le travail	0.00	0.02	0.03	0.04	0.11	0.00	0.09
Retraite	0.00	1.68	0.02	0.17	1.02	0.06	2.32
En rapport avec le travail	0.03	0.39	0.03	0.01	0.07	0.06	0.15
Education	0.00	0.12	0.12	0.00	0.13	0.06	0.00
Santé	0.00	0.27	0.29	0.00	1.05	0.00	0.00
Logement	0.18	0.20	0.05	0.41	1.05	0.05	1.20
Incitations à l'activité générale	0.00	0.41	0.68	0.52	0.41	0.48	0.77
R&D	0.00	0.24	0.15	0.03	0.09	0.07	0.04
Allégements spécifiquement sectoriels	0.01	0.05	0.18	0.04	0.23	0.18	0.11
Relations entre échelons publics	0.03	1.55	0.00	0.00	0.63	0.00	0.00
Philanthropie	0.00	0.21	0.13	0.02	0.33	0.09	0.09
Autres	0.00	0.02	0.02	0.17	0.09	0.01	0.12
Total	0.26	5.16	1.75	1.41	5.21	1.06	4.90
Imposition des revenus du capital							
Amortissement accéléré	0.00	0.00	0.00	0.00	0.35	0.00	1.40
Intérêts	0.00	0.00	0.00	0.00	0.01	0.00	0.02
Dividendes	0.04	0.27	0.00	0.00	0.02	0.00	0.00
Plus-values	0.00	0.35	0.00	0.16	0.33	0.00	1.65
Sous-total	0.04	0.62	0.00	0.16	0.70	0.00	3.07
Total	0.29	5.77	1.75	1.57	5.91	1.06	7.97
Rentabilisation du travail	0.00	0.01	0.01	0.74	0.06	0.04	0.35
Total	0.29	5.78	1.76	2.31	5.97	1.10	8.32
Non relative aux impôts directs [1]	0.45	1.16	0.72	2.25	0.00	0.90	4.47
Total	0.74	6.94	2.48	4.55	5.97	2.00	12.79
Eléments structurels	0.00	3.22	0.03	0.28	0.20	0.00	4.24
*Dépenses fiscales au titre des impôts directs par catégorie**							
Crédits	0.00	1.44	0.02	0.34	0.34	0.06	1.52
Déductions, exonérations et exclusions	0.28	2.64	1.70	1.61	4.63	0.80	4.92
Reports de paiement	0.00	1.50	0.00	0.00	0.80	0.05	1.47
Réduction de taux	0.01	0.21	0.04	0.36	0.20	0.19	0.41

† Pour tous les pays, sauf le Canada et l'Espagne, on utilise l'année budgétaire et non l'année calendaire. Pour le Royaume-Uni, année budgétaire 2006-2007 (courant du 6 avril 2006 au 5 avril 2007).

* Le classement des dépenses fiscales par finalité et par catégorie est dans une certaine mesure arbitraire.

StatLink 🔐 http://dx.doi.org/10.1787/775711457758

Tableau II.30. Comparaison internationale des dépenses fiscales
(en % des recettes totales de l'État central) †

Dernière année connue de chiffres effectifs

	Allemagne (2006)	Canada (2004)	Corée (2006)	Espagne (2008)	États-Unis (2008)	Pays-Bas (2006)	Royaume-Uni (2006)
Finalité des dépenses fiscales au titre des impôts directs*							
Allégement général	0.00	0.00	0.29	0.00	0.00	0.00	0.00
Bas revenu sans rapport avec le travail	0.00	0.13	0.19	0.11	0.61	0.00	0.26
Retraite	0.05	10.72	0.10	0.46	5.77	0.16	6.38
En rapport avec le travail	0.36	2.47	0.16	0.03	0.38	0.17	0.42
Education	0.00	0.78	0.67	0.01	0.76	0.16	0.00
Santé	0.00	1.70	1.67	0.00	5.93	0.00	0.00
Logement	2.01	1.29	0.29	1.12	5.90	0.12	3.30
Incitations à l'activité générale	0.04	2.64	3.95	1.42	2.29	1.23	2.12
R&D	0.00	1.55	0.87	0.10	0.50	0.19	0.10
Allégements spécifiquement sectoriels	0.14	0.30	1.05	0.11	1.30	0.47	0.31
Relations entre échelons publics	0.30	9.94	0.00	0.00	3.54	0.00	0.00
Philanthropie	0.00	1.32	0.76	0.04	1.88	0.22	0.25
Autres	0.00	0.13	0.09	0.46	0.50	0.02	0.32
Total	2.91	32.97	10.09	3.86	29.36	2.74	13.47
Imposition des revenus du capital							
Amortissement accéléré	0.00	0.00	0.02	0.00	1.95	0.00	3.86
Intérêts	0.00	0.00	0.00	0.00	0.05	0.00	0.05
Dividendes	0.42	1.70	0.00	0.00	0.10	0.00	0.00
Plus-values	0.00	2.23	0.00	0.44	1.84	0.00	4.54
Sous-total	0.42	3.93	0.02	0.44	3.94	0.00	8.45
Total	3.33	36.90	10.11	4.30	33.30	2.74	21.92
Rentabilisation du travail	0.00	0.04	0.05	2.02	0.36	0.10	0.95
Total	3.33	36.94	10.16	6.32	33.65	2.84	22.87
Non relative aux impôts directs	5.16	7.43	4.18	6.16	0.00	2.31	12.30
Total	8.48	44.37	14.34	12.48	33.65	5.15	35.17
Eléments structurels	0.00	20.59	0.18	0.76	1.13	0.01	11.67
Dépenses fiscales au titre des impôts directs par catégorie*							
Crédits	0.00	9.18	0.11	0.92	1.92	0.14	4.18
Déductions, exonérations et exclusions	3.24	16.86	9.79	4.41	26.09	2.07	13.54
Reports de paiement	0.02	9.56	0.02	0.00	4.53	0.14	4.03
Réduction de taux	0.07	1.34	0.24	0.99	1.11	0.49	1.12

† Pour tous les pays, sauf le Canada, on utilise l'année budgétaire et non l'année calendaire. Pour le Royaume-Uni, année budgétaire 2006-2007 (courant du 6 avril 2006 au 5 avril 2007).

* Le classement des dépenses fiscales par finalité et par catégorie est dans une certaine mesure arbitraire.

StatLink ᔛᓬ http://dx.doi.org/10.1787/775711457758

Tableau II.31. Comparaison internationale des dépenses fiscales
(en % des recettes fiscales concernées) † ‡ *

Dernière année connue de chiffres effectifs

	Allemagne (2006)	Canada (2004)	Corée (2006)**	Espagne (2008)	États-Unis (2008)	Pays-Bas (2006)	Royaume-Uni (2006)
*Finalité des dépenses fiscales au titre des impôts directs**							
Allégement général	0.00	0.00	0.72	0.00	0.00	0.00	0.00
Bas revenu sans rapport avec le travail	0.00	0.21	0.45	0.48	1.06	0.01	0.44
Retraite	0.14	17.23	0.23	2.07	10.04	0.55	10.83
En rapport avec le travail	0.96	3.96	0.39	0.12	0.66	0.58	0.71
Education	0.00	1.25	1.64	0.05	1.32	0.58	0.01
Santé	0.00	2.73	4.06	0.00	10.33	0.00	0.00
Logement	5.33	2.07	0.71	4.98	10.27	0.42	5.61
Incitations à l'activité générale	0.12	4.25	9.61	6.34	3.99	4.32	3.59
R&D	0.00	2.48	2.12	0.43	0.87	0.67	0.17
Allégements spécifiquement sectoriels	0.36	0.49	2.56	0.49	2.26	1.63	0.53
Relations entre échelons publics	0.80	15.97	0.00	0.00	6.16	0.00	0.00
Philanthropie	0.00	2.13	1.85	0.20	3.27	0.78	0.42
Autres	0.00	0.20	0.22	2.05	0.87	0.07	0.55
Total	7.71	52.97	24.56	17.21	51.10	9.60	22.86
Imposition des revenus du capital							
Amortissement accéléré	0.00	0.00	0.05	0.00	3.40	0.00	6.56
Intérêts	0.00	0.00	0.00	0.00	0.09	0.00	0.08
Dividendes	1.10	2.73	0.00	0.00	0.17	0.00	0.00
Plus-values	0.00	3.59	0.00	1.97	3.21	0.00	7.72
Sous-total	1.10	6.32	0.05	1.97	6.86	0.00	14.35
Total	8.81	59.30	24.60	19.18	57.97	9.60	37.22
Rentabilisation du travail	0.00	0.06	0.13	8.99	0.62	0.34	1.62
Total	8.81	59.36	24.73	28.16	58.59	9.95	38.84
TVA ou taxe sur les ventes	1.54	52.38	9.98	59.69		9.74	54.66
Droits d'accise [1]						4.41	
Taxe sur les véhicules à moteur lourds [1]						0.00	
Taxe sur les véhicules à moteur [1]						4.96	
Taxe de régulation de l'énergie [1]						3.61	
Droit d'accise spécial sur les véhicules à moteur [1]						2.18	
Taxe sur la cession de biens immeubles [1]						2.02	
Taxe sur l'électricité [2]	62.27						
Taxe sur les produits pétroliers [2]	13.52						
Taxe sur les spiritueux [2]	0.28						
Taxe sur le tabac [2]	0.05						

	Allemagne (2006)	Canada (2004)	Corée (2006)**	Espagne (2008)	États-Unis (2008)	Pays-Bas (2006)	Royaume-Uni (2006)
*Finalité des dépenses fiscales au titre des impôts directs**							
Droits de timbre [3]			8.76				
Impôt sur les successions et les donations [3]			1.64				
Taxe sur l'éducation [3]			6.81				
Taxe sur les transactions sur titres [3]			7.93				
Droit d'accise spécial [3]			5.28				
Taxe sur les alcools [3]			1.90				
Droits de douane [3]			4.39				
Taxe sur les transports [3]			12.64				
Droits de timbre [4]							18.47
Taxe sur les hydrocarbures				19.45			0.00
Autres [4]							3.08
Tributes [5]				6.78			
Taxe sur les assurances [5]				23.65			
Taxe sur les boissons alcoolisées [5]				10.05			
Impôt sur le patrimoine des non résidents [5]				0.00			
*Dépenses fiscales au titre des impôts directs par catégorie**							
Crédits	0.01	14.76	0.27	4.11	3.35	0.51	7.09
Déductions, exonérations et exclusions	8.58	27.09	23.84	19.65	45.41	7.27	23.00
Reports de paiement	0.04	15.36	0.05	0.00	7.89	0.47	6.84
Réduction de taux	0.18	2.15	0.57	4.40	1.94	1.70	1.91

†   Pour tous les pays, sauf le Canada, on utilise l'année budgétaire et non l'année calendaire. Pour le Royaume-Uni, année budgétaire 2006-2007 (courant du 6 avril 2006 au 5 avril 2007).

‡   Pourcentage des recettes fiscales par catégorie d'impôt.

*   L'impôt sur le revenu et l'impôt sur les sociétés sont présentés ensemble. Au Royaume-Uni, l'impôt sur les plus-values et les cotisations à l'assurance nationale sont inclus dans cette catégorie.

**   Pour la Corée, on utilise l'année budgétaire 2006.

*** Le classement des dépenses fiscales par finalité et par catégorie est dans une certaine mesure arbitraire.

[1] Pays-Bas seulement.

[2] Allemagne seulement.

[3] Corée seulement.

[4] Royaume-Uni seulement.

[5] Espagne seulement.

StatLink ⟨⟩ http://dx.doi.org/10.1787/775711457758

Tableau II.32. Comparaison international du nombre de dépenses fiscales déclarées par le pays †

Dernière année connue de chiffres effectifs

	Allemagne (2006)	Canada (2004)	Corée (2006)	Espagne (2008)	États-Unis (2008)	Pays-Bas (2006)	Royaume-Uni (2006)‡
Finalité des dépenses fiscales au titre des impôts directs*							
Allégement général	0	0	1	0	0	0	0
Bas revenu sans rapport avec le travail	0	4	2	5	11	1	15
Retraite	1	13	2	3	10	2	16
En rapport avec le travail	2	11	4	3	10	6	37
Education	1	9	5	2	16	2	4
Santé	0	5	3	1	9	0	4
Logement	10	1	12	3	11	2	7
Incitations à l'activité générale	9	29	49	24	18	13	38
R&D	0	5	7	2	2	2	2
Allégements spécifiquement sectoriels	22	35	34	10	54	16	29
Relations entre échelons publics	7	8	0	0	3	0	2
Philanthropie	0	13	4	5	5	6	6
Autres	1	8	11	10	4	2	27
Total	53	141	134	68	153	52	187
Imposition des revenus du capital							
Amortissement accéléré	0	1	1	0	2	0	2
Intérêts	0	0	0	0	1	0	6
Dividendes	3	3	0	0	1	0	2
Plus-values	0	3	0	2	3	0	8
Sous-total	3	7	1	2	7	0	18
Total	56	148	135	70	160	52	205
Rentabilisation du travail	0	1	1	5	4	2	3
Total	56	149	136	75	164	54	208
Non relative aux impôts directs [1]	30	32	82	64	0	46	173
Total	86	181	218	139	164	100	381
Eléments structurels	0	32	2	2	1	1	8
Dépenses fiscales au titre des impôts directs par catégorie*							
Crédits	2	33	2	15	38	7	5
Déductions, exonérations et exclusions	46	73	120	57	96	34	186
Reports de paiement	4	35	7	0	25	6	11
Réduction de taux	4	8	7	3	5	7	6

† Pour tous les pays, sauf le Canada, on utilise l'année budgétaire et non l'année calendaire. Pour le Royaume-Uni, année budgétaire 2006-2007 (courant du 6 avril 2006 au 5 avril 2007).

‡ Compte tenu des pratiques de déclaration, certaines de ces dépenses fiscales ne sont peut-être entrées en vigueur qu'en 2007.

* Le classement des dépenses fiscales par finalité et par catégorie est dans une certaine mesure arbitraire.

StatLink ᠁ᡗᡌ http://dx.doi.org/10.1787/775711457758

Graphique II.1. Dépenses fiscales en Allemagne au titre des impôts directs par finalité

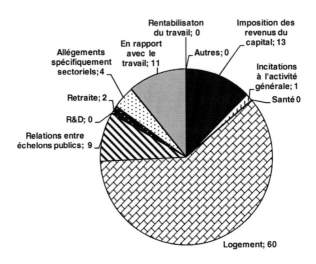

StatLink 🖳📊 http:// dx.doi.org/10.1787/775546283722

Graphique II.2. Dépenses fiscales au Canada au titre des impôts directs par finalité

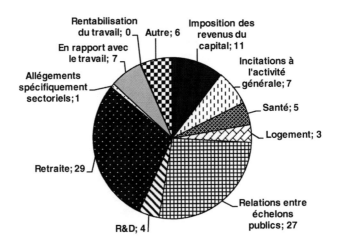

StatLink 🖳📊 http:// dx.doi.org/10.1787/775546283722

Graphique II.3. Dépenses fiscales en Corée au titre des impôts directs par finalité

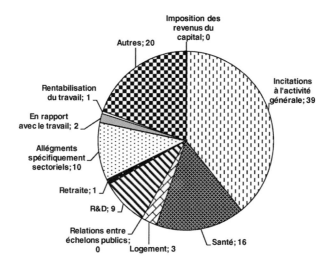

StatLink http:// dx.doi.org/10.1787/775546283722

Graphique II.4. Dépenses fiscales en Espagne au titre des impôts directs par finalité

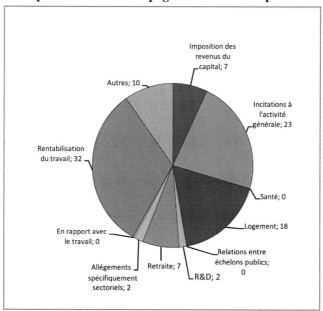

StatLink http:// dx.doi.org/10.1787/775546283722

Graphique II.5. Dépenses fiscales aux États-Unis au titre des impôts directs par finalité

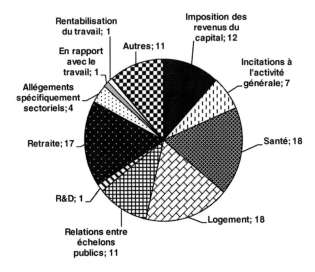

StatLink 🔗 http:// dx.doi.org/10.1787/775546283722

Graphique II.6. Dépenses fiscales aux Pays-Bas au titre des impôts directs par finalité

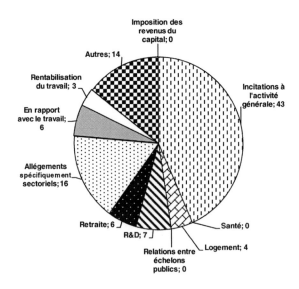

StatLink 🔗 http:// dx.doi.org/10.1787/775546283722

Graphique II.7. Dépenses fiscales au Royaume-Uni au titre des impôts directs par finalité

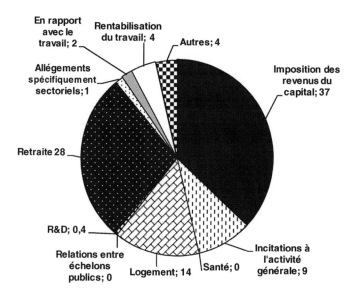

StatLink http:// dx.doi.org/10.1787/775546283722

Graphique II.8. Nombre de dépenses fiscales

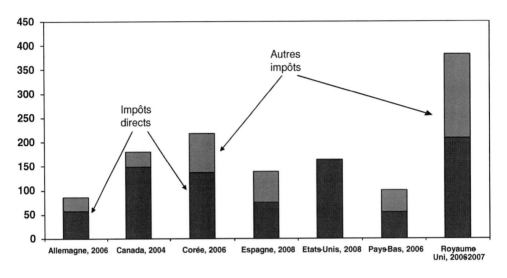

StatLink 🔗 http:// dx.doi.org/10.1787/775546283722

Graphique II.9. Nombre de dépenses fiscales au titre des impôts directs

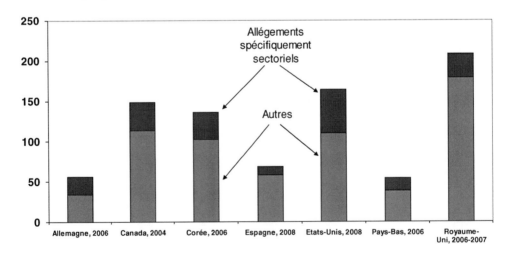

StatLink 🔗 http:// dx.doi.org/10.1787/775546283722

Graphique II.10. Dépenses fiscales au titre des impôts directs (en % du PIB)

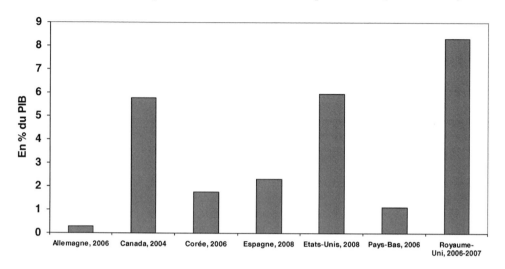

StatLink 🔍 http:// dx.doi.org/10.1787/775546283722

Graphique II.11. Dépenses fiscales au titre des impôts directs
(en % du produit des impôts directs)

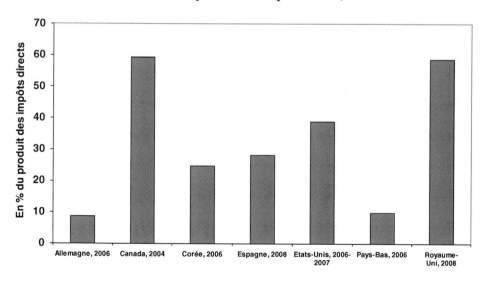

StatLink 🔍 http:// dx.doi.org/10.1787/775546283722

Graphique II.12. Dépenses fiscales au titre des impôts directs (en % du PIB)

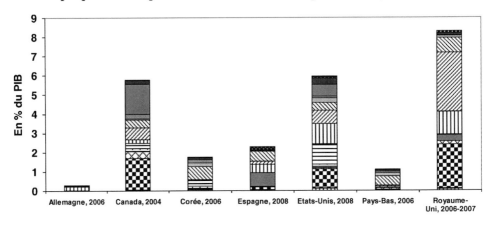

▪ Autres	■ Philantropie	▨ Inter-administrations	▨ R&D
▨ Secteurs spécifiques	▨ Activité générale	▨ Imposition du capital	▥ Immobilier
▢ Santé	▢ Education	▪ Rentabilisation du travail	▨ Liées au travail
▨ Retraite	▤ Bas revenu	▪ Allégement général	

StatLink 🔢 http:// dx.doi.org/10.1787/775546283722

Graphique II.13. Ensemble des dépenses fiscales (en % du PIB)

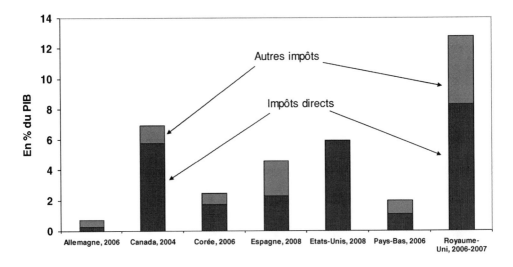

StatLink 🔢 http:// dx.doi.org/10.1787/775546283722

Graphique II.14. Ensemble des dépenses fiscales (en % des recettes fiscales totales)

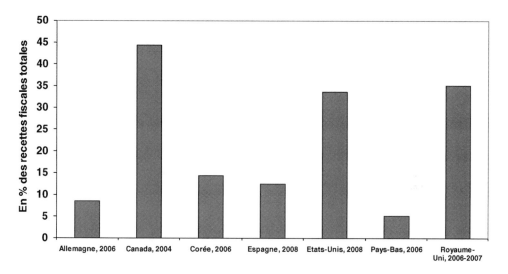

StatLink 🖩📊 http:// dx.doi.org/10.1787/775546283722

Graphique II.15. Canada : « éléments cités pour mémoire »

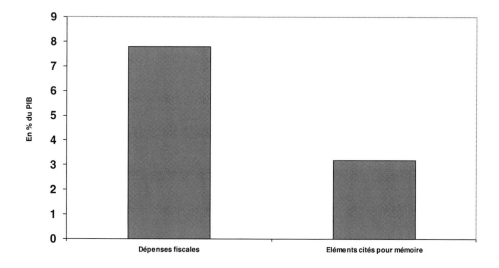

StatLink 🖩📊 http:// dx.doi.org/10.1787/775546283722

Graphique II.16. Coût des dix dépenses fiscales les plus élevées

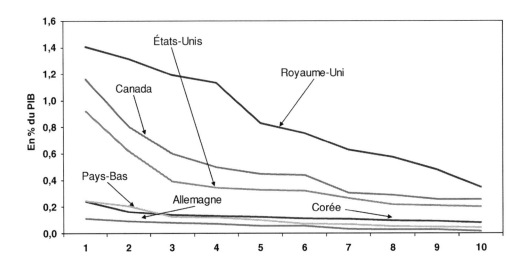

StatLink ⛭ http://dx.doi.org/10.1787/775546283722

Graphique II.17. Degré d'utilisation des dépenses fiscales (en % des recettes fiscales)

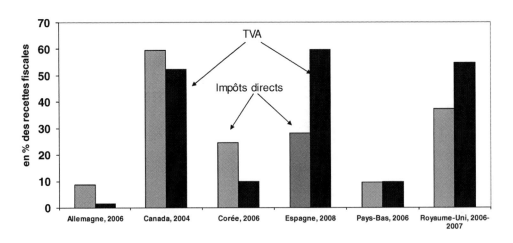

StatLink ⛭ http://dx.doi.org/10.1787/775546283722

Sources des données

Allemagne

Ministry of Finance, *21st Subsidy Report of the Federal Government: Development of Financial Aid and Tax Relief Measures of the Federal Government from 2005-2008*, pp. 71-92, "Appendix 2: Overview of the Development of Tax Advantages in the Years 2005 to 2008".

Ministry of Finance, *20th Subsidy Report of the Federal Government: Development of Financial Aid and Tax Relief Measures of the Federal Government from 2003-2006*, pp. 79-109, "Appendix 2: Overview of the Development of Tax Advantages in the Years 2003 to 2006."

Ministry of Finance, *18th Subsidies Report of the Federal Government (Summary): Development of Financial Aid and Tax Relief Measures of the Federal Government from 1999 to 2002*, pp. 2-4.

Ministry of Finance (2008), "Development of Tax Revenue: Overview of the Development of Tax Revenue," Tables 3 and 4.

Canada

Ministry of Finance (2007), *Tax Expenditures and Evaluations 2007*, Table 1 – Personal Income Tax Expenditures, Table 2 – Corporate Income Tax Expenditures, Table 3 – Goods and Services Tax Expenditures, *www.fin.gc.ca/purl/taxexp-e.html*.

Ministry of Finance (2006), *Tax Expenditures and Evaluations 2006*, Table 1 – Personal Income Tax Expenditures, Table 2 – Corporate Income Tax Expenditures, Table 3 – Goods and Services Tax Expenditures, *www.fin.gc.ca/purl/taxexp-e.html*.

Ministry of Finance (1999), *Tax Expenditures and Evaluations 1999*, Table 1 – Personal Income Tax Expenditures, Table 2 – Corporate Income Tax Expenditures, Table 3 – Goods and Services Tax Expenditures, *www.fin.gc.ca/purl/taxexp-e.html*.

Ministry of Finance (2007), *2007 Economic Statement*, Chapter 2: "Fiscal Projections," Table 2.4 Revenue Outlook, *www.fin.gc.ca/ec2007/ec/ecc2e.html*.

Ministry of Finance (2007), "Fiscal Reference Tables," Tables 3 and 6, *www.fin.gc.ca/frt/2007/frt07_2e.html*.

Corée

Republic of Korea (2007), *2007 Tax Expenditure Report*, pp. 23-82.

Ministry of Strategy and Finance, *Annual Tax Revenues FY 98-FY 2007*, *www.mpb.go.kr/eng/mpb_data/statistics/list.jsp?board_no=129*.

National Tax Service (2007), Tables 1-1 and 2-1-2, *www.nts.go.kr/eng/resources/resour_31.asp?minfoKey=MINF7520080211223206.*

Espagne

Ministerio de Economía y Hacienda, Presupuestos Generales del Estado, *Memoria de Beneficios Fiscales 2009*, *www.sgpg.pap.meh.es/Presup/PGE2009Proyecto/MaestroDocumentos/PGE-ROM/N_09_A_A_1B.htm.*

Ministerio de Economía y Hacienda, Presupuestos Generales del Estado, *Memoria de Beneficios Fiscales 2008*, *www.sgpg.pap.meh.es/Presup/PGE2008Proyecto/PGE-ROM/N_08_S_A_1B.htm.*

Ministerio de Economía y Hacienda, Presupuestos Generales del Estado, *Variaciones en la Estructura por Políticas de Gastos de los Presupuestos Generales del Estado*, *www.sgpg.pap.meh.es/Presup/PGE2009Proyecto/MaestroDocumentos/PGE-ROM/doc/3/3/2/1/N_09_A_A_2_2_0_1.pdf.*

États-Unis

United States, Office of Management and Budget, *Analytical Perspectives, Budget of the U.S. Government, Fiscal Year 2009*, Chapter 19, pp. 293-296, Table 19-2 – Estimates of Tax Expenditures for Corporate and Individual Income Taxes, *www.whitehouse.gov/omb/budget/fy2009/apers.html.*

United States, Office of Management and Budget, *Analytical Perspectives, Budget of the U.S. Government, Fiscal Year 2008*, Chapter 19, pp. 291-295, Table 19-2 – Estimates of Tax Expenditures for Corporate and Individual Income Taxes, *www.whitehouse.gov/omb/budget/fy2008/apers.html.*

United States, Office of Management and Budget, *Analytical Perspectives, Budget of the U.S. Government, Fiscal Year 2007*, Chapter 19, pp. 291-295, Table 19-2 – Estimates of Tax Expenditures for Corporate and Individual Income Taxes, *www.whitehouse.gov/omb/budget/fy2007/pdf/spec.pdf.*

United States, Office of Management and Budget, *Analytical Perspectives, Budget of the U.S. Government, Fiscal Year 2006*, Chapter 19, pp. 320-323, Table 19-2 – Estimates of Tax Expenditures for Corporate and Individual Income Taxes, *www.whitehouse.gov/omb/budget/fy2006/pdf/spec.pdf.*

United States, Office of Management and Budget, *Analytical Perspectives, Budget of the U.S. Government, Fiscal Year 2005*, Chapter 18, pp. 290-293, Table 18-2 – Estimates of Tax Expenditures for Corporate and Individual Income Taxes, *www.whitehouse.gov/omb/budget/fy2005/pdf/spec.pdf.*

United States, Office of Management and Budget, *Analytical Perspectives, Budget of the U.S. Government, Fiscal Year 2004*, Chapter 6, pp. 106-109, Table 6-2 – Estimates of Tax Expenditures for Corporate and Individual Income Taxes, *www.whitehouse.gov/omb/budget/fy2004/pdf/spec.pdf.*

United States, Office of Management and Budget, *Analytical Perspectives, Budget of the U.S. Government, Fiscal Year 2002*, Chapter 5, pp. 66-70, Table 5-2 – Estimates of Tax Expenditures for Corporate and Individual Income Taxes, *www.whitehouse.gov/omb/budget/fy2002/spec.pdf.*

United States, Office of Management and Budget, *Historical Tables, Budget of the U.S. Government, Fiscal Year 2009*, Section 2, pp. 30-31, Table 2.1 – Receipts by Source: 1934-2013, *www.whitehouse.gov/omb/budget/fy2009/*.

United States, Office of Management and Budget, *Historical Tables, Budget of the U.S. Government, Fiscal Year 2009*, Section 1, pp. 24-25, Table 1.2 – Summary of Receipts, Outlays, and Surpluses or Deficits (-) as Percentages of GDP: 1930-2013, *www.whitehouse.gov/omb/budget/fy2009/*.

Pays-Bas

Ministry of Finance, *2008 Budget Memorandum*, Chapter 5, Tax Expenditures, Tables 5.3.1 and 5.3.2.

Ministry of Finance, *2003 Budget Memorandum*, table: Estimates of Tax Expenditures in the Taxes on Income, Profits and Property, and table: Estimates of Tax Expenditures in Indirect Taxes.

Ministry of Finance, "Facts and Figures National Finance Annual Report 2006," *www.minfin.nl/binaries/minfin/assets/pdf/engelse-site/key-topics/budget/facts-and-figures-national-finance-anual-report-20.pdf*.

Ministry of Finance (2007), "Total Government Income in 2008," *www.minfin.nl/en/subjects,budget/facts-and-figures/Government-income.html*.

Ministry of Finance (2007), "Income and Expenditure by the Public Sector in 2008," *www.minfin.nl/en/subjects,budget/facts-and-figures/Public-sector.html*.

Ministry of Finance, "Budget Memorandum 2007: EMU surplus 0.2% GDP" news release, 19 September 2006, *www.minfin.nl/en/actual/newsrealeases,2006/09/Budget-Memorandum-2007--EMU-surplus-0-2--GDP.html*.

Royaume-Uni

HM Treasury, *Financial Statement and Budget Report 2008*, Chapter A: "Budget Policy Decisions," pp. 134-137, Table A3.1 – Estimated Costs of Principal Tax Expenditures and Structural Reliefs, *www.hm-treasury.gov.uk/media/2/5/bud08_chaptera.pdf*.

HM Revenue and Customs, "Table B.1 – Cost of Minor Tax Allowances and Reliefs," October 2007, *www.hmrc.gov.uk/stats/tax_expenditures/menu.htm*.

United Kingdom, HM Revenue and Customs, "Table B.2 – Tax Allowances and Reliefs in Force in 2006-07 or 2007-08, Cost Not Known," *www.hmrc.gov.uk/stats/tax_expenditures/menu.htm*.

United Kingdom, HM Treasury, Financial Statement and Budget Report 2008, Chapter C, p. 187, Table C6: Current Receipts, *www.hm-treasury.gov.uk/media/7/3/bud08_chapterc.pdf*.

United Kingdom, HM Treasury, Financial Statement and Budget Report 2003, Chapter A: Budget Policy Decisions, Table A3.1 – Estimated Costs of Principal Tax Expenditures and Structural Reliefs, *www.hm-treasury.gov.uk/budget/bud_bud03/budget_report/bud_bud03_repa.cfm*.

Données de PIB

Base de données des Perspectives de l'économie mondiale du FMI, Edition d'avril 2008, *www.imf.org/external/pubs/ft/weo/2008/01/weodata/index.aspx* (utilisée pour les données et les projections de PIB).

ÉDITIONS OCDE, 2, rue André-Pascal, 75775 PARIS CEDEX 16
IMPRIMÉ EN FRANCE
(42 2010 04 2P) ISBN 978-92-64-07691-4 – n° 57054 2010